Ersteinschätzung am Telefon

Ersteinschätzung am Telefon

Kevin Mackway-Jones, Janet Marsden, Mark Newton, Jill Windle (Hrsg.)

Kevin Mackway-Jones
Janet Marsden
Mark Newton
Jill Windle
(Hrsg.)

Ersteinschätzung am Telefon

Die Manchester-Telefon-Triage

Übersetzt und für die deutschsprachigen
Gesundheitssysteme bearbeitet von
Jörg Krey, Prof. Dr.med. Stefan Oppermann,
RA Peter Lemke

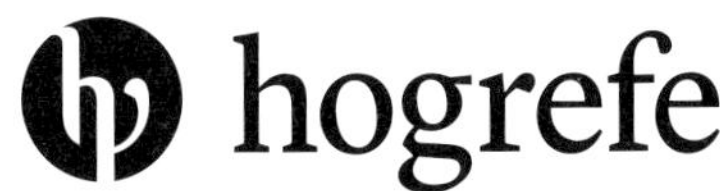

Kevin Mackway-Jones (Hrsg.) Facharzt für Notfallmedizin Manchester Royal Infirmary und Royal Manchester Chirldrens's Hospital; Medizinischer Direktor des Greater Manchester Ambulance Service; Ziviler Honorarfachberater der britischen Armee für Notfallmedizin; Professor für Notfallmedizin am Centre for Effective Emergency Care der Manchester Metropolitan University.
Janet Marsden (Hrsg.) [†], Professorin für Augenheilkunde und Notfallpflege und Direktorin am Centre for Effective Emergency Medicine der Manchester Metropolitan University.
Mark Newton (Hrsg.) Dienststellenleiter und beratender Paramedic (Notfallsanitäter) für Notfallversorgung. North West Ambulance Service NHS Trust.
Jill Windle (Hrsg.) Dozentin in Notfallpflege am Salford Royal Hospital NHS Foundation Trust und der Universität von Salford.

Jörg Krey (Dt. Hrsg.) Dipl.-Kfm. (FH), Dozent und Fachberater am Institut für Notfallmedizin (IfN), Asklepios Kliniken Hamburg GmbH, Krankenpfleger, Leitungskraft Pflegedienst.
Stefan Oppermann (Dt. Hrsg.) Prof. Dr. med., Stv. Leiter Institut für Notfallmedizin, Professur HAW Hamburg, Facharzt für Anästhesie
Peter Lemke (Dt. Hrsg.) Rechtsanwalt, Recht im Gesundheitswesen, Hamburg

Bibliografische Information der Deutschen Nationalbibliothek
Die Deutsche Nationalbibliothek verzeichnet diese Publikation in der Deutschen Nationalbibliografie; detaillierte bibliografische Daten sind im Internet über http://www.dnb.de abrufbar.

Anregungen und Zuschriften bitte an:
Hogrefe AG
Lektorat Pflege
z.Hd.: Jürgen Georg
Länggass-Strasse 76
3012 Bern
Schweiz
Tel: +41 31 300 45 00
E-Mail: verlag@hogrefe.ch
Internet: www.hogrefe.ch

Lektorat: Jürgen Georg, Martina Kasper
Bearbeitung: Jörg Krey
Herstellung: Daniel Berger
Umschlagabbildung: Jörg Krey
Umschlag: Claude Borer, Riehen
Satz: Claudia Wild, Konstanz
Druck und buchbinderische Verarbeitung: Finidr s.r.o., Český Těšín
Printed in Czech Republic

Das vorliegende Buch ist eine Übersetzung aus dem Englischen. Der Originaltitel lautet.
„Emergency Triage – Telephone triage and advice“ von Manchester Triage Group
und herausgegeben von Kevin Mackway-Jones, Janet Marsden, Mark Newton und Jill Windle

1. Auflage 2019

(E-Book-ISBN_PDF 978-3-456-95724-1)
ISBN 978-3-456-85724-4
http://doi.org/10.1024/85724-000

Inhalt

Herausgeber der englischen Ausgabe 9
Herausgeber der deutschen Ausgabe 10
Danksagung 11
Mitglieder der ursprünglichen Manchester Triage Group 12
Internationale Referenzgruppe 13
Vorwort der britischen Ausgabe 15
Vorwort der deutschen Ausgabe 17

Kapitel 1 – Einführung 19
Einleitung 19
1 Nomenklatur und Definitionen 20
2 Entstehung der Telefon-Triage 22
3 Ersteinschätzungsmethode 22
4 Beratung 24
5 Die Präsentations-Prioritäts-Matrix 24
6 Schulung in Ersteinschätzung 25
7 Qualitätsprüfung in der Triage 25
8 Zusammenfassung 25

Kapitel 2 – Entscheidungsfindung und Ersteinschätzung am Telefon . . 27
Einleitung 27
1 Entwicklung von Fachkenntnis 28
2 Strategien zur Entscheidungsfindung 28
2.1 Logisches Analysieren 29
2.2 Erkennen von Mustern 29
2.3 Arbeiten mit Hypothesen 29
2.4 Vereinfachung durch Ersatzbilder 30

2.5 Intuition ... 30
3 Entscheidungsfindung im Rahmen der Triage ... 30
3.1 Identifiziere das Problem ... 31
3.2 Sammle und analysiere Informationen, die zur Lösung beitragen können ... 31
3.3 Prüfe alle alternativen Handlungsmöglichkeiten und wähle eine zur Umsetzung aus ... 31
3.4 Setze die ausgewählte Handlungsmöglichkeit um ... 32
3.5 Beobachte die Umsetzung und überprüfe das Ergebnis ... 32
4 Veränderung etablierter Methoden zur Entscheidungsfindung ... 32

Kapitel 3 – Die Methode der Ersteinschätzung am Telefon ... 33
Einleitung ... 33
1 Identifizieren des Problems ... 33
2 Sammeln und Auswerten von Informationen ... 35
3 Indikatoren ... 35
3.1 Lebensgefahr ... 36
3.2 Blutverlust ... 37
3.3 Bewusstseinszustand ... 38
3.4 Temperatur ... 39
3.5 Schmerzen ... 41
3.6 Krankheitsdauer ... 41
4 Beurteilung und Auswahl von Alternativen ... 42
5 Durchführung der gewählten Alternative ... 42
6 Dokumentation ... 43
7 Einschätzung des Patienten ... 43
8 Überprüfung des Verstehens ... 46
9 Überbrückende Ratschläge ... 46
10 Ausschließliche Beratung ... 46
11 Monitoring und Evaluierung ... 47

Kapitel 4 – Die Präsentations-Prioritäts-Matrix bei der telefonischen Einschätzung ... 49
Einleitung ... 49
1 Die Präsentations-Prioritäts-Matrix Darstellung ... 49
2 Beschreibung des Prozesses ... 50
3 Vervollständigung der Präsentations-Prioritäts-Matrix ... 50
4 Versorgungsorte ... 51
5 Zeit bis zur Behandlung ... 54

Kapitel 5 – Sicherung der Qualität bei der telefonischen Ersteinschätzung ... 55
Einleitung ... 55
1 Angemessene Schulung ... 56
2 Audit Methode ... 56
2.1 Vollständigkeit ... 57
2.2 Genauigkeit ... 57
2.3 Zielwerte ... 58
3 Auswirkungen auf die Praxis ... 58
3.1 Kollegiales Audit ... 58
3.2 Systematische Nachuntersuchung ... 58

Kapitel 6 – Rechtliche Aspekte der telefonischen Einschätzung ... 61
1 Einsatzbereiche Telefon-Triage ... 62
2 Risikofaktoren einer Telefon-Triage ... 63
3 Die Vorgaben aus dem Sozialgesetzbuch V (Gesetzliche Krankenversicherung) ... 64
4 Die Vorgaben des Arbeitsrechts ... 66
5 Dokumentation ... 68
6 Sachverständigenrat zur Begutachtung der Entwicklung im Gesundheitswesen ... 70
7 Abschließende Betrachtung ... 71

Kapitel 7 – Die Präsentationsdiagramme ... 73

Glossar ... 185
Sachwortverzeichnis ... 205

Herausgeber der englischen Ausgabe

Janet Marsden [†], Professorin für Augenheilkunde und Notfallpflege und Direktorin am Centre for Effective Emergency Medicine der Manchester Metropolitan University

Mark Newton, Dienststellenleiter und beratender Paramedic (Notfallsanitäter) für Notfallversorgung. North West Ambulance Service NHS Trust.

Jill Windle, Dozentin in Notfallpflege am Salford Royal Hospital NHS Foundation Trust und der Universität von Salford

Kevin Mackway-Jones, Facharzt für Notfallmedizin Manchester Royal Infirmary und Royal Manchester Chirldrens's Hospital; Medizinischer Direktor des Greater Manchester Ambulance Service; Ziviler Honorarfachberater der britischen Armee für Notfallmedizin; Professor für Notfallmedizin am Centre for Effective Emergency Care der Manchester Metropolitan University

Herausgeber der deutschen Ausgabe

Dipl.-Kfm. (FH) Jörg Krey, Dozent und Fachberater am Institut für Notfallmedizin (IfN), Asklepios Kliniken Hamburg GmbH, Krankenpfleger, Leitungskraft Pflegedienst

Prof. Dr. Stefan Oppermann, Stv. Leiter Institut für Notfallmedizin, Professur HAW Hamburg, Facharzt für Anästhesie

Peter Lemke, Rechtsanwalt, Recht im Gesundheitswesen, Hamburg

Danksagung

Die Herausgeber möchten all denen beim North West Ambulance Service danken, die ihre Zeit und Erfahrung zu diesem Projekt beigesteuert haben, besonderer Dank geht an Stephanie Allmark und Stephen Scholes, deren Beitrag und Unterstützung absolut unschätzbar bleibt.

Mitglieder der ursprünglichen Manchester Triage Group

Kassim Ali	Fach-/Oberarzt für Notfallmedizin
Simon Brown	Ltd. Fachpflegende in der Notfallpflege
Helen Fiveash	Ltd. Fachpflegende in der Notfallpflege
Julie Flaherty	Ltd. Fachpflegende in der pädiatrischen Notfallpflege
Stephanie Gibson	Ltd. Fachpflegende in der Notfallpflege
Chris Lloyd	Ltd. Fachpflegender in der Notfallpflege
Kevin Mackway-Jones	Fach-/Oberarzt für Notfallmedizin
Sue McLaughlin	Ltd. Fachpflegende in der pädiatrischen Notfallpflege
Janet Marsden	Ltd. Fachpflegende in der Augennotfallpflege
Rosemary Morton	Fach-/Oberärztin für Notfallmedizin
Karen Orry	Ltd. Fachpflegende in der Notfallpflege
Barbara Phillips	Fach-/Oberärztin für pädiatrische Notfallmedizin
Phil Randall	Fach-/Oberarzt für Notfallmedizin
Joanne Royle	Ltd. Fachpflegende in der Notfallpflege
Brendan Ryan	Fach-/Oberarzt für Notfallmedizin
Ian Sammy	Fach-/Oberarzt für Notfallmedizin
Steve Southworth	Fach-/Oberarzt für Notfallmedizin
Debbie Stevenson	Ltd. Fachpflegende in der Notfallpflege
Claire Summers	Fach-/Oberärztin für Notfallmedizin
Jill Windle	Dozentin für Notfallpflege und Fachpflegende in der Notfallpflege

Internationale Referenzgruppe

Brasilien
Welfane Cordeiro
Maria do Carmos Rausch
Bárbara Torres

Deutschland
Jörg Krey
Stefan Oppermann
Peter Niebuhr

Italien
Norbert Pfeifer
Pasquale Sollazzo
Michael Prantl

Mexiko
Alfredo Tanaka Chavez
Elisabeth Hernandez Delgadillo
Noe Arellano Hernandez

Norwegen
Grethe Doelbakken
Endre Sandvik
Germar Schneider

Österreich
Stefan Kovacevic
Andreas Lueger
Willibald Pateter

Portugal
Paulo Freitas
Antonio Marques
Angela Valenca

Spanien
Conxa Oliver Martinez
Gema Garcia Riestra
Gabriel Redondo Torres

Schweiz
Dirk Becker
Christian Ernst
Elisabeth Simons

Vorwort der britischen Ausgabe

Es ist mittlerweile 20 Jahre her, dass sich zum ersten Mal eine Gruppe erfahrener Notfallmediziner und -pflegekräfte traf, um Lösungen für das Durcheinander in der Triage in Manchester (GB) zu finden. Wir ahnten nicht, dass die Lösung für unser örtliches Problem robust genug war (und rechtzeitig genug kam), um die Triage-Lösung für ganz Großbritannien zu werden. Und auch in unseren kühnsten Träumen stellten wir uns nicht vor, dass das Manchester-Triage-System allgemeingültig genug sein würde, um weltweit angenommen zu werden. Zu unserer größten Überraschung sind beide Fantasien Wirklichkeit geworden und das MTS wird in vielen verschiedenen Sprachen eingesetzt, um Jahr für Jahr viele Millionen Hilfesuchende in Notaufnahmen einzuschätzen.

Klinische Entscheidungen am Telefon zu fällen war für Kliniker immer ein Grund zur Sorge: nicht nur, dass der Patient nicht anwesend ist und es sich schwierig gestalten mag, korrekte Informationen zu erhalten, hinzu kommt noch, dass viele der bei der klinischen Einschätzung gebräuchlichen Instrumente und Indikatoren schlicht nicht verfügbar sind. Daher ist die Entscheidungsfindung am Telefon ein von Natur aus riskanterer Prozess als die Ersteinschätzung beim anwesenden Patienten.

In der Frühphase der Nutzung des MTS in Manchester nutzten die Notaufnahmen eine vereinfachte Version, um die Gesprächsführung am Telefon zu strukturieren. Die Einführung der nationalen, mit Algorithmen arbeitenden, Telefonhotlines führte zu einer Verdrängung und die Nutzung der vereinfachten Version des MTS am Telefon in den Notaufnahmen ging zurück.

Unsere Kollegen beim „Greater Manchester Ambulance Service (GMAS)" [= Krankentransport und Rettungsdienst Großraum Manchester] hatten das Gefühl, dass ihre Instrumente zur telefonischen Entscheidungsfindung Lücken aufwiesen. Wir haben mit ihnen Ideen zur Entwicklung von Instrumenten auf der Basis des MTS (mit seiner umfassenden Evidenzbasisierung und gutem Sicherheitsstandard) diskutiert, um Sicherheit und Qualität in ihr Telefon-Entscheidungssystem zu bringen.

GMAS ist mittlerweile im „North West Ambulance Service (NWAS)" aufgegangen und es wurde viel Zeit und Arbeit mit dem MTS investiert, um ein robustes Instrument zur Telefon-Triage zu testen und zu auditieren. Dieses Instrument wurde zwischenzeitlich bereits in anderen Umgebungen pilotiert, so in Rettungsleitstellen in Neuseeland und auf den Azoren, aber auch bei anderen Diensten in Großbritannien, in mancher Umgebung rund um die Uhr, in mancher nur für manche Tageszeiten. Es wurde getestet und verbessert und beinhaltet mittlerweile einen hervorragenden Prüfungsmechanismus und einhergehende Sicherheitsstandards.

Das dem MTS zugrundeliegende Prinzip (Identifizierung des Beschwerdebildes und reduktive Identifizierung des Indikators) ist unverändert übernommen – die besonderen Probleme bei der Einschätzung am Telefon erforderten allerdings einige Anpassungen. Das Ergebnis der Entscheidung reduziert sich auf die Stufen „Sofort (sehen)“, „Zeitnah (sehen)“ und „Später (sehen)“ sowie einem Hinweis zur Eigenversorgung des Anrufers. Zu jedem Einstufungsergebnis werden Informationen und Ratschläge vorgeschlagen, die dem Anrufer gegeben werden können. Die Ratschläge reichen von lebensrettenden Interventionen, die den Zeitraum bis zum Eintreffen des Rettungsdienstes überbrücken können, bis hin zu Möglichkeiten der Eigenversorgung.

Wir wissen um die Unterschiede zwischen den Gesundheitssystemen und dem Bedarf nach passenden Informationen und Ratschlägen. Um diesem Umstand Rechnung zu tragen, kann der Teil der Manchester-Telefon-Triage mit den Ratschlägen und Informationen durch den Benutzer an die Bedürfnisse des eigenen Gesundheitssystems angepasst werden – unter Beibehaltung des Systemkerns, der das Manchester-Triage-System darstellt.

Die klinische Einschätzung einer Behandlungsdringlichkeit (ob sie Triage genannt wird oder irgendwie anders) bleibt ein zentraler Schwerpunkt des klinischen Risikomanagements in allen Systemen zur Notfallversorgung. Diese Übertragung eines Triage-Systems (mit dem bereits Millionen von Menschen jedes Jahr eingeschätzt werden) auf das Telefon stellt ein robustes, sicheres und Evidenz basiertes Instrument zur Verfügung, welches zur Abschätzung der vorhandenen Risiken bei Patienten in räumlicher Entfernung von Versorgungsangeboten dienen kann.

Janet Marsden, Mark Newton, Jill Windle, Kevin Mackway-Jones
Januar 2015

Vorwort der deutschen Ausgabe

Ersteinschätzung am Telefon? Telefon-Triage, wie in den anglo-amerikanischen Ländern? Ein Gedanke, der uns in den Jahren seit wir (2004) mit der Anwendung des Manchester-Triage-Systems in den Notaufnahmen angefangen haben, eher fern lag. Sicherlich war uns klar, dass in den Rettungsleitstellen eine Art der Telefon-Triage angewendet wurde (und wird), die Hoffnung, dass hierfür auf das Manchester-Triage-System zurückgegriffen werden könnte, erschien uns aber jenseits alles Vorstellbaren.

Seit etwa zwei Jahren erleben wir hier nun einen Wandel, der dieses Thema in ein neues Licht rückt: Der Sachverständigenrat hat 2016 ein Gutachten veröffentlicht, die Kassenärztliche Bundesvereinigung hat 2017 beraten, immer ging es um die Zukunft der Notfallversorgung und die Steuerung der Patientenversorgung: wer bekommt wann und wo die nachgefragte Versorgung. Und so rückt hier und bei den Rettungsleitstellen das Manchester-Triage-System, welches sich mittlerweile in den Notaufnahmen in deutschsprachigen Notaufnahmen zum Quasi-Standard entwickelt hat, wieder in den Fokus: Könnte man nicht eventuell mit diesem System auch die Versorgungssteuerung am Telefon unterstützen?

Der große Vorteil, der hiermit generiert wird: Wir benutzen nicht nur ein System, welches sich in der Präsenz-Triage bereits als valide erwiesen hat, wir haben zusätzlich den Vorteil, dass wir in der gesamten Versorgungskette dieselbe Sprache sprechen! Beginnend am Telefon mit der hiermit vorgelegten Manchester-Telefon-Triage, über den Rettungswagen (heute noch als Vision) mit der bereits bekannten Manchester-Triage bis hinein in die Notaufnahme mit MTS. Und in der ambulanten Notfallversorgung ebenso: von der telefonischen Beratung durch die regionale kassenärztliche Vereinigung unter der Telefonnummer 116117 bis in die Notfallpraxis im Krankenhaus (am gemeinsamen Tresen) mit der standardisierten Ersteinschätzung mit dem MTS. Und alle Partner in der Versorgungskette steuern ihre Erfahrungen zur konsentierten Verbesserung der Systeme Manchester-Triage und Manchester-Telefon-Triage bei.

Wir widmen dieses Buch unseren beiden so früh verstorbenen Vordenkenden, Fördernden und Unterstützenden – Prof. Janet Marsden aus Großbritannien und Prof. Dr. Heinzpeter Moecke aus Deutschland, ohne deren Arbeit und Unterstützung der heutige Stand nicht denkbar geworden wäre.

Jörg Krey, Prof. Dr. Stefan Oppermann, Peter Lemke
Hamburg, Dezember 2018

Kapitel 1 – Einführung

Einleitung

Bei der Triage handelt es sich um ein System des Risikomanagements, mit dem der Patientenfluss gesteuert werden soll, wenn die klinischen Anforderungen die vorhandenen Kapazitäten übersteigen.

In diesem Sinne wird Triage weltweit beim Massenanfall von Verletzten oder Erkrankten, bei Großschadenslagen und Katastrophen und in der Militärmedizin eingesetzt. Wenn knappe Ressourcen möglichst vielen Betroffenen zur Verfügung gestellt werden sollen, so bedeutet dies aber auch, dass Einigen nicht geholfen werden kann. In den genannten Situationen wird dies bedeuten, dass den leichtest Betroffenen (wenn überhaupt) wesentlich später eine Behandlung durch die Helfer zuteilwerden wird. Es bedeutet aber auch, dass Schwerstverletzte, die die geringen vorhandenen Kapazitäten in großem Umfang binden würden – wenn überhaupt – eher palliativ medizinisch versorgt werden. Diese Darstellung ist zwar sehr vereinfachend, skizziert den Rahmen aber ausreichend genau, um die Bedeutung darzustellen: Die innerhalb kürzester Zeit zu fällende Entscheidung bedarf aufgrund ihrer Bedeutung für das Leben der Patienten valider Diagnosen, beides bedingt ärztliche Kompetenz für die Entscheidungsfindung.

Aber auch innerhalb der Kliniken in den Notaufnahmen wird triagiert. Der Unterschied zwischen dem präklinischen und dem klinischen Einsatz ist groß, dient Triage im klinischen Bereich doch der Identifizierung der Erkrankungsschwere der Patienten, um die Versorgung auf die Bedürfnisse der Patienten auszurichten und vor allem zeitgerecht durchzuführen. Mit anderen Worten ausgedrückt: Bei der Triage in der Notaufnahme gilt es, aus der Vielzahl eintreffender Patienten zuverlässig den Schwerstkranken zu identifizieren, um ihn zuerst zu behandeln. Um den Unterschied zwischen den Einsatzbereichen und den damit verbundenen Unterschieden in den Zielen hervorzuheben, wird für die Triage in der Notaufnahme der Begriff „Ersteinschätzung“ analog dem englischen Synonym „Primary Assessment“ benutzt.

Für das britische Gesundheitssystem NHS war die Zeit vor dem Manchester-Triage-System nun keine einschätzungsfreie Zeit: Es gab viele verschiedene Systeme mit unterschiedlichen Interpretationen, unterschiedlichen Stufen und verschiedenen Prozessbeschreibungen. Die frühen Systeme der Einschätzung waren eher intuitiv als methodisch, daher waren die Ergebnisse weder durch andere Anwender reproduzierbar noch waren sie auditierbar.

Die Gründung der Manchester Triage Group fand im November 1994 statt, Ziel war es, einen Konsens zwischen den leitenden Notfallmedizinern und -pflegekräften zu Standards im Rahmen der Ersteinschätzung zu erzielen. Ziemlich schnell war klar, dass sich die Ziele der Gruppe mit fünf Überschriften darstellen ließen.

- Entwicklung einer gemeinsamen Nomenklatur
- Entwicklung gemeinsamer Definitionen
- Entwicklung einer robusten Ersteinschätzungsmethode
- Entwicklung eines Schulungskonzeptes
- Entwicklung eines Audit-Leitfadens für Triage

Die einzelnen Punkte sollen im Folgenden dargestellt werden.

1 Nomenklatur und Definitionen

Die Durchsicht der zu der damaligen Zeit in Großbritannien gebräuchlichen Nomenklaturen und Definitionen zur Ersteinschätzung zeigte erhebliche Unterschiede. **Tabelle 1-1** zeigt ein repräsentatives Beispiel. Für jedes Beispielkrankenhaus werden links die Dringlichkeitsstufen und rechts die zugehörige maximale Zeit bis zum ersten Kontakt mit dem behandelnden Arzt angezeigt.

Tabelle 1-1: Unterschiedliche Nomenklaturen und Definitionen

Krankenhaus 1		Krankenhaus 2		Krankenhaus 3		Krankenhaus 4	
Name	Zeit (min)	Name	Zeit (min)	Name	Zeit (min)	Name	Zeit (min)
Rot	0	A	0	Sofort	0	1	0
Gelb	<15	B	<10	Dringend	5–10	2	<10
		C	<60	Semi-dringlich	30–60		
Grün	<120	D	<120				
Blau	<240	E	–	Verzögerung akzeptabel	–	3	–
		FGHI					

Trotz der vielen Unterschiede gab es aber auch offensichtliche Gemeinsamkeiten zwischen den Zeitstufen der verschiedenen Systeme. In der **Tabelle 1-2** sind diese herausgearbeitet.

Tabelle 1-2: Gemeinsamkeiten zwischen den Systemen

Priorität	Zeit (min)			
	Einheit 1	**Einheit 2**	**Einheit 3**	**Einheit 4**
1	0	0	0	0
2	<15	<10	5-10	<10
3		<60	30-60	
4	120	<120		
5	<240	–	–	–

Nachdem die den Systemen gemeinsamen Elemente herausgearbeitet waren, war es ein Leichtes, sich auf eine neue gemeinsame Nomenklatur und ein gemeinsames Definitionssystem zu verständigen. Um die gewohnten Bilder und die vorhandenen Erfahrungen abzubilden und ein Wiederfinden zu ermöglichen, wurde jeder der neu geschaffenen Kategorien eine Nummer, eine Farbe und ein Name zugeordnet. Für jede Kategorie wurde das Ideal einer maximalen Wartezeit bis zum ersten Kontakt mit dem behandelnden Arzt definiert. Diese Ableitung der nationalen britischen Triage Skala wurde auf überregionalen Konferenzen mit Vertretern der Notfallpflege und Notfallmedizin kommuniziert.

Mit zunehmender Erfahrung mit unterschiedlichen Ersteinschätzungssystemen haben sich in den letzten 20 Jahren in der ganzen Welt diverse Systeme mit 5 Dringlichkeitsstufen etabliert. Die „grossen Vier" seien hier genannt, es handelt sich neben dem in diesem Buch dargestellten MTS um die australisch-neuseeländische Australasian Triage Scale (ATS), die Canadian Triage and Acuity Scale (CTAS) und den US-amerikanische Emergency Severity Index (ESI). Die Zielzeiten der Systeme werden national festgelegt und unterscheiden sich untereinander besonders bei den niedrigeren Dringlichkeiten. Sie werden beeinflusst von Politik und Medizin, das grundsätzliche Konzept unterschiedlicher klinischer Prioritäten aber bleibt unverändert. Die neue gemeinsame Nomenklatur und die neuen Definitionen zeigt **Tabelle 1-3**, dabei wurde die britische Zeitskala nach eingehenden Prüfungen an unsere Gesundheitsstrukturen angepasst. Diese Anpassung ist von den nationalen Referenzgruppen Deutschlands, Italiens, Österreichs und der Schweiz als Standard gesetzt worden. Der Vollständigkeit halber seien die abweichenden britischen Originalzeiten hier benannt: Stufe 3 maximal 60 Minuten, Stufe 4 maximal 120 Minuten und Stufe 5 maximal 240 Minuten.

Tabelle 1-3: Gemeinsame Nomenklatur, Definitionen und Zielzeiten

Nummer	Name	Farbe	Max. Zielzeit in Min
1	Sofort	Rot	0
2	Sehr dringend	Orange	10
3	Dringend	Gelb	30
4	Normal	Grün	90
5	Nicht dringend	Blau	120

Hier sei aber nochmal ausdrücklich darauf hingewiesen, dass es sich bei den Wartezeiten nicht um die Standardwartezeit handelt, sondern um die maximal akzeptable Wartezeit bis zum Behandlungsbeginn durch den Arzt.

2 Entstehung der Telefon-Triage

Als sich die „Manchester-Triage" in allen Notaufnahmen im Großraum Manchester etabliert hatte, sie auch am Telefon eingesetzt wurde, um Anrufer in der Notaufnahme einzuschätzen (bevor die offizielle Telefon-Triage „NHS direct" etabliert wurde), und alle Mitarbeiter der Notaufnahmen dieselbe Sprache in der Ersteinschätzung sprachen, wurde eine „neue" Sprachbarriere erkennbar: die Rettungsassistenten hatten ihre eigene Nomenklatur.

Mitarbeiter in Schlüsselpositionen in den Rettungsleitstellen erkannten, dass die Anwendung der Manchester-Triage Methode im Rettungsdienst extrem hilfreich sein könnte. Und so wurde eine weitere Gruppe von Mitarbeitern aus den Notaufnahmen und dem Rettungsdienst zur Erforschung geschaffen. Die Manchester-Telefon-Triage entwickelte sich als eines der Ergebnisse der Gruppe und wurde erfolgreich als sekundäre Triage (seit 2006) und später auch als primäre Triage (seit 2012) für die Patienten, die durch einen Anruf beim Rettungsdienst (in mehreren Rettungsdienstbezirken in Großbritannien) Hilfe suchen.

3 Ersteinschätzungsmethode

Grundsätzlich kann eine Einschätzungsmethode versuchen, dem Anwender eine Diagnose, einen Versorgungsweg oder eine Behandlungsdringlichkeit zur Verfügung zu stellen. Die „Manchester-Triage" hat das Ziel, eine medizinische Priorität zuzuweisen. Diese Entscheidung fand Ihre Begründung in drei wichtigen Erkenntnissen:

- Erstens soll der Kontakt zur Ersteinschätzung das klinische Management des einzelnen Patienten in seiner Individualität unterstützen, dieses wird durch eine akkurate Zuweisung einer Behandlungsdringlichkeit am ehesten erreicht.
- Zum Zweiten ist die Zeitdauer des Kontaktes im Rahmen der Ersteinschätzung begrenzt. Der Versuch, in der Kürze der Zeit eine exakte Diagnose zu finden, ist somit zum Scheitern verurteilt.
- Zuletzt zeigt die Erfahrung, dass eine Diagnose nicht zwingend mit einer bestimmten klinischen Behandlungspriorität einhergeht. Die Behandlungspriorität bildet neben der Diagnose noch weitere individuelle Aspekte Präsentation jedes Patienten ab. So mag ein Patient mit der späteren Entlassungsdiagnose „Distorsion des OSG" (S93.0) mit starken, mäßigen oder ohne Schmerzen in die Notaufnahme kommen, diese Unterschiede müssen sich in der klinischen Priorisierung wiederfinden. Bei der Telefon-Triage gehört hierzu auch noch der korrekte Versorgungsort und in der höchsten Priorität die Art des Notfalltransportes zum Versorgungsort.

Das Grundprinzip der in diesem Buch vorgestellte Methode der Ersteinschätzung verlangt von dem Anwender, dass er aus einer Liste von Beschwerdebildern (Präsentationen) auswählt und anschließend eine begrenzte Zahl von Anzeichen und Symptomen auf jeder Stufe der klinischen Dringlichkeit abprüft. Die Anzeichen und Symptome, die die Unterscheidung zwischen den klinischen Prioritäten ermöglichen, werden Indikatoren genannt. Diese Indikatoren sind für jedes Beschwerdebild in Form eines Flussdiagramms dargestellt – den sogenannten Präsentationsdiagrammen. Indikatoren, die zu einer höheren Dringlichkeitsstufe führen, werden zuerst abgeprüft, schrittweise wird dann im Ausschlussverfahren die Mehrheit der Patienten bis zur Gruppe mit normaler Behandlungsdringlichkeit. Auf diese Weise spiegelt sich hierin die effektive Methode der Ersteinschätzung bei Anwesenheit des Patienten wieder, so wie sie die Manchester Triage Gruppe lehrt. Die klinische Priorität ist von Natur aus verbunden mit einer Disposition, einem Versorgungsort: wo bekommt der Patient seine definitive Versorgung und innerhalb welches Zeitfensters sollte er diese für ein optimales Ergebnis erhalten. Da dem Disponenten am Telefon weniger Möglichkeiten zur Verfügung stehen, sind die möglichen Ergebnisse eine Vereinfachung der bekannten fünf Kategorien.

Die zu fällenden Entscheidungen sehen wie folgt aus:

- Braucht der Patient sofort und dringend Hilfe?
  → Sofort
- Sollte der Patient zeitnah klinisch versorgt werden, aber nicht sofort?
  → Zeitnah

- Kann medizinische oder pflegerische Versorgung verzögert erfolgen? → Später
- Kann eine reine Beratung ausreichen, sodass das Problem mit einer Beratung zur häuslichen Selbstversorgung gelöst werden kann (siehe **Kapitel 6** Rechtliche Aspekte)?

Erfahrene Anwender der Ersteinschätzung mit dem Manchester-Triage-System werden Unterschiede zwischen den ihnen bekannten Indikatoren und denen bei der Manchester-Telefon-Triage feststellen. Bei einigen Indikatoren aus der Ersteinschätzung ist die Feststellung, ob zutreffend oder nicht, von der Anwesenheit des Patienten abhängig. Diese Indikatoren können für die Telefon-Triage nicht genutzt werden. Bei anderen Indikatoren waren leichte Änderungen nötig, um sie für die Situation am Telefon anwendbar zu machen.

4 Beratung

Jede Dringlichkeitsstufe der Diagramme beinhaltet auch Aspekte, die den Anwender auf wichtige Ratschläge hinweisen sollen, die er dem Patienten oder dem Anrufer geben kann. Es ist wichtig, dass eine Zwischenberatung bis zur endgültigen Versorgung gegeben wird und ganz besonders, wenn der Patient nur eine Beratung bekommt, sichergestellt ist, dass der Ratschlag umfassend ist und geprüft wird, dass der Anrufer ihn auch verstanden hat. Der Patient muss wissen, wie er sich bei einer Veränderung der Situation verhalten soll.

Ein wichtiger Hinweis zu den Ratschlägen in diesen Diagrammen ist, dass sie allgemein gehalten sind und für die Verwendung in bestimmten Einstellungen angepasst werden können und müssen. Die Algorithmen selber sind (genauso wie beim Manchester-Triage-System) evidenzbasiert und validiert und müssen/dürfen nicht verändert werden.

Der Entscheidungsprozess wird in **Kapitel 2** dargestellt, die Einschätzungsmethode selbst in **Kapitel 3** erklärt.

5 Die Präsentations-Prioritäts-Matrix

Patienten in der Kategorie „Sofort“ sind, wo auch immer sie sich aufhalten, am besten durch den Rettungsdienst und dann in der Notaufnahme versorgt. Wer „Zeitnah“ oder „Später“ versorgt werden sollte, kann dies an verschieden Orten und durch unterschiedliche Versorger bekommen. Die Zeit bis zum Versorgungsbeginn in „Zeitnah“ kann variieren und hängt ab von den verfügbaren Versorgungsstrukturen im jeweiligen

Gesundheitssystem. Es sollte also in einer gemeinsamen Arbeitsgruppe vor Ort eine Strukturbeschreibung erstellt werden, in der die passende Versorgungsart festgelegt wird, die sich aus der Einschätzung am Telefon ergeben kann (siehe **Kapitel 4**). Dabei ist es wichtig, dass der Disponent im Rahmen der Telefoneinschätzung aktuelle Informationen zu den aktuellen Versorgungsmöglichkeiten zur Verfügung hat: wer hat zahnärztlichen/augenärztlichen Notdienst? Welche Notdienstapotheke ist dienstbereit? Welcher Pflegedienst ist ggf. notfallmäßig verfügbar?

6 Schulung in Ersteinschätzung

Dieses Buch soll zusammen mit der dazugehörenden Schulung die notwendige Grundlage zur Anwendung einer standardisierten Methode der Priorisierung am Telefon liefern. Dabei kann nicht erwartet werden, dass mit der Lektüre des Buches und dem Besuch der Schulung sofortige Perfektion in Ersteinschätzung erreicht wird. Durch die Lektüre und die Schulung soll die Methode vorgestellt und ausprobiert werden, die wirkliche Kompetenz erwirbt sich der Disponent dann durch die praktische Benutzung des vorliegenden Materials. Diesem ersten Schritt zum Erwerb von Kompetenz in der Anwendung der Methode müssen später Audits und Evaluationen des angewendeten Systems folgen.

7 Qualitätsprüfung in der Triage

Die Manchester Triage Group unternahm über einige Zeit den Versuch, „Marker-Diagnosen" zu finden. Diese sollten bei einer nachträglichen Betrachtung der Fälle als Merkmal für eine korrekte Eingruppierung der Patienten dienen können. Aus den weiter oben genannten Gründen wurde aber ziemlich schnell klar, dass auch eine retrospektive Kontrolle der Priorisierung auf der Basis einer Diagnose nicht möglich ist.

Für die Zukunft jeder Standardmethode ist die erfolgreiche Einführung einer zuverlässigen Qualitätsprüfung unverzichtbar, muss doch die Reproduzierbarkeit der Ergebnisse zwischen unterschiedlichen Anwendern und unterschiedlichen Notaufnahmen nachgewiesen werden. Die Details hierzu werden in **Kapitel 5** dargestellt.

8 Zusammenfassung

Die Ersteinschätzung ist ein wesentliches Element des klinischen Risk-Managements in allen Bereichen der Notfallversorgung, sobald die klinischen Anforderungen die zur Verfügung stehenden klinischen Ressourcen übersteigen. Da der Eintritt dieses Moments nicht vorhersehbar ist, ist eine kontinuierliche Durchführung der Ersteinschätzung unabdingbar. Mit der Ersteinschätzung wird ein System zur Verfügung gestellt, das eine vermittelbare und überprüfbare Methode zur Zuordnung einer klinischen Behandlungsdringlichkeit in Notfallbereichen bietet. Das System ist dabei nicht so konzipiert, dass es zeigt, ob ein Patient in die Notaufnahme gehört oder nicht, es soll ausschließlich sicherstellen, dass der, der Hilfe benötigt, diese auch schnell genug bekommt. Es hat sich gezeigt, dass das Manchester-Triage-System zusätzliche Möglichkeiten neben der Dringlichkeitseinstufung bietet, wenn es zur Qualitätskontrolle der Versorgung oder zur Wegweisung in Räume unterschiedlicher Versorgungsintensität genutzt wird. Dies alles hängt aber von örtlichen Anforderungen und Gegebenheiten ab.

Kapitel 2 – Entscheidungsfindung und Ersteinschätzung am Telefon

Einleitung

Wesentlicher und grundlegender Bestandteil der medizinischen und pflegerischen Praxis ist die Notwendigkeit, Entscheidungen zu fällen. Ein gesundes klinisches Urteilsvermögen zur Patientenversorgung erfordert sowohl Wissen als auch Berufserfahrung. Viele Praktiker bestehen darauf, dass die Entscheidungsfindung in kritischen Situationen nur „gesunden Menschenverstand" und „Problemlösungsdenken" erfordere und bis zu einem gewissen Ausmaß sind sie damit auch im Recht. Allerdings geht der Prozess der Entscheidungsfindung auch darüber hinaus und erfordert zusätzlich ein bestimmtes Maß an Fertigkeiten. Während des Prozesses der Entscheidungsfindung wird von klinischen Mitarbeitern erwartet, dass sie die gesammelten Informationen über den Patienten

- interpretieren
- unterscheiden
- evaluieren

und ihr aus dieser Entscheidung folgendes Handeln kritisch abschätzen. Ohne einen Bezugsrahmen als Basis zur Entscheidungsfindung werden diese Entscheidungen unstrukturiert, willkürlich und potentiell unsicher sein. Die Fähigkeit, verlässliche Entscheidungen treffen zu können, ist für eine gute Patientenversorgung unentbehrlich.

Frühe Formen der Triagesysteme strukturierten das Interview, gaben aber keine Unterstützung für die sich aus den Entscheidungen notwendigerweise ergebenden Handlungen. Daher beruhte das *Resultat* des Ersteinschätzungsprozesses nicht auf einer gut fundierten Methode. Die Entscheidungen im Rahmen der Ersteinschätzung waren einzigartig für den jeweiligen Anwender und inhärenter Teil ihres eigenen Prozesses der Entscheidungsfindung, diese Entscheidungen ohne einen verlässlichen Bezugsrahmen neigen zu einer grundsätzlichen Fehleranfälligkeit. Um dieses Problem zu überwinden, ist ein Bezugsrahmen (Methodologie) für den Ersteinschätzungsprozess und eine Methode, mit der die Anwender die notwendigen Fähigkeiten für die Ein- und Durchführung erwerben können, nötig.

1 Entwicklung von Fachkenntnis

Der Zusammenhang zwischen Berufspraxis und dem Erwerb von Fertigkeit wird als Fünf-Stufen-Modell beschrieben[1]:

- Neuling
- Erfahrener Anfänger
- Kompetente Pflegekraft
- Profi
- Experte

Bei dem Entwicklungsprozess in diesem Stufenmodell erwerben die Anwender Fertigkeiten und lernen aus ihren Erfahrungen in der Praxis, es ist zu erwarten, dass sich ihre Fähigkeit, Entscheidungen zu treffen, dabei verändert und verbessert. Dieser Prozess kann durch die Bereitstellung eines Systems unterstützt werden, das auf einem allgemeingültigen, methodisch verlässlichen Bezugsrahmen beruht, nach dem Entscheidungen gefällt und in ihrer Wirksamkeit überprüft werden können.

2 Strategien zur Entscheidungsfindung

Die folgenden Strategien werden im Rahmen des Entscheidungsfindungsprozesses benutzt:

- Logisches Analysieren
- Erkennen von Mustern
- Arbeiten mit Hypothesen
- Vereinfachung durch Ersatzbilder
- Intuition

1 Siehe dazu: Benner, Patricia. Stufen zur Pflegekompetenz: From Novice to Expert. 3.A. Deutsche Übersetzung von Diana Staudacher. Bern: Hogrefe, 2017.

2.1 Logisches Analysieren

Es gibt zwei Grundformen logischer Analyse im Rahmen kritischer Betrachtungen: induktive und deduktive Analyse.

Induktive Analyse ist die für den weniger Erfahrenen besonders hilfreiche Fähigkeit, alle Möglichkeiten zu betrachten. Sie ist verbunden mit einem zeitraubenden Prozess der Betrachtung aller zu dem Patienten gesammelten Informationen, um zu einer verlässlichen Entscheidung zu der für den Patienten notwendigen Versorgung zu kommen.

Deduktive Analyse bedeutet, dass bereits während der Informationssammlung beim Patienten gleichzeitig mögliche (bzw. eben nicht mehr mögliche) Vorgehensweisen „ausgesiebt" werden. Dieses Vorgehen findet oft unbewusst bzw. unerkannt statt und ist Teil des Handelns von Experten. Es erlaubt dem Anwender eine zügige Trennung von wichtigen und unwichtigen Informationen, um so zu einer Entscheidung zu kommen.

2.2 Erkennen von Mustern

Dieses ist die am meisten genutzte Strategie klinischer Mitarbeiter. Sie ist von großer Bedeutung, wenn es darum geht auf der Basis von wenigen Informationen (wie im Rahmen der Ersteinschätzung benötigt) eine Entscheidung zu fällen. Das Finden von Mustern stellt eine Methode dar, auf analytischem Weg Informationen zusammen zu führen. Klinisch Tätige interpretieren die Muster aus Symptomen und Krankheitszeichen eines Patienten durch den Vergleich mit Zusammenhängen und Zuständen bei vorangegangenen Fällen. Dieses führt sie zu einer Entscheidung über Wohlbefinden oder mögliche Diagnose eines Patienten. Die Möglichkeit, dieses Instrument zur Entscheidungsfindung benutzen zu können, steigt mit der Erfahrung und erweckt oft den Eindruck reiner Intuition. Berufsanfänger, eingearbeitete oder lediglich erfahrene Praktiker werden eher den Weg der bewussten Problemlösung zur Zielerreichung benutzen müssen, während die erfahreneren Kollegen die Methode der Mustererkennung nutzen können.

2.3 Arbeiten mit Hypothesen

Klinische Mitarbeiter arbeiten mit Hypothesen, um diagnostische Überlegungen zu testen. Durch das Sammeln von Daten zur Bestätigung oder zum Ausschluss einer Hypothese kann eine Entscheidung gefunden werden. In Abhängigkeit von der Berufserfahrung kann auch dieses Verfahren induktiv oder deduktiv angewandt werden.

2.4 Vereinfachung durch Ersatzbilder

Bildhaftes Denken ist eine Möglichkeit, eine Situation durch ein allgemein gehaltenes Ersatzbild zu vereinfachen und sich dann auf die relevanten Informationen zu konzentrieren. Diese Lösung bietet sich insbesondere bei sehr komplexen oder überwältigenden Problemen an. Die Benutzung von Analogien hilft dem klinisch Tätigen eine Situation durch Vereinfachung des Problems darstellbar zu machen und ermöglicht einen anderen Blickwinkel auf das Problem. Entscheidungen zur Ersteinschätzung müssen zügig erfolgen, daher hat diese (zeitaufwendigere) Methode in dieser Phase der Patientenversorgung nur einen begrenzten Nutzen.

2.5 Intuition

Intuition ist untrennbar verbunden mit Expertentum und wird im Allgemeinen als die Fähigkeit der Handelnden angesehen, Probleme mit relativ wenigen Informationen zu lösen. Intuition beinhaltet selten bewusstes Analysieren, sondern wird oft als „Bauchgefühl“ oder „Vorahnung“ beschrieben. Experten sehen die Situation ganzheitlich und in Bezug zu vorangegangenen Erfahrungen. Ein Großteil ihres Wissens ist eingebettet in ihre Erfahrung und bezieht sich stillschweigend darauf, dadurch entstehen effektive Entscheidungen aus der Kombination von Wissen, Theorien zur Entscheidungsfindung und intuitivem Denken. Viele Pflegeexperten sind sich der Überlegungen gar nicht bewusst, die sie im Rahmen der Einschätzung und Behandlung von Patienten anstellen. Obwohl Intuition nicht messbar ist, ist der Wert für den klinischen Alltag bekannt und gut dokumentiert.

3 Entscheidungsfindung im Rahmen der Triage

Bei allen theoretischen Ansätzen handelt es sich bei der Entscheidungsfindung um eine ganz einfache Abfolge von Schritten, die sich in drei Hauptphasen gliedert:

(1) Identifizieren des Problems, (2) Bestimmung der alternativen Handlungsmöglichkeiten und (3) Auswahl der am besten geeigneten Alternative. Das folgende Fünf-Stufen-Modell ist eine Darstellungsform des Herangehens an den Prozess der kritischen Entscheidungsfindung:

1. Identifiziere das Problem
2. Sammle und analysiere Informationen, die zur Lösung beitragen können

3. Prüfe alle alternativen Handlungsmöglichkeiten und wähle eine zur Umsetzung aus
4. Setze die ausgewählte Handlungsmöglichkeit um
5. Beobachte die Umsetzung und überprüfe das Ergebnis

Diese Form des Herangehens integriert mehrere Theorien und Methoden. Auf die Ersteinschätzung übertragen, stellen sich die Entscheidungsschritte wie folgt dar:

3.1 Identifiziere das Problem

Dies geschieht durch das Zusammentragen von Informationen vom Patienten bzw. der anrufenden Person. In dieser Phase wird das Beschwerdebild identifiziert und es erfolgt die Auswahl des zutreffenden Präsentationsdiagramms.

3.2 Sammle und analysiere Informationen, die zur Lösung beitragen können

Sobald ein geeignetes Präsentationsdiagramms ausgewählt wurde, wird diese Phase ermöglicht, da nun auf jeder Dringlichkeitsstufe die Indikatoren geprüft werden können. Die Diagramme unterstützen eine zügige Einschätzung, indem strukturierte Fragen vorgeschlagen werden. Auf dieser Ebene spielt auch das Erkennen von Mustern eine Rolle.

3.3 Prüfe alle alternativen Handlungsmöglichkeiten und wähle eine zur Umsetzung aus

Die klinisch Tätigen sammeln riesige Datenmengen über die von ihnen behandelten Patienten. Diese Daten sortieren sie in ihre eigene geistige Datenbank ein und speichern sie zum leichteren Zugriff in „Schubladen" oder Fächern ab. Diese Speicherung ist sehr effektiv, wenn sie mit einem Rahmenwerk zur Einschätzung oder Organisation kombiniert wird. Die Präsentationsdiagramme stellen das organisatorische Rahmenwerk zur Strukturierung des Gedankenflusses im Rahmen der Ersteinschätzung zur Verfügung. Die Diagramme erleichtern den Entscheidungsprozess, indem sie die Struktur zur Verfügung stellen und sie unterstützen unerfahrenere Mitarbeiter beim Erwerb von Erfahrungen in der Entscheidungsfindung.

3.4 Setze die ausgewählte Handlungsmöglichkeit um

Es gibt vier mögliche Stufen zur klinischen Priorisierung (wie in **Kapitel 1** dargestellt), die die Einschätzung durchführende Person prüft die Indikatoren von der Stufe der höchsten Dringlichkeit abwärts gegen die Beschwerden des Patienten ab. Der erste zutreffende Indikator beendet den Prozess und weist die Dringlichkeitsstufe zu. Die Dringlichkeitsstufe beruht also auf der Dringlichkeit der Situation des Patienten, sobald diese Priorität festgelegt ist, kann ein geeigneter Behandlungsablauf starten.

3.5 Beobachte die Umsetzung und überprüfe das Ergebnis

Die in diesem Buch vorgestellte Methode der Ersteinschätzung stellt sicher, dass bei korrekter Durchführung die Entscheidung vorgegeben ist. Die Einschätzenden werden in die Lage versetzt zu erkennen, wie und warum sie das Ziel (die Dringlichkeitsstufe) erreicht haben, ob es Gründe gibt, diese Entscheidung erneut zu überprüfen und letztlich die Entscheidung bestätigen oder die Dringlichkeit ändern. Genaue und reproduzierbare Entscheidungen stellen sicher, dass der gesamte Prozess auf seine Qualität hin überprüft (auditiert) werden kann.

4 Veränderung etablierter Methoden zur Entscheidungsfindung

Vielen erfahrenen Anwendern macht die Einführung einer neuen Struktur für die Ersteinschätzung auf die eine oder andere Art Angst. Es ist schwer, sich über Jahre der Berufstätigkeit angelernte individuelle Methoden der Entscheidungsfindung wieder abzugewöhnen. Daher sollte der Wechsel als eine Möglichkeit zur Verbesserung des bisher praktizierten Systems verstanden werden, werden doch erstmalig eine klare rationale Basis für die bislang bereits gefällten Entscheidungen und damit ein belegbares System der Entscheidung zur Verfügung gestellt. Dieses systematische Herangehen wird einen großen Beitrag zur Ausbildung von Fachwissen bei der Einarbeitung von Berufsanfänger sein, sind diese doch so dringend auf die Experten und ihr Wissen angewiesen, um zu lernen und eigene Berufserfahrungen zu sammeln. Der in diesem Buch vorgestellte Prozess der Entscheidungsfindung im Rahmen der Ersteinschätzung hat sich als effektiv erwiesen, er kann an alle Rahmenbedingungen angepasst werden und hat für jeden Anwender, unabhängig von seiner Berufserfahrung, von Wert.

Kapitel 3 – Die Methode der Ersteinschätzung am Telefon

Einleitung

Die in diesem Buch vorgestellte Methode ist so gestaltet, dass sie dem Anwender am Telefon eine schnelle Feststellung der klinischen Behandlungsdringlichkeit eines jeden Patienten ermöglicht. Das System identifiziert den Patienten mit der höchsten Behandlungsdringlichkeit zuerst, ohne dabei irgendwelche Annahmen zu einer Diagnose zu tätigen. Die Ersteinschätzung am Telefon kann nur anhand von den benannten Beschwerden und Symptomen erfolgen – am Telefon eine Diagnose zu stellen ist unmöglich und jeder Versuch, der in diese Richtung zielt, ist voller Gefahren.

Fünfstufiger Prozess der Entscheidungsfindung

1. Identifiziere das Problem
2. Sammle und analysiere Informationen, die zur Lösung beitragen können
3. Prüfe alle alternativen Handlungsmöglichkeiten und wähle eine zur Umsetzung aus
4. Setze die ausgewählte Handlungsmöglichkeit um
5. Beobachte die Umsetzung und überprüfe das Ergebnis

1 Identifizieren des Problems

Die klinische Praxis ist nach dem Prinzip des Beschwerdebildes ausgerichtet – dem vom Patienten oder der ihn versorgenden Person benannten Hauptproblem oder -symptom. Die Liste der für die Ersteinschätzung relevanten Präsentationen ist in **Tabelle 3-1** dargestellt.

Die Liste deckt prinzipiell alle Präsentationen in einer Notaufnahme ab und ist daher auch die Basis für eine vor dem Zutritt zur Notaufnahme erfolgende telefonische Ersteinschätzung. Die Liste, die Diagramme und die Inhalte wurden nach umfangreichen Diskussionen fertiggestellt und in der vorliegenden und den vorangegangenen

Tabelle 3-1: Liste der Präsentationsdiagramme

Abdominelle Schmerzen bei Erwachsenen	Kollaps
Abdominelle Schmerzen bei Kindern	Kopfschmerz
Abszesse und lokale Infektionen	Kopfverletzung
Allergie	Krampfanfall
Angriff (Zustand nach)	Medikationsbedarf
Asthma	Nackenschmerz
Atemproblem bei Erwachsenen	Ohrenprobleme
Atemproblem bei Kindern	Psychiatrische Erkrankung
Auffälliges Verhalten	Rückenschmerz
Augenprobleme	Schreiendes Baby
Besorgte Eltern	Schwangerschaftsproblem
Betrunkener Eindruck	Schweres Trauma
Bisse und Stiche	Selbstverletzung
Chemikalienkontakt	Sexualinfektion
Diabetes	Stürze
Durchfälle und Erbrechen	Thoraxschmerz
Extremitätenprobleme	Überdosierung und Vergiftung
Fremdkörper	Unwohlsein bei Erwachsenen
Gastrointestinale Blutung	Unwohlsein bei Kindern
Gesichtsprobleme	Unwohlsein bei Neugeborenen
Halsschmerzen	Unwohlsein bei Säuglingen
Hautausschläge	Urologisches Problem
Herzklopfen	Vaginale Blutung
Hinkendes Kind	Verbrennungen und Verbrühungen
Hodenschmerz	Wunden
Irritables (erregtes/gereiztes) Kind	Zahnprobleme
Körperstammverletzung	Generelle Indikatoren

Auflagen auf Grundlage praktischer Erfahrungen, Forschungsergebnissen und internationalen Beratungen verbessert. Die Beschwerdebilder decken den weiten Rahmen Erkrankung, Verletzung, Kinder, unnormales und auffälliges Verhalten ab.

Der erste Schritt der Ersteinschätzung verlangt vom Anwender, sich für ein passendes Beschwerdebild aus der Liste zu entscheiden. Durch die Auswahl des passenden Beschwerdebildes kommt der Anwender zu dem dazugehörenden *Präsentationsdiagramm*, im Diagramm werden dann die *Indikatoren* benannt, die eine Festlegung der klinischen Behandlungsdringlichkeit erlauben.

Vor dem Hintergrund, dass auf einige Beschwerdebilder mehrere Präsentationsdiagramme zutreffen können, wurde sorgfältig darauf geachtet, dass sich die Ablaufdiagramme nicht widersprechen. Als Beispiel: Für die Einstufung eines Patienten mit Nackensteifigkeit und Kopfschmerz kann bei der Ersteinschätzung das Präsentationsdiagramm *Unwohlsein beim Erwachsenen, Nackenschmerz* oder *Kopfschmerzen* benutzt werden – die Eingruppierung wird immer dieselbe sein.

2 Sammeln und Auswerten von Informationen

Die Wahl des Präsentationsdiagramms wird in erheblichem Ausmaß dadurch bestimmen, wie sich der Patient oder Anrufer am Telefon in den ersten Sekunden des Telefonats darstellt. Der Disponent (oder wer auch immer ein Telefonat entgegennimmt) sollte IMMER versuchen, das Gespräch mit dem Betroffenen selber zu führen und nicht mit einer dritten (auch wenn im Auftrag des Patienten handelnden) Person. Wenn der Patient nicht dazu in der Lage ist, das Telefonat selber zu führen, muss der Disponent sicherstellen, dass der Gesprächspartner am Telefon Sicht- und Sprechkontakt zu dem Patienten hat.

Aus der getroffenen Diagrammauswahl ergibt sich, welche Informationen gesammelt werden müssen, um die Behandlungsdringlichkeit des Patienten zu bestimmen. Das Diagramm strukturiert diesen Prozess, indem es auf jeder Ebene der Behandlungsdringlichkeit die zugehörigen Schlüsselindikatoren benennt. Bei der Durchführung der Einschätzung wird die höchste Dringlichkeitsstufe gesucht, bei der die Frage des Indikators mit „Ja" beantwortet wird. Um den Entscheidungsprozess zu ermöglichen, sind die Indikatoren absichtlich als Frage formuliert. Die Entscheidungsdiagramme und die vorgeschlagenen Fragen werden im Detail in der zweiten Hälfte des Buches dargestellt.

3 Indikatoren

Indikatoren sind Faktoren, die es erlauben, zwischen Patienten so zu unterscheiden, dass sie in eine der vier Stufen klinischer Priorität eingeteilt werden können. Es gibt im vorliegenden System *generelle* und *spezielle* Indikatoren, diese sind nach dem ABCDE-Schema sortiert. Die generellen Indikatoren finden sich bei allen Patienten unabhängig von ihrem Beschwerdebild und werden daher quer durch alle Diagramme eingesetzt. In jedem Fall werden die generellen Indikatoren den Anwender zu derselben Dringlichkeitseinstufung führen. Für einzelne Beschwerdebilder oder kleine Gruppen von Beschwerdebildern sind spezielle Indikatoren vorhanden, die dafür da sind, die Schlüsselmerkmale dieser besonderen Beschwerden abzudecken. Während *starke Schmerzen* einen generellen Indikator darstellen, sind *Kardialer Schmerz* und *Pleuraschmerz* spezielle Indikatoren. Die generellen Indikatoren werden dadurch in wesentlich mehr Diagrammen angewandt als die speziellen Indikatoren. Alle benutzten Indikatoren finden sich in einem Glossar am Ende des Buches wieder, die Definitionen zu den speziellen Indikatoren der jeweiligen Präsentationsdiagramms werden zur Erleichterung der Anwendung außerdem auf dem Erläuterungsblatt des jeweiligen Diagramms aufgeführt. Für jede neue Ausgabe werden alle speziellen Indikatoren überprüft. Alle Veränderungen werden auch auf der Webseite www.ersteinschaetzung.de (im englischen Original auf www.triagenet.net) veröffentlicht.

Anwender der Ersteinschätzung mit dem Manchester-Triage-System in der Notaufnahme werden einige Unterschiede zwischen den Indikatoren in der Präsenzeinschätzung und denen in der Ersteinschätzung am Telefon feststellen. Einige Indikatoren sind ohne den Anblick des Patienten nicht auszuschließen (oder erkennen) - sie müssen daher in der telefonischen Ersteinschätzung entfallen. Andere Indikatoren sind für die Benutzung am Telefon etwas modifiziert worden, da sie ansonsten nicht wirklich passend wären.

Die generellen Indikatoren sind ein wiederkehrendes Merkmal aller Präsentationsdiagramme, daher ist ihr Verständnis für das Verständnis der Gesamtmethode unerlässlich. Es sind die folgenden sechs generellen Indikatoren, die auf den nächsten Seiten dargestellt werden:

- Lebensgefahr
- Blutverlust
- Bewusstsein
- Temperatur
- Schmerz
- Krankheitsdauer

3.1 Lebensgefahr

Lebensgefahr ist der vielleicht offensichtlichste aller generellen Indikatoren. Vereinfacht gesagt wird hier ausgedrückt, dass jede Einschränkung oder jeder Ausfall der (ABC) Vitalfunktionen zur Einordnung des Patienten in die höchste Dringlichkeitsstufe 1 (ROT - Sofort) führt.

Patienten, die nicht dazu in der Lage sind, ihren Atemweg kontinuierlich offen zu halten, haben einen *gefährdeten Atemweg*. Auch Patienten mit einem *Stridor* weisen

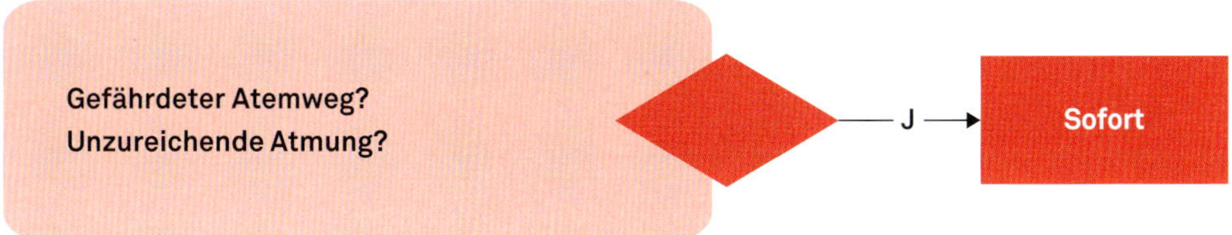

Abbildung 3-1: Generelle Indikatoren Lebensgefahr

eine erhebliche Bedrohung ihrer Atemwege auf. Ein Stridor kann inspiratorisch oder expiratorisch sein oder in beiden Formen auftreten. Am besten ist er beim Atmen mit offenem Mund zu hören. Patienten mit ausgeprägten Schwellungen im Bereich Kehlkopf/Kehldeckel/Zungengrund werden nicht mehr dazu in der Lage sein, zu schlucken und einen *Speichelfluss* aufweisen. Da die Entwicklung der Obstruktion unvorhersehbar ist, liegt eine erhebliche Gefährdung vor. Eine *unzureichende Atmung* reicht von fehlender Atmung (10 Sekunden ist keine Atmung oder Atemversuch zu sehen, hören oder fühlen) bis hin zu Patienten, die nicht so atmen können, dass ihr Blut mit genügend Sauerstoff versorgt wird. Diese Patienten zeigen eine vermehrte Atemarbeit, Zeichen unzureichender Sauerstoffversorgung oder Erschöpfung.

3.2 Blutverlust

Blutungen kommen bei vielen Beschwerdebildern auf – besonders (aber nicht ausschließlich) bei solchen, die auf ein Trauma zurückzuführen sind. In der vorliegenden Systematik für den Einsatz am Telefon wird beim Blutverlust unterschieden zwischen *unstillbarer großer Blutung* und *unstillbarer kleinerer Blutung*. Es ist sinnvoll, den Erfolg bei der Blutstillung als Entscheidungskriterium einzusetzen, hat im Allgemeinen eine anhaltende Blutung doch eine höhere klinische Priorität. Da es in der Praxis schwierig sein kann, sich für eine Eingruppierung einer Blutung zu entscheiden, wurden die folgenden Definitionen des Indikators Blutverlust als Hilfestellung für den Anwender entwickelt: Eine Blutung, die durch Anlegen eines (Druck-)Verbands nicht zügig unter Kontrolle zu bekommen ist, sondern stark weiterblutet oder dicke Verbände durchdringt, wird als *unstillbare große Blutung* bezeichnet und in ROT eingestuft.

Als *unstillbare kleiner Blutung* wird jede Blutung betrachtet, die trotz eines (Druck)-Verbandes leicht oder sickernd blutet (GELB).

Der Indikator kann im Notfall auch zur Einstufung flächiger Einblutungen/Hämatombildungen genutzt werden, sofern diese Beschwerden nicht anderweitig abbildbar sind. Gastrointestinale Blutungen werden mit den speziellen Indikatoren erfasst.

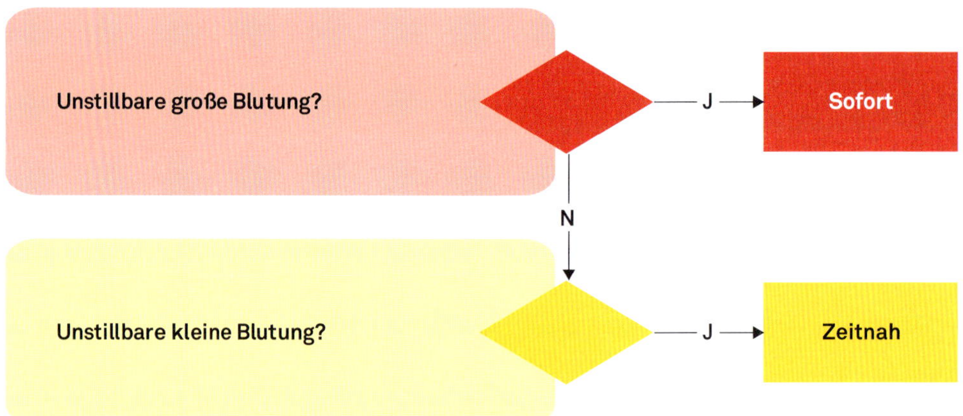

Abbildung 3-2: Generelle Indikatoren Blutverlust

3.3 Bewusstseinszustand

Beim Bewusstseinszustand gibt es einen Formulierungsunterschied zwischen Erwachsenen und Kindern. Während bei einem Erwachsenen Patienten mit *anhaltendem Krampfanfall* und *verändertem Bewusstseinszustand* (nicht ansprechbar oder reagiert nur auf Schmerz oder Ansprache) in die höchste Dringlichkeitsstufe 1 (ROT – Sofort) kommen, wird bei den Kindern zusätzlich noch das *nicht ansprechbare Kind* wegen der Gefährdung (bei gleicher Eingruppierung) nochmal explizit benannt. Dabei findet dieser Indikator natürlich nur dann Anwendung, wenn das Symptom neu aufgetreten ist, bei einem dementen Patienten oder einem Patienten mit apallischem Syndrom wird er nur bei einer Zustandsverschlechterung zum Einsatz kommen.

Alle Patienten mit einem *Bericht über Bewusstlosigkeit* sollten in Stufe 2 (GELB – Zeitnah) eingestuft werden.

Die konsequente Einschätzung aller Patienten mit verändertem Bewusstseinszustand als sehr dringend mag von der gegenwärtigen Praxis abweichen – dieses Vorgehen wurde aber gewählt, um die klinische Priorität von Patienten mit Intoxikation oder unter Drogeneinfluss abzubilden. Bei diesem Vorgehen sind zwei Aspekte von Bedeutung: Zum einen ist für die Risikobeurteilung eines Patienten die Entstehungsweise des veränderten Bewusstseinszustandes relativ unwichtig – der veränderte Bewusstseinszustand durch Drogen- oder Alkoholgenuss hat dieselbe klinische Bedeutung, wie ein veränderter Bewusstseinszustand aus anderem Grund. Zum anderen haben die meisten betrunkenen Patienten keinen veränderten Bewusstseinszustand. Besondere Hinweise zur klinischen Priorisierung von Patienten, die einen betrunkenen Eindruck machen, finden sich im Präsentationsdiagramm mit demselben Namen.

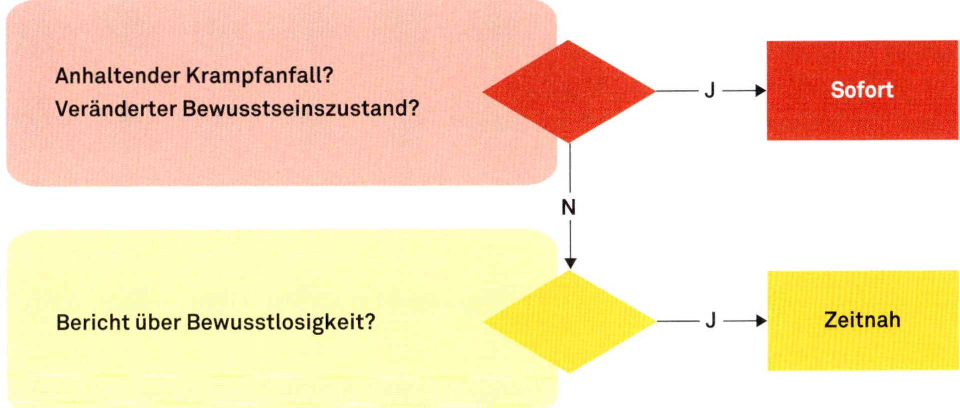

Abbildung 3-3: Generelle Indikatoren Bewusstsein Erwachsener

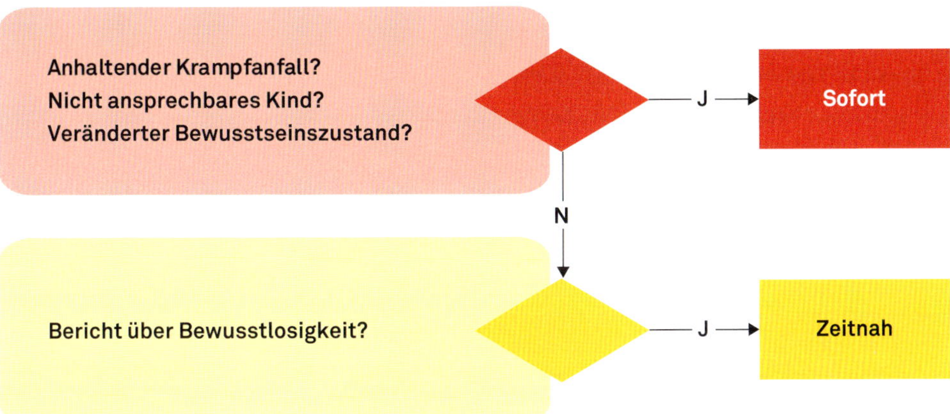

Abbildung 3-4: Generelle Indikatoren Bewusstsein Kind

3.4 Temperatur

Die Körpertemperatur wird als genereller Indikator eingesetzt. Bei vielen Patienten (und in der Situation am Telefon) kann es schwierig sein, eine exakte Messung zu bekommen, bei Kindern gibt es im Haushalt der Eltern sehr oft Thermometer.

Die klinische Einschätzung der Hauttemperatur ist wichtig und kann dann entscheidend sein, wenn die Temperaturmessung nicht sofort möglich ist. Der klinische Eindruck kann am Telefon nicht festgestellt, sondern nur durch sehr sorgfältige Befragung erhoben werden. Alle Aussagen, die ohne eine exakte Temperaturangabe nach Messung gemacht werden, müssen mit Vorsicht aufgenommen werden. Andere Anzeichen von Fieber wie Gelenkschmerzen oder Kältegefühl können bei der telefonischen Einschätzung der Temperatur berücksichtigt werden.

Wenn sich die Haut des Patienten *sehr heiß* anfühlt, korrespondiert dies in der Regel mit Temperaturen von 41 °C und mehr. Bei dem Eindruck einer heißen Haut wird der Patient als *heiß* bezeichnet, hierbei werden Temperaturen von 38,5 °C und höher gemessen. Ein Patient mit warmer Haut gilt als *überwärmt* und wird eine Temperatur von über 37,5 °C haben.

Patienten mit kalter Haut werden als *unterkühlt* bezeichnet, dies kommt einer Körpertemperatur von unter 35 °C gleich. Grundsätzlich wird unbedeckte Haut in einer kalten Umgebung sich kalt anfühlen. Bei der Einschätzung am Telefon muss der Disponent durch sorgfältige Fragen eruieren, ob die Kälte der Haut bedeckte Körperteile in kalter Umgebung oder Körperteile in warmer Umgebung betrifft und ob die Kälte ausgeprägter ist, als es in der vorhandenen Situation zu erwarten wäre.

Ein sehr heißer Patient (älter als 1 Jahr) wird immer in die Stufe 1 (ROT – Sofort) eingestuft, während ein heißer Patient in Stufe 2 (GELB – Zeitnah) eingruppiert wird. Unterkühlte Patienten werden unabhängig von ihrem Alter in Stufe 1 (ROT – Sofort) eingestuft. Der *heiße Säugling* (bis einschließlich 12. Lebensmonat) wird ebenfalls die Dringlichkeit Stufe 1 (ROT – Sofort) zugewiesen bekommen, das *überwärmte Neugeborene* (bis einschließlich 4. Lebenswoche) die Stufe 2 (GELB – Zeitnah). Überwärmte Patienten (ab der 4. Lebenswoche) schließlich werden in die Stufe 4 (GRÜN – Später) einzustufen sein.

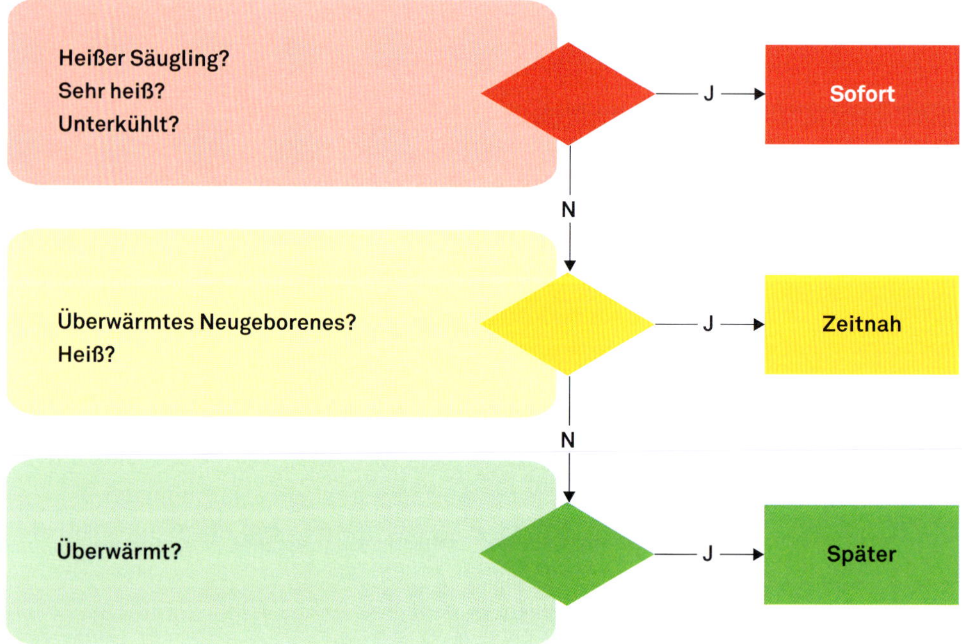

Abbildung 3-5: Generelle Indikatoren Temperatur

3.5 Schmerzen

Aus der Sicht des Patienten sind Schmerzen für die Dringlichkeitseinschätzung von entscheidender Bedeutung. Die Benutzung des Schmerzes als generellem Indikator in allen Präsentationsdiagrammen trägt diesem Umstand Rechnung und führt dazu, dass jede Ersteinschätzung auch am Telefon prinzipiell eine Schmerzeinschätzung beinhaltet. Da eine differenzierte Schmerzbeurteilung am Telefon nahezu unmöglich ist, werden hier nur zwei Schmerzstufen erhoben. Vereinfacht ausgedrückt gilt: Der Indikator *stärkster Schmerz* beschreibt Schmerzen, die als unerträglich gefühlt werden (oft als „Unvorstellbar schlimm" beschrieben), sein Einsatz führt zu einer Eingruppierung in Stufe 1 (ROT – Sofort). Jeder Patient mit einem geringeren Schmerzmaß wird als *anhaltender Schmerz* eingestuft, dieser ist als Schmerz beschrieben, der sich auch nach passender Wartezeit oder Einnahme eines Schmerzmittels nicht gelegt hat. Diese Patienten werden (sofern kein anderer Indikator eine höhere Dringlichkeit ergibt) in Stufe 3 (GRÜN – Später) kategorisiert werden (und nicht in die Stufe 4 (BLAU – Ratschlag) ohne jede Dringlichkeit).

Der generelle Indikator Schmerz beschreibt nur die Intensität oder Stärke der Schmerzen (Quantität). Andere Schmerzausprägungen wie Lage, Ausstrahlung und periodische Intervalle (Qualität) werden durch spezielle Indikatoren in den Präsentationsdiagrammen dargestellt.

3.6 Krankheitsdauer

Durch die konsequente Anwendung bestimmter Begriffe wird in dem vorliegenden Text die Stetigkeit sichergestellt. Dabei wird der Begriff *abrupt* benutzt, um ein Einsetzen von Beschwerden innerhalb von Sekunden oder Minuten zu beschreiben, und

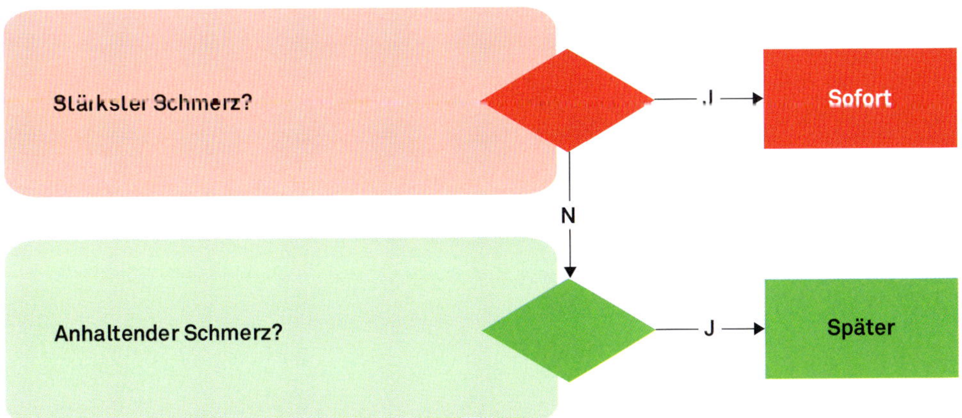

Abbildung 3-6: Generelle Indikatoren Schmerz

Abbildung 3-7: Generelle Indikatoren Krankheitsdauer

akut bezeichnet einen Zeitraum innerhalb 24 Stunden. *Jüngere Symptome und Zeichen* sind solche, die innerhalb der letzten sieben Tage aufgetreten sind.

4 Beurteilung und Auswahl von Alternativen

Mit der Auswahl des am ehesten geeignet erscheinenden Präsentationsdiagramms steht eine begrenzte Zahl genereller und spezieller Indikatoren zur Verfügung, zu denen der Patient befragt werden kann. Die Sachkunde in der Durchführung der Ersteinschätzung liegt darin, wie die Überprüfung durchgeführt wird. Die Anwender müssen entscheiden, ob die Kriterien für bestimmte Indikatoren erfüllt sind und welcher der vorgefundenen Indikatoren die Situation des Patienten auf der höchsten Behandlungsdringlichkeit bestmöglich beschreibt. So ist beispielsweise für einen Patienten, der sich wegen *Abdominellen Schmerzen* meldet, über *anhaltendes Erbrechen* und das Gefühl, *heiß* zu sein berichtet (beides Dringlichkeitsstufe 2 - Zeitnah), der am besten zutreffende Indikator *anhaltendes Erbrechen*, da er genauere Informationen zu dem Patienten gibt.

5 Durchführung der gewählten Alternative

Hierbei handelt es sich nur um einen Prozessschritt und nicht um eine weitere Handlung. Das logische Ergebnis des dargestellten Prozesses der Sammlung, Analyse und Beurteilung von Informationen ist die Zuweisung einer der Behandlungsprioritäten aus der Tabelle der Dringlichkeiten.

Tabelle 3-2: Dringlichkeitsstufen

Nummer	Name	Farbe
1	Sofort	Rot
2	Zeitnah	Gelb
3	Später	Grün
4	Beratung	Blau

6 Dokumentation

Die Durchführung der Ersteinschätzung beinhaltet die Dokumentation der zugewiesenen Dringlichkeitsstufe und der Gründe, die hierzu geführt haben. Die hier benutzte Methode erlaubt im Prinzip eine einfache und präzise Dokumentation. Die Minimaldokumentation besteht aus dem eingesetzten Präsentationsdiagramm, dem zutreffenden Indikator und der daraus resultierenden Dringlichkeitseinstufung. So könnte zum Beispiel das Ergebnis einer Ersteinschätzung eines Patienten mit thorakalem Schmerz wie folgt dokumentiert werden:

Diagramm:	Thoraxschmerz
Indikator:	Pleuraschmerz
Einstufung:	Zeitnah

Dieses einfache Herangehen an die Dokumentation erlaubt im Nachhinein eine einfache Überprüfung des Ergebnisses. Es ist allerdings festzustellen, dass die Art und Weise der Dokumentation auch von den weit verbreiteten IT-gestützten Entscheidungssystemen und ihrer Logik und Programmierung abhängig ist. Die dargestellte einfache Dokumentation schafft nur im Gesamtkontext und mit einer Sprachaufzeichnung des Notfallanrufs die für alle Beteiligten notwendige (Rechts-) Sicherheit.

7 Einschätzung des Patienten

Vereinfacht ausgedrückt ist die Ersteinschätzung ein schneller und gezielter Kontakt mit dem Patienten, bei dem Informationen gesammelt und mit dem Ziel der Zuweisung einer Dringlichkeitsstufe ausgewertet werden. Diese Art der Einschätzung für sich allein schon eine Fertigkeit, wenn sie durchgeführt werden muss, ohne den Patienten von Angesicht zu Angesicht vor sich zu haben oder wenn (auch das kommt ja vor) der Anrufer nicht der Betroffene ist, kann das Risiko steigen.

Das folgende Raster kann bei der Vermittlung des Prozesses der telefonischen Einschätzung an Mitarbeiter einer Leitstelle benutzt werden, so wird sichergestellt, dass für die Beurteilung alle wichtigen und benötigten Daten über den Patienten gesammelt werden.

Es ist wichtig, dass die Einschätzung des Patienten systematisch erfolgt, dass alle relevanten Informationen gesammelt und zu einem vollständigen Bild der Probleme des Patienten zusammengefügt werden. Aus diesem Grund sollte der für die telefonische Ersteinschätzung eingesetzte Disponent auch über genügend Erfahrungen in der Notfallversorgung und kommunikative Fähigkeiten zum Umgang mit dem

Patienten, den Angehörigen und Betreuungskräften verfügen. Das Herangehen an die Einschätzung sollte in der in **Tabelle 3-3** dargestellten Art und Weise erfolgen.

Wenn – unterstützt durch die Methodik der Ersteinschätzung – analog dieses systematischen Prozesses vorgegangen wird, kann die Einschätzung des Patienten schnell und zuverlässig durchgeführt werden, so eine passende klinische Behandlungspriorität bestimmt und der weitere Entscheidungsprozess unterstützt werden.

Tabelle 3-3: Prozess der Ersteinschätzung

Prozesselement	Ersteinschätzungsmaßnahme
Begrüßung des Patienten/ Anrufers	Hören sie auf die Stimme. Fragen sie nach der Telefonnummer vor Ort, stellen sie sicher, dass sie bei Gesprächsabbruch zurückrufen können. Vergewissern sie sich, ob der Patient spricht oder jemand anderes, fragen sie, ob sie direkt mit dem Patienten sprechen können.
Vorgeschichte des Patienten	Fragen sie den Patienten, welches Problem besteht – dies ist eine kurze, knappe, subjektive Vorgeschichte, die sie über die Verletzung/Erkrankung/das Gesundheitsproblem des Patienten informiert.
Die Hauptbeschwerde	Aus der Vorgeschichte des Patienten können die Beschwerden entnommen werden, die ihn zum Anruf veranlasst haben. *Dies ermöglicht dem Disponenten die Auswahl des am besten passenden Präsentationsdiagramms.*
Die eingrenzenden Fragen (Interview)	Hier kommt es in besonderem Maße auf die Erfahrung und die Fähigkeiten des Einschätzenden an. Die Anwendung anatomischen Wissens, das Erkennen von Mustern bei den Hauptbeschwerden und die Fähigkeit auf lebensbedrohliche Situationen schnell und zielgerichtet zu reagieren, gehören zu den erforderlichen Fähigkeiten des Einschätzenden. Eingrenzende Fragen können benutzt werden, um eventuell benötigte genauere Informationen zu erhalten, z.B. zur Krankheitsdauer, dem Unfallmechanismus, Medikamenteneinnahmen, usw. *Die Inhalte der Fragen werden durch die Indikatoren im ausgewählten Präsentationsdiagramm bestimmt.*

Prozesselement	Ersteinschätzungsmaßnahme
Körperliche Untersuchung und Bestimmung von Parametern	Während bei der Ersteinschätzung in der Notaufnahme oder Notfallpraxis der Patient betrachtet und berührt werden kann und daher Untersuchungen und die Bestimmung von Vitalparameter möglich ist, steht diese Möglichkeit bei der telefonischen Einschätzung in dieser Form nicht zur Verfügung. Allerdings können beispielsweise die folgenden Fragen gestellt werden: Wie klingt es: *Entsteht beim Atmen ein gurgelndes Geräusch?* Wie sieht es aus: *Hat der Arm/das Bein eine Farbe als der/das andere?* Wie fühlt es sich an: *Fühlt es sich bei Berührung heiß oder kalt an?* Welche Auswirkungen hat das Problem: *Sehen sie verschwommen oder ist ihr Sehvermögen in anderer Weise anders als sonst?*
Schmerzeinschätzung	Die Schmerzeinschätzung ist am Telefon schwierig umzusetzen, daher wird sie hier anders vorgenommen: • Stärkster Schmerz (Sofort) • Anhaltender Schmerz (ein Schmerz, der auch bei Einnahme eines geeigneten Schmerzmittels nicht aufhört) – solange kein anderer Indikator zutrifft (Später) Diese Einschätzung erfordert das Gespräch mit dem Patienten selbst und die Nachfrage nach einem Vergleich mit früheren Schmerzerfahrungen.
Dringlichkeitsstufe/ Versorgungsplanung	Zuweisung der Dringlichkeitsstufe durch Anwendung desjenigen zutreffenden Indikators mit der höchsten Prioritätsstufe. Entscheidung über den richtigen Versorgungsort und ein eventuell erforderliches Transportmittel Notwendige Ratschläge geben Hinweis auf das Verhalten bei Zustandsverschlechterung
Dokumentation	Die Dokumentation der genannten Informationen sollte in standardisierter Weise erfolgen und wieder nur kurz, knapp und nachvollziehbar das Wichtigste über die Hauptbeschwerden des Patienten umfassen.

Prozesselement	Ersteinschätzungsmaßnahme
	Die Dokumentation sollte auch beinhalten: • Allergien • Gegenwärtige Medikation • Wichtige ältere medizinische Vorgeschichten • Relevante soziale Aspekte

8 Überprüfung des Verstehens

Es ist von entscheidender Bedeutung, dass der Patient oder der für den Patient Anrufende die Informationen und Ratschläge, die ihm der Disponent gibt, versteht. Die ständige Überprüfung des Verstehens sollte/muss daher ein kontinuierlicher Teil des Prozesses sein.

9 Überbrückende Ratschläge

Da der Disponent den Patienten nicht vor Augen hat, kann es notwendig sein, ihm für die Zwischenzeit bis zu einer Einschätzung durch einen Behandler (welchen auch immer) einen diesen Zeitraum überbrückenden Ratschlag zu geben, der eine Besserung ermöglicht oder zumindest eine Verschlechterung der Situation des Patienten verhindert. So wird der Disponent beispielsweise bei einem Patienten, der eine unzureichende Atmung oder einen beeinträchtigten Atemweg hat, dem Anrufer Ratschläge für lebensrettende Sofortmaßnahmen bis hin zur Reanimationsanleitung bis zum Eintreffen der Hilfe geben. In gleicher Weise kann es bei einem Kind mit Unwohlsein und der Einstufung „Später" angezeigt sein, der betreuenden Person Rat zu einfachen Maßnahmen wie der Temperaturmessung oder dem Vorgehen bei Durchfällen sein. In jedem der Diagramme sind Beispiele solcher Ratschläge aufgeführt. Diese Auflistungen sind dabei nicht abschließend, sondern können den jeweiligen Bedürfnissen der Leitstelle angepasst werden.

10 Ausschließliche Beratung

In der Einstufung „Beratung" sollte eine auf den Patienten zugeschnittene Beratung gegeben und auf ihr Verständnis (durch den Patienten) überprüft werden.

Am Beispiel des Diagramms „Abdominelle Schmerzen bei Erwachsenen" sind in der **Tabelle 3-4** die (soweit zutreffenden) Ratschläge zusammenfassend dargestellt.

Tabelle 3-4: Ratschläge „Abdominelle Schmerzen bei Erwachsenen“

Sofort	Zeitnah	Später	Beratung
Bei Bedarf Unterstützung zu lebenserhaltenden Sofortmaßnahmen geben	Bei Schmerzen: verfügbare Schmerzmittel nehmen	Ausreichende Flüssigkeitszufuhr sicherstellen (klare Flüssigkeiten oder orale Dehydrationstherapie [WHO])	Flüssigkeitszufuhr sicherstellen (ausreichend klare Flüssigkeiten, ggf. orale Dehydrationstherapie)
Bei Schmerzen: verfügbare Schmerzmittel nehmen	Bei Verschlimmerung oder Besorgnis erneut anrufen	Bei Schmerzen: verfügbare Schmerzmittel nehmen	Paracetamol 4x tgl. gegen Schmerzen und Temperaturerhöhung
Wenn möglich Probe von Stuhl / Erbrochenem aufheben	Wenn möglich Probe von Stuhl / Erbrochenem aufheben	Bei Verschlimmerung oder Besorgnis erneut anrufen	Ruhen
			Verweis an Hausarzt bei anhaltenden Beschwerden
			Bei Verschlimmerung oder Besorgnis erneut anrufen

Dabei ist zwingend zu beachten, dass diese Ratschläge nur eine globale Darstellung sind und an lokale Gegebenheiten angepasst werden können (oder müssen). Die Präsentationsdiagramme selber sind, genauso wie bei der originären Manchester-Triage, evidenzbasiert und validiert und sollten/dürfen daher nicht verändert werden.

11 Monitoring und Evaluierung

Durchgängig während der gesamten telefonischen Ersteinschätzung ist (durch Fragen) immer wieder zu überprüfen, ob der Gesprächspartner die Fragen und Ratschläge versteht. Vor Beendigung des Telefonats (wenn es bei Patienten mit einem Hilfebedarf „Sofort“ oder „Zeitnah“ im Rettungsdienst nicht sogar bis zum Eintreffen der Hilfskräfte aufrechterhalten wird) muss das Verständnis der Fragen und Ratschläge kontinuierlich überprüft werden. Dabei könnte eine Evaluierung (besonders bei den Patienten, die in „Ratschlag“ eingruppiert wurden) so aussehen, dass die Patienten später zurückgerufen und nach dem Zustand (Outcome) im Nachhinein befragt werden und dass ein kontinuierliches Audit erfolgt.

Kapitel 4 – Die Präsentations-Prioritäts-Matrix bei der telefonischen Einschätzung

Einleitung

Ziel bei der Entwicklung des Manchester-Triage-Systems war ein robustes, auditierbares klinisches Risikomanagement-Instrument, welches die klinische Priorität des individuellen Patienten identifiziert. Wie bereits weiter vorne im Buch dargestellt, können der Prozess selbst und seine Ergebnisse aber noch an vielen weiteren Stellen neben der Priorisierung hilfreich sein.

1 Die Präsentations-Prioritäts-Matrix Darstellung

Als die Idee, der Patient sei unpassend in der Notaufnahme, durch die Erkenntnis der unpassenden Versorgungserbringung und Wahl des Patienten ersetzt wurde, führte dies zu einer Vervielfachung der Eingangspforten zur Notfallversorgung und zu einem wahren Emporschießen von „Ambulanzwäldern". Die klinischen Mitarbeiter mussten mit Instrumenten ausgestattet werden, die es ihnen erlaubten, sicher und effektiv zu entscheiden, wo die Patienten am besten versorgt sind.

Bei der Einschätzung am Telefon ist es von entscheidender Bedeutung, dass das Ergebnis des Priorisierungsprozesses Entscheidungen zum bestgeeignetsten Versorgungsort für den Patienten liefert. Hierzu müssen alle Kombination aus Präsentationsdiagramm und Dringlichkeit (die Präsentations-Priorität-Matrix), ggf. noch differenzierter für einzelne Indikatoren, mit den einzelnen Orten der Notfallversorgung kombiniert werden. Dies muss so geschehen, dass jeder Patient mit einem bestimmten (Dringlichkeits-)Ergebnis in angemessener, wirkungsvoller und einheitlicher Weise versorgt wird. Das Ergebnis wird dabei immer abhängig sein von Ort des Geschehens, Uhrzeit und den zu diesem Zeitpunkt verfügbaren Versorgungsangeboten. So wird ein Patient, der wegen eines Extremitätenproblems telefonisch meldet und der Kategorie „Zeitnah" zuzuordnen ist, beim niedergelassenen Arzt, in einer Notfallpraxis oder der

Notaufnahme eines Krankenhauses der Notfallversorgungsstufe „Basisnotfallversorgung“ behandelt werden können, während ein Patient mit Thoraxschmerz in der Stufe „Sofort“ immer einen Rettungswagen und einen Notarzt erfordert und von diesem in eine Notaufnahme gebracht werden wird. Die Manchester-Telefon-Triage besteht aus 53 Präsentationsdiagrammen mit jeweils 3 Dringlichkeitsstufen, dies ergibt zusammen 155 Präsentations-Prioritäts-Kombinationen. Um die richtige Disposition für jede dieser Prioritäten sicherzustellen, sollte mit allen Beteiligten eine gemeinsame Analyse vorgenommen werden und ein Konsens mit den Klinikern in allen Bereichen erreicht werden, sodass alle Patienten zu einem passenden Ort der Versorgung kommen.

2 Beschreibung des Prozesses

Wenn Entscheidungen getroffen werden sollen, welches der geeignete Versorgungsort für diesen Patienten ist, müssen alle Beteiligten (stakeholder) identifiziert werden, die dann an der Matrix arbeiten und am Ende einen Konsens finden müssen. Dort, wo Patienten in eine große Bandbreite an Bereichen gesteuert werden, ist es wichtig, alle unterschiedlichen Versorger, alle unterschiedlichen Professionen und Aufgabenbereiche einzubeziehen, um ein möglichst ausgewogenes und vollständiges Bild davon zu bekommen, wohin die Patienten zu lenken sind.

3 Vervollständigung der Präsentations-Prioritäts-Matrix

Stellen Sie eine Liste möglicher Versorgungsorte zusammen, in die die Patienten gebracht werden können (siehe Beispiel **Tabelle 4-1**).

- Stellen Sie jedem Beteiligten eine leere Matrix und ein Exemplar des Buches „Ersteinschätzung am Telefon“ zur Verfügung – dieses offene Vorgehen soll sicherzustellen, dass die Beteiligten ihre Entscheidung auf derselben Grundlage fällen, die später die Ersteinschätzungskräfte einsetzen werden.
- Die Beteiligten sollen jeder für sich das reduktive Herangehen beachten (mit Priorität „1 – Sofort“ beginnen und dann die Stufen bis hinunter zur Priorität „4 – Beratung“ bearbeiten) um für jedes Präsentationsdiagramm zu beschreiben, welcher Bereich für den Patienten in dieser speziellen Situation geeignet ist. Hier ein paar Beispiele:
- Unwohlsein bei Erwachsenen – Priorität 1 – Sofort – Unzureichende Atmung = Einsatz eines Notarztes
- Zahnprobleme – Priorität 3 – Später – Anhaltender Schmerz = Zahnärztliche Notdienstpraxis oder Notfallpraxis

- Alle vervollständigten Matrizen werden zusammengeführt, dort wo keine Übereinstimmung besteht, sind weitere Abstimmungen solange erforderlich, bis eine vollständig abgestimmte gemeinsame Liste der Versorgungsorte erstellt ist.
- Dieser Prozess sollte in regelmäßigen Abständen wiederholt werden, um sicherzustellen, dass sich Veränderungen in der Patientenversorgung auch in der Matrix wiederfinden.

Tabelle 4-1: Abkürzungen Versorgungsorte

Abkürzung	Beschreibung
NA	(Zentrale) Notaufnahme oder Notfallambulanz (abhängig vom Zustand)
Z-Amb	Notfall-Zahnambulanz selbst oder Transport
A-Amb	Notfall-Augenambulanz selbst oder Transport
HNO-Amb	
G-Amb	Gynäkologische Ambulanz/Geburtsklinik oder Schwangerenberatung (nach Schweregrad)
Amb	Notfallambulanz selbst oder Transport
P-Amb	Psychiatrische Ambulanz/Notaufnahme
KV-Amb	Notfallsprechstunde (Hausarzt) selbst oder Transport
SV	Selbstversorgung, bei Anhalten über 4 Stunden KV-Amb

4 Versorgungsorte

Eine große Matrix mit möglichen Notfallversorgungsorten mit Darstellung aller Präsentationen und Prioritäten zeigt **Tabelle 4-2**. Die Verfügbarkeit der Versorgungsorte hängt von den örtlichen Gegebenheiten in der Notfallversorgung ab. So wird zum Beispiel das Fehlen oder die nur stundenweise Verfügbarkeit einer Augenambulanz Auswirkungen darauf haben, wo Patienten mit Augenproblemen versorgt werden. Hieraus kann sich allerdings auch eine intensive Diskussion mit den örtlichen Augenärzten zu einer Verbesserung des Versorgungsangebotes ergeben. Die **Tabelle 4-2** geht davon aus, dass es alle Versorgungsangebote für Notfälle gibt. Der Disponent wird also ein Urteil darüber fällen müssen, welcher Versorgungsort der geeignetste ist. Die Entscheidung wird beeinflusst durch die Verfügbarkeit des Angebots, die

Tabelle 4-2: Präsentations-Prioritäts-Matrix

	Sofort	Zeitnah	Später
Abdominelle Schmerzen bei Erwachsenen	NA	NA, erwäge KV-Amb	KV-Amb
Abdominelle Schmerzen bei Kindern	NA	NA	KV-Amb
Abszesse und lokale Infektionen	NA	NA, erwäge KV-Amb	KV-Amb
Allergie	NA	Erwäge KV-Amb	SV
Angriff (Zustand nach)	NA	Erwäge Amb	KV-Amb oder Amb
Asthma	NA	Erwäge Amb	KV-Amb
Atemproblem bei Erwachsenen	NA	Erwäge Amb	KV-Amb
Atemproblem bei Kindern	NA	NA	Amb/KV-Amb
Auffälliges Verhalten	NA	NA	Erwäge P-Amb oder Amb
Augenprobleme	NA	A-Amb	Amb/KV-Amb
Besorgte Eltern	NA	NA	Amb/KV-Amb
Betrunkener Eindruck	NA	NA	Erwäge Amb
Bisse und Stiche	NA	Erwäge Amb	Amb/KV-Amb oder SV
Chemikalienkontakt	NA	NA	Erwäge Amb
Diabetes	NA	NA	Amb/KV-Amb
Durchfälle und Erbrechen	NA	Erwäge Amb	SV
Extremitätenprobleme	NA	NA	Amb oder KV-Amb
Fremdkörper	NA	Erwäge Amb oder KV-Amb	Amb oder KV-Amb
Gastrointestinale Blutung	NA	Erwäge Amb oder KV-Amb	Amb oder KV-Amb
Gesichtsprobleme	NA	NA	Amb oder KV-Amb
Halsschmerzen	NA	Amb oder KV-Amb	SV
Hautausschläge	NA	NA	Amb/KV-Amb oder SV

	Sofort	Zeitnah	Später
Herzklopfen	NA	NA	Erwäge Amb oder KV-Amb
Hinkendes Kind	NA	NA	Amb oder KV-Amb
Hodenschmerz	NA	NA	Amb oder KV-Amb
Irritables (auffälliges/agitiertes) Kind	NA	NA	Amb oder KV-Amb
Körperstammverletzung	NA	Erwäge Amb oder KV-Amb	Amb oder KV-Amb
Kollaps (Zustand nach)	NA	NA	Amb oder KV-Amb
Kopfschmerz	NA	NA	Amb oder KV-Amb
Kopfverletzung	NA	NA	Erwäge Amb oder KV-Amb
Krampfanfall	NA	NA	Erwäge SV
Medikationsbedarf		KV-Amb	KV-Amb
Nackenschmerz	NA	NA	Amb oder KV-Amb
Ohrenprobleme	NA	HNO-Amb	Erwäge Amb oder KV-Amb
Psychiatrische Erkrankung	NA oder P-Amb	NA oder P-Amb	NA oder P-Amb
Rückenschmerz	NA	NA	Amb oder KV-Amb
Schreiendes Baby	NA	NA	Amb oder KV-Amb
Schwangerschaftsproblem	NA oder G-Amb	NA oder G-Amb	Amb/KV-Amb oder G-Amb
Schweres Trauma	NA	NA	
Selbstverletzung	NA	NA oder P-Amb	P-Amb
Sexuell erworbene Infektion	NA	Prüfe Amb oder KV-Amb	Amb oder KV-Amb
Stürze	NA	NA	Amb oder KV-Amb
Thoraxschmerz	NA	Erwäge Amb oder KV-Amb	Amb oder KV-Amb
Überdosierung und Vergiftung	NA	NA	Erwäge Amb oder KV-Amb

aktuelle Aus-/Belastung des Service, dem ausgewählten Indikator und unter Umständen den Wünschen des Patienten oder seinen Möglichkeiten, diesen Versorgungsort zu erreichen. Daher muss für diese Tabelle außerdem noch bestimmt werden, welches Transportmittel mit der Eingruppierung unter der gegebenen lokalen Situation assoziiert sein muss.

Die Erfahrung hat gezeigt, dass die Ersteinschätzung akkurat sein muss (und durch ein Audit überprüft), wenn sie benutzt werden soll, um Versorgungsort und -form des Patienten zu bestimmen.

5 Zeit bis zur Behandlung

Die Zeit bis zur persönlichen Behandlung (von Angesicht zu Angesicht) wird von vielen verschiedenen Umständen bestimmt, dazu gehören beispielsweise die Zahl der Notaufnahmen oder örtliche Zeit- und Zielvorgaben und lässt sich nicht pauschal festsetzen.

Dabei ist es klar, dass „Sofort“ in jedem Fall die unter den gegebenen Umständen schnellstmögliche Versorgung in einer entsprechenden Notaufnahme erfordert. Dabei ist es bei solchen Fällen mittlerweile üblich, dass der Disponent solange den telefonischen Kontakt mit dem Anrufer aufrechterhält, bis die alarmierte Unterstützung vor Ort eintrifft.

Kapitel 5 – Sicherung der Qualität bei der telefonischen Ersteinschätzung

Einleitung

Die Ersteinschätzung am Telefon trägt ein größeres Risiko in sich als die Ersteinschätzung beim präsenten Patienten in der Notaufnahme. Der Anwender des Systems hat keine anderen Hinweise als die, die er dem Gespräch mit dem Anrufer am anderen Ende der Leitung entnehmen und absichern kann – und das mag der Patient sein oder eine dritte Person. Es ist daher absolut entscheidend, dass alle Mitglieder des Teams, die eine solche Ersteinschätzung durchführen sollen, angemessen geschult und auf ihre Kompetenz beurteilt sind und dass ein kontinuierliches Audit durchgeführt wird, damit sowohl die Anwender als auch die Leitstelle (Notrufzentrale, Telefonzentrale, ...) insgesamt sicher und effektiv arbeiten. Alle Prozeduren und Prozesse in der Institution, die die Telefoneinschätzung durchführt, sollten noch vor der Einführung der telefonischen Einschätzung als Standard Operating Procedures (SOP)/Leitlinie/Verfahrensanweisung niedergeschrieben werden, um sicherzustellen, dass alle Verfahrensschritte erkannt und geprüft wurden. Als die Manchester Triage Group auf ihrem allerersten Treffen im November 1994 ihre Ziele formulierte, erkannte sie bereits den Bedarf an einer zuverlässigen Auditierungsmethode für die Ersteinschätzung. Der Grund hierfür war ganz einfach, dass das MTS entwickelt wurde, um ungerechtfertigte Abweichungen im Ersteinschätzungsprozess zu reduzieren und diese Reduktion kann nur durch ein Audit gesichert werden. Audit, zumindest in dem vorliegenden Kontext, ist eine Prozedur des Qualitätsmanagements; da Ersteinschätzung ein wichtiger Eckpfeiler des klinischen Risikomanagements ist, kann ein Scheitern bei der Sicherung der Qualität der Ersteinschätzung ernsthafte Konsequenzen haben.

Glücklicherweise ist die Manchester-Triage-Methode in ihrer Telefonvariante genauso gut auditierbar wie in seiner Notaufnahmevariante. Die Schrittfolge Präsentation – Indikator – Dringlichkeitsstufe (der Prozess), durch die der Anwender zu seiner Schlussfolgerung kommt, ist im Rahmen einer Überprüfung gut dokumentierbar und durch einen geschulten Auditor gut auf Genauigkeit prüfbar. Die telefonische Ersteinschätzung ist oft getrieben von der Notwendigkeit, den Ressourceneinsatz effektiv zu priorisieren. Die Kliniker werden dabei möglicherweise eher auf die Vermeidung der Nutzung (knapper) Notaufnahmeressourcen als auf die klinische Qualität achten.

1 Angemessene Schulung

Alle Anwender müssen auf ihre Kompetenz in Theorie genauso wie in Praxis geprüft werden und bevor sie eigenverantwortlich Telefonate in einer Leitstelle entgegennehmen, sollten sie eine Zeitlang von einem erfahrenen Disponenten begleitet werden.

2 Audit Methode

Da die Genauigkeit des einzelnen Einschätzers die Grundlage des gesamten Qualitätsanspruchs bildet, wäre das zuverlässigste Auditierungsinstrument eine kontinuierliche Prüfung des Einschätzenden auf seine Genauigkeit (in Verbindung mit Reflektionen des Handelns und – sofern nötig – zusätzlichen Schulungen, um die Qualität zu verbessern). Die im Folgenden dargestellte Audit-Methode stellt eine Prüfung der Einschätzungsaktivitäten jedes einzelnen Einschätzers dar und ist so angelegt, dass sowohl die Genauigkeit in der Einhaltung des MTS-Standards wie auch die Protokollierungs- und Dokumentationsqualität geprüft werden.

- Alle Ersteinschätzer werden erfasst.
- Alle Ersteinschätzungen werden erfasst.
- Allen Ersteinschätzung kann ein Einschätzer zugeordnet werden.
- 2 % der durchgeführten Einschätzungen jedes Einschätzers (aber mindestens 10 Einschätzungen) werden nach dem Zufallsprinzip ausgewählt.
- Die Einschätzungen werden von einem Auditor (mindestens aber einer besonders erfahrenen Einschätzungskraft) überprüft.
- Die Vollständigkeit der Einschätzungen wird prozentual dargestellt.
- Die Genauigkeit der Einschätzungen wird prozentual dargestellt.
- Die Zahl unvollständiger Dokumentationen wird dem jeweiligen Einschätzer mitgeteilt.
- Die eigene Gesamtgenauigkeit wird dem jeweiligen Einschätzer mitgeteilt.
- Alle Gründe für die festgestellte Ungenauigkeit einer Ersteinschätzung werden dem Einschätzer mitgeteilt.

Um die Richtigkeit des Audits sicherzustellen, werden 10 % der geprüften Einschätzungen unabhängig von einem zweiten Auditor (hilfsweise einem zweiten erfahrenen Einschätzer) gegengeprüft. Unterschiedliche Ergebnisse werden in gemeinsamer Besprechung geklärt. Ein kontinuierliches Audit kann viel Zeit kosten, stellt aber ein

Tabelle 5.1: Auditkriterien

Kriterien	Ja	Nein	Kommentar
Korrekter Anwendung des Präsentationsdiagramms			Dokumentieren wie aus der Dokumentation der Erstein-schätzung erkennbar
Korrekte Anwendung des speziellen Indikators			
Korrekte Zuweisung Behandlungsort/-pfad			
Behandlungsort dem Patienten mitgeteilt			
Korrekte Ratschläge gegeben			

ausgezeichnetes Mittel dar, um die Standards der Ersteinschätzung und der Entscheidungsfindung zu prüfen (siehe **Tabelle 5-1** Auditkriterien).
Wie der Darstellung zu entnehmen ist, werden die Aufzeichnungen der Ersteinschätzung auf zwei Kriterien geprüft: Vollständigkeit und Genauigkeit. Diese Begriffe werden wie folgt definiert.

2.1 Vollständigkeit

Eine Einschätzungsepisode ist dann vollständig, wenn alle Schritte durchgeführt wurden, die für die Schlussfolgerung notwendig sind. Da die MTS-Methode nach der Ausschlussmethode arbeitet (es wird erstmal angenommen, dass jeder Patient die Dringlichkeitsstufe 1 hat, von dort ausgehend werden alle Indikatoren im Ausschlussverfahren abgearbeitet) erfordert dies, dass der Anwender alle Indikatoren der höheren Dringlichkeitsstufen ausgeschlossen hat. Das heißt, dass eine Dokumentation unvollständig ist, wenn bei dem gewählten Präsentationsdiagramm der Indikator Schmerz vorhanden ist, in der Dokumentation aber nichts zum Schmerz dokumentiert wird. Der Patient muss beraten werden, welcher Behandlungsort für ihn ausgewählt wurde und wie dies umgesetzt werden soll (Rettungsmittel ist unterwegs, er soll selbstständig die Notfallpraxis aufsuchen, er soll für morgen einen Termin bei seinem Hausarzt machen, usw.). Zur Vollständigkeit der Dokumentation gehören damit auch die Beratung zum Behandlungsort und zum Vorgehen in der Zwischenzeit und die Dokumentation dessen (ggf. auch durch zusätzliche Aufzeichnung des Telefonats).

2.2 Genauigkeit

Eine Ersteinschätzungsepisode gilt als genau, wenn sowohl das ausgewählte Präsentationsdiagramm wie der ausgewählte Indikator geeignet sind und die richtige Dringlichkeitsstufe ausgewiesen ist. Dabei ist es wichtig zu beachten, dass es mehrere geeignete Alternativen geben kann (in der Tat ist das gesamte System ja so aufgebaut, dass diese

Möglichkeit besteht). Daher sollte das Audit von jemandem durchgeführt werden, der über genügend Erfahrung in Ersteinschätzung verfügt, um diese Alternativen beurteilen zu können.

2.3 Zielwerte

0 % unvollständige Ersteinschätzungsepisoden
95 % Genauigkeit
95 % Übereinstimmung zwischen den Auditoren

3 Auswirkungen auf die Praxis

Ein Audit wird verschiedene zusätzliche Auswirkungen auf den Ersteinschätzungsprozess haben. Es ist nicht möglich, ein Audit ohne eine genaue Dokumentation und ggf. Aufzeichnung des Telefonats der Ersteinschätzung (am besten beides) durchzuführen, Defizite in der Dokumentationsqualität fallen sofort auf. Regelmäßige Rückmeldungen werden diese Einschätzungen verbessern. Die Erfahrung zeigt, dass dies ein frühzeitiger „Gewinn“ aus dem Audit ist.

3.1 Kollegiales Audit

Das Audit kann ein besonders leistungsfähiges Instrument sein, wenn es auf kollegialer Ebene durchgeführt wird (durchaus leistungsfähiger als bei der Durchführung von Leitungskräften). Ein kollegiales Audit wird eher offene Diskussionen und ein reflektierendes Lernen erlauben, beide sollten integraler Teil des Audits der Ersteinschätzung sein.

3.2 Systematische Nachuntersuchung

Für die telefonische Ersteinschätzung ist es auch wichtig, was aus dem Patienten geworden ist, nachdem der Disponent das Telefonat abgeschlossen hat. Daher muss eine Nachbefragung der Patienten erfolgen.

Für die Anfangsphase der Einführung schlägt die Manchester Triage Gruppe das folgende Vorgehen vor:

- 10 % aller Patienten, die in die Kategorie „Sofort" eingruppiert wurden, sollen nachverfolgt werden, die Ersteinschätzung im Krankenhaus mit dem Ergebnis der telefonischen Einschätzung abgeglichen werden
- 10 % aller „Zeitnah" oder „Später"-Einschätzungen sollen nachverfolgt werden, ihre Einschätzung am Telefon mit der Einschätzung am Versorgungsort verglichen werden oder auf der Basis ihrer Angaben eine klinische Ersteinschätzung simuliert werden.
- 100 % aller „Beratung"-Patienten sollten einige Tage später angerufen werden, um die Korrektheit der Entscheidung und Beratung zu prüfen

Dieses Vorgehen sollte Teil des Einführungsprozesses sein. Sobald die Telefoneinschätzung erfolgreich etabliert ist, kann das Ausmaß des Audits lokal festgelegt werden. Die vorgeschlagenen Prozentsätze für das individuelle Audit können sich auch als problematisch erweisen, wenn die Telefoneinschätzung für das gesamte Gesundheitssystem durchgeführt wird, vor Ort aber davon abgewichen wird. Es muss jedoch daran gedacht werden, dass diese Nachuntersuchung der Telefoneinschätzung von vitaler Bedeutung ist, um sicherzustellen, dass die Entscheidungen sicher sind, gerade dann, wenn die Entscheidung dafür fällt, den Patienten nur zu „beraten".

Kapitel 6 – Rechtliche Aspekte der telefonischen Einschätzung

Peter Lemke, Jurist, Dozent im Gesundheitswesen

Es ist eine zentrale Aufgabe des Gesundheitswesens, die erkrankten Menschen gemäß ihres individuellen Krankheitszustandes einer zeitnahen fachgerechten ärztlichen Behandlung zuzuführen. In Notaufnahmen erfolgt das aufgrund des Beschlusses des Gemeinsamen Bundesausschusses (G-BA) durch **ein strukturiertes und validiertes System zur Behandlungspriorisierung bei der Erstaufnahme von Notfallpatienten.** Das führende System in den Notaufnahmen in Deutschland ist das **Manchester-Triage-System.** Da fast alle Notaufnahmen in Deutschland vor dem Problem stetig steigender Patientenzahlen mit zum Teil längeren Wartezeiten stehen und nicht jeder neu ankommende Patient aufgrund des großen Andrangs zeitnah nach seinem Erscheinen dem Arzt zur Behandlung zugeführt werden kann, erweist es sich als notwendig, durch qualifiziert geschulte nichtärztliche Mitarbeiter die Behandlungsdringlichkeit eines jeden in der Notaufnahme ankommenden Patienten festzustellen, um eine Behandlung nach Dringlichkeit zu gewährleisten und um dann im Rahmen der Behandlung das Erfordernis seiner stationären Aufnahme festzustellen oder aber ihn nach ambulanter Versorgung zu entlassen.

In den vergangenen 20 Jahren haben sich vielfältige Veränderungen in der Versorgung erkrankter Menschen ergeben. Immer deutlicher traten Schwachstellen zutage: fehlende Hausärzte gerade im ländlichen Bereich, lange Wartezeiten bei Facharztterminen, lückenhafte Organisation der ambulanten Notfallversorgung bzw. fehlende Informationen über deren Tätigkeit, Zunahme der Selbsteinweiser nach vorherigem Überprüfen der Krankheitssymptome im Internet, zunehmendes Unvermögen des Patienten, seine eigenen gesundheitlichen Probleme richtig einzuschätzen. Immer häufiger suchen erkrankte Menschen mit „selbst eingeschätzter Dringlichkeit" die Notaufnahmen in Krankenhäusern auf, obwohl ihre Behandlung fach- und sachgerecht vom Hausarzt oder vom Facharzt erfolgen könnte, da objektiv die Dringlichkeit für eine umgehende Versorgung in einer Notaufnahme nicht gegeben ist. Schätzungen gehen davon aus, dass es bis zu 50 % der Patienten betrifft, die die Notaufnahmen aufsuchen. In vielen Gutachten hat man sich mit der Notfallversorgung in Deutschland auseinandergesetzt und unterschiedlichste Lösungsansätze entwickelt.

Diese Problemlage betrifft nicht nur Deutschland. Daher hat man sich insbesondere in Großbritannien, in den skandinavischen Ländern, in den Niederlanden und in der Schweiz mit der Möglichkeit einer telefonischen Beratung bis hin zu einer telefonischen Ersteinschätzung der Dringlichkeit der Behandlung auseinandergesetzt, um den einzelnen Patienten in die für ihn mit seiner Gesundheitsstörung zutreffende Versorgungseinrichtung zu steuern. Die Möglichkeit der Telefon-Triage mit einer Patientensteuerung hängt im jeweiligen Land dabei von den insgesamt bestehenden Versorgungsstrukturen und den rechtlichen Rahmenbedingungen ab.

Durch das in Deutschland bis zum Deutschen Ärztetag im Mai 2018 bestehende Fernbehandlungsverbot waren Ärzte in ihren Möglichkeiten zur Versorgung von Patienten stark eingeschränkt. Nach der Muster-Berufsordnung für die in Deutschland tätigen Ärztinnen und Ärzte (in der Fassung der Beschlüsse des 121. Deutschen Ärztetages 2018 in Erfurt) gelten ausweislich § 7 Abs. 4 nunmehr:

Ärztinnen und Ärzte beraten und behandeln Patientinnen und Patienten im persönlichen Kontakt. Sie können dabei Kommunikationsmedien unterstützend einsetzen. Eine ausschließliche Beratung oder Behandlung über Kommunikationsmedien ist im Einzelfall erlaubt, wenn dies ärztlich vertretbar ist und die erforderliche ärztliche Sorgfalt insbesondere durch die Art und Weise der Befunderhebung, Beratung, Behandlung sowie Dokumentation gewahrt wird und die Patientin oder der Patient auch über die Besonderheiten der ausschließlichen Beratung und Behandlung über Kommunikationsmedien aufgeklärt wird.

Es ist jetzt Aufgabe der Landesärztekammern, diese neue Regelung in ihre jeweiligen Berufsordnungen zu übernehmen. Nach Baden-Württemberg und Schleswig-Holstein erlauben auch Bayern, Berlin, Bremen, Hessen, Nordrhein, Rheinland-Pfalz, Sachsen, Sachsen-Anhalt und Thüringen dem Arzt künftig die Beratung/Behandlung über Telefon oder Internet, ohne den Patienten vorher jemals kennengelernt zu haben. Haftungsrechtliche Fragen, die damit verbunden sind, sind jedoch noch weitgehend ungeklärt.

1 Einsatzbereiche Telefon-Triage

Durch die Aufhebung des Fernbehandlungsverbots ist ein wesentliches Hemmnis für den Einsatz von Telefon und Internet in der Patientenversorgung entfallen. Üblich waren schon immer die telefonische Beratung der Patienten durch ihren langjährigen Hausarzt, das Hausnotrufsystem oder die Arbeit der Rettungsleitstellen. Diese Telefonate hatten nicht immer die erforderlichen Strukturen, so dass es zu Gerichtsurteilen zulasten der Einrichtungsträger aber auch von Mitarbeitern in Rettungsleitstellen oder im Hausnotrufsystem kam[2].

Die strukturierte Telefon-Triage bietet sich in Deutschland für verschiedene Sachverhalte an, bei dem es nicht nur um eine Dringlichkeitseinschätzung sondern auch um den Ort der Versorgung geht: der Anruf in der Notaufnahme eines Krankenhauses, der Anruf bei einer Leitstelle im Rettungsdienst mit der Telefonnummer 112, der Anruf beim ärztlichen Bereitschaftsdienst mit der Telefonnummer 116117 und der Anruf in der Arztpraxis. Durch die standardisierte Einschätzung der Behandlungsdringlichkeit kann der Patient in die für ihn richtige Versorgungsebene eingewiesen werden und damit eine Entlastung der Notaufnahmen erfolgen. Gleichzeitig kann die jederzeitige telefonische Erreichbarkeit medizinischer Fachkompetenz dem unsicheren Anrufer ein Gefühl der Sicherheit vermitteln und Fehlhandlungen (wie z. B. bei Verbrennungen) im häuslichen Bereich verhindern.

Dabei ist jedoch zu beachten, dass letztendlich in der Vielzahl der Fälle gerade bei Anrufen in der Notaufnahme eines Krankenhauses oder in der Arztpraxis nur eine *Empfehlung* ausgesprochen werden kann. Die Empfehlung kann sich auf Selbstbehandlung richten, auf das Aufsuchen des Hausarztes innerhalb eines definierten Zeitraums von Tagen, auf das Aufsuchen des Hausarztes innerhalb von definierten Stunden, auf die Kontaktaufnahme mit dem ärztlichen Bereitschaftsdienst oder auf das sofortige Aufsuchen einer Notaufnahme. Die Entscheidung verbleibt dann beim Anrufer, ob er der Empfehlung folgt oder sich unabhängig von der Empfehlung in die Notaufnahme eines Krankenhauses begibt.

Demgegenüber wird der Anruf bei einer Leitstelle oder beim ärztlichen Bereitschaftsdienst in vielen Fällen eine konkrete *Entscheidung* mit einem sich daran anschließenden Einsatz zur Folge haben wie dem sofortigen ärztlichen Hausbesuch, dem Einsatz des Rettungswagens oder sogar dem Einsatz des Notarztwagens.

2 Risikofaktoren einer Telefon-Triage

Um die Risiken einer Telefon-Triage möglichst gering zu halten, ist es erforderlich, sehr erfahrene Mitarbeiter (i. d. R. Mitarbeiter mit langjähriger Erfahrung im Bereich der Notfallversorgung) nach umfassender Schulung im Ersteinschätzungssystem und in Gesprächsführung einzusetzen. In der Arztpraxis wird es die erfahrene Medizinische Fachangestellte sein. Da der Patient nicht als Person dem Mitarbeiter gegen-

2 siehe BGH, Urteil vom 11.05.2017 zum „Hausnotrufvertrag“ in VersR 2017, 1024 siehe KG Berlin, Beschluss vom 20.03.2017 AZ. 20 U 147/16 zum „fehlerhaften rettungsdienstlichen Einsatz“ in der Entscheidungsdatenbank Berlin-Brandenburg

übersteht, der die Dringlichkeit der Behandlung einschätzen soll, fehlt es an der Möglichkeit der Überprüfung der vom Anrufer getätigten Angaben. Umso wichtiger ist ein klar gegliederter Gesprächsablauf auf der Grundlage einer strukturierten ausreichenden Datenerhebung.

Die Vielzahl der Risikofaktoren bei der Telefon-Triage wie sehr junges oder sehr hohes Alter des Anrufers, geringes Sprachverständnis aufgrund hirnorganischer Veränderungen, nicht ausreichende Beherrschung der deutschen Sprache, eingeschränkte Hörfähigkeit, Probleme bei der Artikulationsfähigkeit, keine Identität des Anrufers (z.B. Angehöriger) mit dem Patienten oder eingeschränkte kognitive Fähigkeiten erfordert ein bereits umfassend in der Notfallversorgung erprobtes System zur sicheren Feststellung der Dringlichkeit der Behandlung. MTS stellt ein solches System dar, für das bereits eine große Zahl an qualifizierten nichtärztlichen Mitarbeitern geschult worden ist. Die Telefon-Triage darf nicht deshalb zum Risiko für den Anrufer werden, weil ein noch nicht erprobtes System zur Ersteinschätzung verwendet wird. Zur Vermeidung von Missverständnissen sollte zudem im gesamten Gesundheitssystem ein einheitliches System zur Einschätzung der Dringlichkeit und zur Steuerung der Versorgung verwendet werden.

Nicht auszuschließen sind verbale oder inhaltliche Missverständnisse auch bedingt durch die Erkrankung oder dadurch, dass nicht der Patient der Anrufer ist, sondern eine dritte Person, die dann die Kommunikation mit dem Patienten führt. Es fehlt an einer Kontrollmöglichkeit, ob der Anrufer die ihm erteilten Informationen verstanden hat.

3 Die Vorgaben aus dem Sozialgesetzbuch V (Gesetzliche Krankenversicherung)

Mit dem Gesundheitsreformgesetz aus dem Dezember 1999 ist im Sozialgesetzbuch V der § 135 a komplett neu gefasst worden. Der § 135 a Abs. 1 SGB V hat folgenden Wortlaut:

Die Leistungserbringer sind zur Sicherung und Weiterentwicklung der Qualität der von ihnen erbrachten Leistungen verpflichtet. Die Leistungen müssen dem jeweiligen Stand der wissenschaftlichen Erkenntnisse entsprechen und in der fachlich gebotenen Qualität erbracht werden.

Die Zusammenarbeit verschiedener Berufsgruppen erfordert klare Strukturen, aus denen die nichtärztlichen Mitarbeiter ersehen können, welche Aufgaben ihnen gerade im Erstkontakt mit erkrankten Menschen in Vorbereitung der nachfolgenden ärztlichen Behandlung obliegen und wie diese Aufgaben fachlich auf hohem Qualitätsniveau auszuführen sind. Die folgenden Ausführungen werden aufzeigen, dass die

Ersteinschätzung nach dem Manchester-Triage-System dabei eine solche Struktur darstellt, die den heutigen rechtlichen und fachlichen Erfordernissen entspricht und eine eindeutige Aufgabenzuweisung an das nichtärztliche Personal im Rahmen einer Telefon-Triage beinhaltet.

Die verbindlichen Vorgaben zur Feststellung der Behandlungsdringlichkeit müssen den rechtlichen Rahmenbedingungen entsprechen. Indem festgelegt wird, anhand welcher Kriterien die Behandlungsdringlichkeit wie festgestellt wird, über welche Qualifikation der diese Tätigkeit übernehmende Mitarbeiter dafür verfügen muss und in welcher Weise die gewonnenen Parameter und Erkenntnisse dauerhaft durch ein den Bedürfnissen ausgerichtetes Dokumentationssystem (Papier oder elektronisch) gesichert werden, erfüllt ein Träger die rechtlichen Vorgaben, die mit der Telefon-Triage verbunden sind. **Gleichzeitig muss durch den Träger festgelegt werden, welche Empfehlung dem Anrufer unter welchen Voraussetzungen gegeben wird bzw. welche Maßnahme zu veranlassen ist.**

Nach der Rechtsprechung des Bundesgerichtshofes können Qualitätsmängel zur zivilrechtlichen Haftung des Einrichtungsträgers wegen Organisationsverschulden führen. Die Regeln zur Beweislast bei Organisationsfehlern bedeuten eine erhebliche Risikoerhöhung für den Einrichtungsträger. Nach der Rechtsprechung gehören die Organisationspflichten zu einem Bereich, der vom Träger her voll beherrschbar ist, da er alle erforderlichen Maßnahmen gewährleisten kann, um alle erkennbaren Risiken so weit wie möglich zu minimieren. Die schuldhafte Verletzung dieses Pflichtenkreises kann bei entsprechender Darlegung für einen Geschädigten zu Beweiserleichterungen führen; es kann sogar zu einer Beweislastumkehr zulasten des Einrichtungsträgers kommen.[3]

Zu dieser Organisationspflicht gehören u.a. die Einführung erforderlicher Verfahrensregelungen, die Bereitstellung von genügend und hinreichend qualifiziertem Personal[4], die fach- und sachgerechte Dokumentation aller erhobenen notwendigen Informationen, die Fort- und Weiterbildung des Personals, die Gestaltung der Arbeitsabläufe zur Sicherstellung einer qualitativ guten Patientenversorgung.

Durch verbindliche Vorgaben werden alle Mitarbeiter verpflichtet, auf dem vorgegebenen und damit für alle gleich hohen Niveau ihre Arbeitsleistungen zu erbringen. Gleichzeitig signalisiert damit der Einrichtungsträger den Mitarbeitern, dass bei Einhaltung der Vorgaben dieses Arbeiten den Anforderungen an die erforderlichen Sorgfaltspflichten entspricht. Stellen sich nachträglich im Rahmen eines gerichtlichen Verfahrens verbindliche Vorgaben des Einrichtungsträgers als rechtlich fehlerhaft dar, so trifft den Träger das haftungsrechtliche Risiko unter dem Gesichtspunkt „Organisationsverschulden".

3 Sträßner, H., S. 276 am Beispiel „Personaleinsatz" u. „fehlende Weisungen"

4 Sträßner, H., S. 146

Eine von einem Einrichtungsträger verbindlich eingeführte Verfahrensregelung zur Tätigkeit der nichtärztlichen Mitarbeiter bei der telefonischen Ersteinschätzung nach MTS bringt den dort tätigen Mitarbeitern somit ein hohes Maß an Sicherheit in haftungsrechtlicher Hinsicht. Gleichzeitig ermöglicht eine verbindliche Vorgabe die strukturierte Einarbeitung neuer Mitarbeiter, um sie zügig an das vorhandene Leistungsniveau der dort bereits tätigen Mitarbeiter heranzuführen. Für die verantwortliche Leitung der Telefon-Triage wird transparent, ob der einzelne Mitarbeiter das erforderliche Leitungsprofil hat oder ob aktuell ergänzende Schulungen betriebsintern zu erfolgen haben.

4 Die Vorgaben des Arbeitsrechts

Neben den verbindlichen Vorgaben des Sozialgesetzbuches V muss ein Einrichtungsträger auch seinen rechtlichen Verpflichtungen gegenüber den bei ihm angestellten Mitarbeitern aufgrund der gesetzlichen Bestimmungen des Arbeitsrechts nachkommen. Unter dem Gesichtspunkt der Fürsorgepflicht muss er für die Mitarbeiter angemessene Rahmenbedingungen schaffen, die es diesen ermöglichen, ihre Arbeitsleistungen fachlich einwandfrei zu erbringen. Der Einrichtungsträger muss als Arbeitgeber nicht nur alle Arbeitnehmerschutzbestimmungen wie die Unfallverhütungsvorschriften oder das Arbeitszeitgesetz beachten, sondern im Rahmen seiner Organisationsverantwortung auch

- klare Strukturen schaffen
- festlegen, welcher Mitarbeiter welche Aufgaben und welche Kompetenzen hat
- die erforderlichen verbindlichen Anweisungen für Mitarbeiter erlassen wie Dienstanweisungen
- die anzuwendenden Standards oder Richtlinien festlegen
- die Zusammenarbeit zwischen ärztlichem und pflegerischem Dienst regeln
- eine klar strukturierte Einarbeitung für neue Mitarbeiter schaffen
- seine Mitarbeiter fort- und weiterbilden, auch im Sinne einer Erhaltungsqualifizierung.

Dabei darf ein Mitarbeiter aber nicht verkennen, dass er selbst verpflichtet ist, sich in eigener Verantwortung die neuesten gesicherten Erkenntnisse für seinen Arbeitsbereich anzueignen. Diese Verpflichtung betonen ausdrücklich bereits bestehende Berufsordnungen für Pflegekräfte, so z. B. in Hamburg.

Das Tätigkeitsfeld eines Mitarbeiters wird neben den durch die Ausbildung erworbenen Kenntnissen ganz entscheidend auch durch die im Rahmen der Berufsausübung zusätzlich erworbenen Fähigkeiten und Qualifikationen, die Fort- und Weiterbildungen, die internen Schulungen, die Qualität der erfolgten Einarbeitung und vieles mehr bestimmt. Unter Berücksichtigung aller Aspekte kann man daher folgende Aussage treffen:

Der qualifizierte Mitarbeiter zeichnet sich aus durch präsentes Wissen aller für die Berufsausübung wichtigen gesetzlichen Bestimmungen und aller hausinternen Dienstanweisungen, Vorgaben, Standards und sonstigen Vorgaben. Er erbringt seine Arbeitsleistungen auf einen hohen fachlichen Wissensstand unter Beachtung der im Verkehr erforderlichen Sorgfalt, indem er mit dem Anrufer sorgfältig kommuniziert, ihn informiert, die Behandlungsdringlichkeit qualifiziert einschätzt und dem Anrufer eine klare Empfehlung gibt. Gleichzeitig beachtet er die Dokumentationspflicht.

Überträgt man diese grundsätzlichen Aussagen auf die Tätigkeit von Mitarbeitern bei der Telefon-Triage, so führt das zu folgenden regelungsbedürftigen Punkten, um eine stets gleichbleibende Qualität zu erlangen:

- die von den qualifizierten Mitarbeitern auszuführenden Tätigkeiten sind umfassend festzulegen
- für den Erstkontakt ist festzulegen, welche Informationen von jedem Patienten erhoben werden (soweit möglich)
- die sich daraus ergebende Behandlungsdringlichkeit ist zu definieren
- der Inhalt der dem Anrufer zu übermittelten Information/Empfehlung ist standardisieren
- die Informationen und ermittelten Werte einschließlich der bestimmten Behandlungsdringlichkeit sind zu dokumentieren.

Die Ersteinschätzung durch die Manchester-Telefon-Triage erfüllt dieses Anforderungsprofil. Sie regelt im erforderlichen Umfang den telefonischen Erstkontakt mit dem Anrufer auf der Grundlage einer überschaubaren Anzahl von zu ermittelnden Informationen und Werten, die gleichzeitig ausreichend, aber hinreichend aussagekräftig sind, ohne dass der nichtärztliche Mitarbeiter dabei eine allein den Ärzten vorbehaltene Diagnosestellung vornimmt. Jeder Mitarbeiter muss wissen, dass er in Problemsituationen, bei nicht eindeutigen Feststellungen zur Dringlichkeit oder bei eigenen Bedenken hinsichtlich der Patientensituation sofort einen zuständigen Arzt zu unterrichten hat. Dann obliegt dem jeweiligen Arzt die Entscheidung über das weitere Vorgehen bzw. das Veranlassen von Maßnahmen wie eigenes Handeln.

Durch eine strukturierte Ersteinschätzung wird erreicht, dass die Entscheidung über die Behandlungsdringlichkeit durch den Mitarbeiter nicht „aus dem Bauch heraus anhand ihrer Erfahrungen" erfolgt, sondern jeder einzelne Mitarbeiter anhand klarer und aussagekräftiger Kriterien jeden Patienten einheitlich in sich stets wiederholender Weise hinsichtlich der Behandlungsdringlichkeit bewertet.

Die Übertragung von Aufgaben kann sowohl innerhalb der Berufsgruppe der nichtärztlichen Mitarbeiter erfolgen als auch vom Arzt auf einen nichtärztlichen Mitarbeiter. Dabei spielen die Begriffe **Anordnungsverantwortung** und **Durchführungsverantwortung** eine erhebliche Rolle.[5] Übernimmt der einzelne Mitarbeiter einen ihm erteilten Auftrag, so muss er sich zunächst überprüfen, ob er den Inhalt des Auftrages verstanden hat und die auszuführende Tätigkeit im gesamten Umfang in Theorie und Praxis sicher beherrscht. Führt der Mitarbeiter einen Auftrag durch, obwohl er sich selbst zur Ausführung nicht in der Lage sieht, ohne dass er dieses aber dem Anordnenden mitteilt, so haftet der Mitarbeiter bei einem von ihm verursachten Schaden aus **sog. Übernahmeverschulden**. Übernimmt man also eine Tätigkeit, die man noch nicht sicher beherrscht oder die man aus zum fraglichen Zeitpunkt vorhandenen Gründen nicht ausführen kann, so muss man den Anordnenden hiervon unterrichten und die übertragene Tätigkeit an diesen zurückgeben.

Der Anordnende muss sich immer wieder im Hinblick auf die von ihm zu verantwortende Organisation Gedanken darüber machen, welchen Mitarbeiter er wie einsetzt und mit welchen Aufgaben betraut. Bei stets sorgfältigen und gewissenhaften examinierten Mitarbeitern ist dieses unproblematisch. Weisen jedoch einzelne, auch examinierte Mitarbeiter Mängel auf oder handelt es sich um nicht examiniertes Personal wie Arzthelfer/innen, Medizinische Fachangestellte, Rettungsassistenten, Notfallsanitäter, Altenpflegekräfte oder Operationstechnische Assistenten, so muss sehr genau überlegt werden, welche Tätigkeiten auf den jeweiligen Mitarbeiter übertragen werden können. Da die einzelnen Ausbildungen in den verschiedenen Fachberufen des Gesundheitswesens sehr unterschiedliche Inhalte aufweisen, muss man entscheidend ist die materielle Qualifikation des Mitarbeiters, also sein konkretes Wissen und Können abstellen. Entscheidend kommt auf es auf die vorhandenen Kenntnisse und Fähigkeiten und die erfolgreich absolvierten Schulungen an. Da in der Notfallversorgung häufig neben examinierten Pflegekräften auch andere Berufsgruppen eingesetzt werden, hat der Einrichtungsträger eine Entscheidung darüber zu treffen, in welchem Umfang und für welche Tätigkeiten er diese anderen Berufsgruppen eingesetzt.

5 Dokumentation

Es gibt bei der Versorgung von Patienten keinen dokumentationsfreien Bereich. Die Dokumentation ist eine vertraglich begründete Pflicht im Rahmen des Dienstvertrages unter Berücksichtigung der Bestimmungen im Bürgerlichen Gesetzbuch. § 630f Abs. 1 und 2 BGB befasst sich mit der Dokumentation der Behandlung:

5 Sträßner, H., S. 199 ff. mit einer ausführlichen Darstellung

(1) Der Behandelnde ist verpflichtet, zum Zweck der Dokumentation in unmittelbarem zeitlichem Zusammenhang mit der Behandlung eine Patientenakte in Papierform oder elektronisch zu führen. Berichtigungen und Änderungen von Eintragungen in der Patientenakte sind nur zulässig, wenn neben dem ursprünglichen Inhalt erkennbar bleibt, wann sie vorgenommen worden sind. Dies ist auch für elektronisch geführte Patientenakten sicherzustellen.
(2) Der Behandelnde ist verpflichtet, in der Patientenakte sämtliche aus fachlicher Sicht für die derzeitige und künftige Behandlung wesentlichen Maßnahmen und deren Ergebnisse aufzuzeichnen, insbesondere die Anamnese, Diagnosen, Untersuchungen, Untersuchungsergebnisse, Befunde, Therapien und ihre Wirkungen, Eingriffe und ihre Wirkungen, Einwilligungen und Aufklärungen. Arztbriefe sind in die Patientenakte aufzunehmen.

Entsprechend dieser Rechtsnorm muss jeder Träger auch für die Telefon-Triage gewährleisten, dass ein den gesetzlichen Anforderungen entsprechendes Dokumentationssystem vorhanden ist, mit dem die gesamten Informationen aus dem Telefonkontakt mit dem Anrufer bis zur Empfehlung zur weiteren Versorgung/zu den veranlassten Maßnahmen erfasst werden. Bei Beschwerden, aber auch bei rechtlichen Auseinandersetzungen ist die Dokumentation ein unerlässliches Beweismittel.

Die Organisation der Dokumentation obliegt der Einrichtungsleitung und dem ärztlichen Leiter gemeinsam. Es ist Aufgabe der Leitungskräfte, für die Einhaltung der Dokumentationsvorgaben unter rechtlichen Anforderungen Sorge zu tragen. Werden Defizite oder Verstöße festgestellt, so muss die Leitung im Wege der Mitarbeiterbesprechung dieses aktuell erörtern und die Mitarbeiter mit entsprechender Unterweisung auffordern und anhalten, den hausinternen Vorgaben und den gesetzlichen Bestimmungen Rechnung zu tragen.

Grundsätzlich gilt, dass das, was dokumentiert wird, auch als so geschehen/gemacht anzusehen ist. Im Umkehrschluss wird gefolgert, dass das, was nicht dokumentiert wurde, aber hätte dokumentiert werden müssen, auch nicht geschehen ist bzw. nicht gemacht wurde.

Dieser in der Rechtsprechung entwickelte Grundsatz hat Eingang gefunden in die neuen gesetzlichen Bestimmungen im BGB. § 630 h Abs. 3 BGB bestimmt, dass, wenn der Behandelnde eine medizinisch gebotene wesentliche Maßnahme und ihr Ergebnis entgegen § 630f Abs. 1 oder Abs. 2 nicht in der Patientenakte aufgezeichnet oder hat er die Patientenakte entgegen § 630f Abs. 3 nicht aufbewahrt, vermutet wird, dass er diese Maßnahme nicht getroffen hat.

Es liegt daher im eigenen Interesse aller Mitarbeiter, die Dokumentation mit allergrößter Sorgfalt und Präzision auszuführen. Die Dokumentation hat in jedem Fall sofort zu erfolgen und kann in Ausnahmesituationen zeitnah durchgeführt werden. Sie sollte für jeden Patienten erstellt werden, der im Rahmen der Telefon-Triage um Hilfe nachgesucht hat.

Bei der Telefon-Triage erscheint es sinnvoll und notwendig zu sein, eine Gesprächsaufzeichnung vorzunehmen, so dass dafür vorab eine Genehmigung des Anrufers einzuholen ist.

6 Sachverständigenrat zur Begutachtung der Entwicklung im Gesundheitswesen

Der Sachverständigenrat hat sich in seinem Gutachten 2018 sehr ausführlich mit der bedarfsgerechten Steuerung der Gesundheitsversorgung auseinandergesetzt.[6] In seinem Gutachten empfiehlt der Sachverständigenrat zur bedarfsgerechten Ausgestaltung der Notfallversorgung u. a.[7]

„**a. die drei Säulen der Notfallversorgung** (ärztlicher Bereitschaftsdienst, Rettungsdienst und Notaufnahme) **besser zu integrieren und die Koordination der Notfallversorgung rund um die Uhr über Integrierte Leitstellen (ILS) zu gewährleisten (siehe Abschnitt 14.4.1). In diesen sollten, möglichst unter einer Rufnummer, sowohl die akuten Notrufe (112) als auch die Anrufe für den ärztlichen Bereitschaftsdienst (116117) zusammenlaufen und dort von erfahrenen Fachkräften, unterstützt durch breit weitergebildete Ärzte, entgegengenommen werden. In den ILS soll eine qualifizierte Ersteinschätzung (Triage) unter Rückgriff auf aktuelle leitliniengestützte Notfallalgorithmen erfolgen und der situativ jeweils beste Versorgungspfad gewählt werden. Dieser Versorgungspfad kann vom Einsatz des Rettungsdienstes über den Hausbesuch eines Bereitschaftsarztes bis hin zur Aktivierung eines Notpflege- oder Palliative-Care-Teams reichen, aber auch den Verweis auf die reguläre vertragsärztliche Versorgung beinhalten. Viele Patientenfragen oder -sorgen sollten durch die telefonische Beratung und Behandlung durch Vertragsärzte geklärt werden;**
b. die Praxen des Kassenärztlichen Bereitschaftsdienstes sukzessive vollständig in interdisziplinären und sektorenübergreifenden, ebenfalls rund um die Uhr erreichbaren Integrierten Notfallzentren (INZs) in Krankenhäusern anzusiedeln (siehe Abschnitt 14.4.2). Gehfähige Patienten mit akutem Behandlungsbedarf können im Anschluss an die qualifizierte telefonische Ersteinschätzung (Triage) von der ILS einen Soforttermin in einem INZ erhalten. In diesen INZs arbeiten niedergelassene Ärzte und Klinikärzte Hand in Hand organisatorisch unter

---

6 www.svr-gesundheit.de
7 Gutachten 2018 Seite 776

einem Dach. Patienten werden im INZ an einem zentralen Tresen empfangen, an dem, koordiniert durch unabhängige Ärztinnen und Ärzte, eine erneute Ersteinschätzung (Triage) nach Schweregrad und Dringlichkeit erfolgt. Je nach individueller Situation werden die Patienten dann von niedergelassenen Ärzten (ambulant) oder von Klinikärzten (ggf. mit stationärer Aufnahme) weiterbehandelt oder auf anderen geeigneten Versorgungspfaden weitergeleitet; ...“

Damit macht sich der Sachverständigenrat zu einem Fürsprecher der Telefon-Triage und weist ihr einen zutreffenden Platz in der Notfallversorgung zu. Aus Sicht des Sachverständigenrats ist die Telefon-Triage ein wesentliches Gestaltungsmittel, um dem jeweiligen Patienten den für seine Gesundheitsstörung richtigen Versorgungsweg zuzuweisen.

7 Abschließende Betrachtung

Die Arbeit der Mitarbeiter im Rahmen der Telefon-Triage wird nicht nur von der hohen fachlichen Kompetenz des einzelnen Mitarbeiters und seiner gesammelten Berufserfahrung geprägt, sondern sehr entscheidend von verbindlichen Vorgaben des Arbeitgebers im Rahmen der ihm als Träger der Einrichtung obliegenden Pflicht zur Sicherung und Weiterentwicklung der Qualität. Der Einrichtungsträger hat zu gewährleisten, dass durch die Mitarbeiter zu jeder Zeit in immer gleicher Weise auf hohem Niveau festgestellt wird, wie sich die Behandlungsdringlichkeit für jeden im Rahmen der Telefon-Triage eingeschätzten Patienten darstellt, damit kein dringender Behandlungsfall einer zu späten ärztlichen Versorgung zugeführt wird. Damit erfüllt der Einrichtungsträger die gesetzlichen Vorgaben gemäß BGB und Sozialgesetzbuch V.

Durch die Durchführung einer strukturierten Ersteinschätzung nach dem Manchester-Triage-System und damit einer standardisierten „Ersteinschätzung“ verwenden die Mitarbeiter ein einheitliches Instrument auf hohem Qualitätsniveau. MTS ermöglicht eine sichere Einschätzung erkrankter Menschen, die in stets gleich hoher Qualität erfolgt und unabhängig davon ist, welcher Mitarbeiter gerade im Dienst ist. Der Erkrankte kann nach seinem individuellen Bedarf der ärztlichen Behandlung zugewiesen werden. Unter Einbindung der in der Notfallversorgung tätigen Ärzte in das Manchester-Triage-System wird zugunsten erkrankter Menschen eine Versorgung auf hohem Niveau im gesamten Versorgungssystem zu jeder Zeit gewährleistet. MTS ermöglicht zudem mit seiner Struktur eine einheitliche Einarbeitung neuer Mitarbeiter gerade bei einer hohen Mitarbeiterfluktuation.

Durch die Verwendung einer für die Ersteinschätzung passenden Dokumentation können alle behandlungsrelevanten Informationen niedergelegt werden, um bei Beschwerden oder bei rechtlichen Auseinandersetzungen die ordnungsgemäße und fachgerechte Empfehlung zur Versorgung des einzelnen Patienten bzw. die richtige

Entscheidung beim Einsatz der Rettungsmittel nachzuweisen. Alle ermittelten Parameter sind dauerhaft gesichert, so dass Fehler aufgrund unvollständiger oder verlorengegangener Informationen deutlich seltener auftreten.

Literatur

Sträßner, H. (2006). Haftungsrecht für Pflegeberufe. Stuttgart: Kohlhammer

Sachverständigenrat Gutachten 2018 unter www.svr-gesundheit.de

Kapitel 7 – Die Präsentationsdiagramme

Tabelle 7-1: Liste der Präsentationsdiagramme

Präsentation des Patienten	**Seite**
Abdominelle Schmerzen bei Erwachsenen	76
Abdominelle Schmerzen bei Kindern	78
Abszesse und lokale Infektionen	80
Allergie	82
Angriff (Zustand nach)	84
Asthma	86
Atemproblem bei Erwachsenen	88
Atemproblem bei Kindern	90
Auffälliges Verhalten	92
Augenprobleme	94
Besorgte Eltern	96
Betrunkener Eindruck	98
Bisse und Stiche	100
Chemikalienkontakt	102
Diabetes	104
Durchfälle und Erbrechen	106
Extremitätenprobleme	108
Fremdkörper	110
Gastrointestinale Blutung	112
Gesichtsprobleme	114
Halsschmerz	116
Hautausschläge	118
Herzklopfen	120
Hinkendes Kind	122
Hodenschmerz	124
Irritables (erregbares/reizbares) Kind	126
Körperstammverletzung	128
Kollaps	130
Kopfschmerz	132

Präsentation des Patienten	**Seite**
Kopfverletzung	134
Krampfanfall	136
Medikationsbedarf	138
Nackenschmerz	140
Ohrenprobleme	142
Psychiatrische Erkrankung	144
Rückenschmerz	146
Schreiendes Baby	148
Schwangerschaftsproblem	150
Schweres Trauma	152
Selbstverletzung	154
Sexualinfektion	156
Stürze	158
Thoraxschmerz	160
Überdosierung und Vergiftung	162
Unwohlsein bei Erwachsenen	164
Unwohlsein bei Kindern	166
Unwohlsein bei Neugeborenen	168
Unwohlsein bei Säuglingen	170
Urologische Probleme	172
Vaginale Blutung	174
Verbrennungen und Verbrühungen	176
Wunden	178
Zahnprobleme	180
Generelle Indikatoren	182

Abdominelle Schmerzen bei Erwachsenen

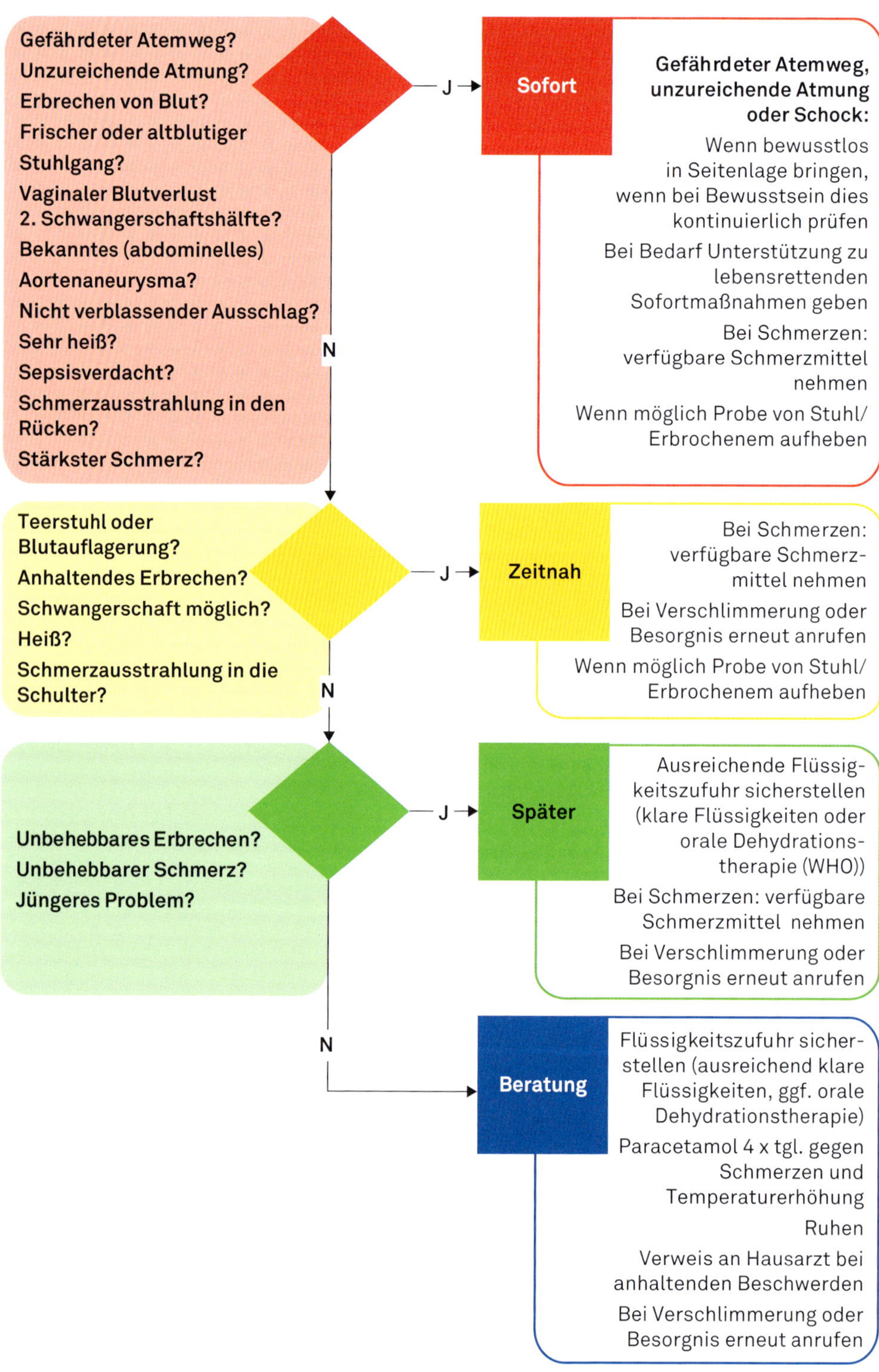

Tabelle 7-2: Anmerkungen zu Abdominelle Schmerzen bei Erwachsenen

Hinweise zum Diagramm	
Dieses Flussdiagramm wird durch das Beschwerdebild des Patienten bestimmt. Abdominelle Schmerzen sind ein häufiger Grund Hilfe zu suchen. Neben diversen generellen Indikatoren wie Lebensgefahr und Schmerz sind in den Stufen GELB und GRÜN spezielle Indikatoren eingefügt, die die zutreffende Einschätzung der ernsthafteren Erkrankungen sicherstellen. So soll bei Patienten mit mäßiger oder starker gastrointestinaler Blutung und solchen mit Zeichen für eine retroperitoneale oder Zwerchfell-Reizung eine ausreichend hohe Priorisierung gesichert werden.	
Siehe auch: Durchfälle und Erbrechen, Gastrointestinale Blutung, Schwangerschaft	
Spezielle Indikatoren	**Erläuterungen**
Erbrechen von Blut	Erbrochenes Blut kann frischblutig (hell- oder dunkelrot) oder kaffeesatzartig auftreten.
Frisch- oder altblutiger Stuhlgang	Bei einer aktiven starken gastrointestinalen Blutung wird dunkelroter Stuhlgang abgesetzt werden. Je länger die Passagezeit durch den Darmtrakt andauert, desto dunkler wird das Blut – bis hin zu Melana (Teerstuhl).
Vaginaler Blutverlust zweite Schwangerschaftshälfte	Jeder Blutverlust aus der Vagina bei einer Frau, die die 20. Schwangerschaftswoche überschritten hat.
Bekanntes (abdominelles) Aortenaneurysma	Der Anrufer/Patient berichtet über ein bekanntes (abdominelles) Aortenaneurysma.
Nicht verblassender Ausschlag	Ein Ausschlag, der auch bei Ausübung von Druck auf die Stelle nicht verblasst (Petechien). Zum Testen kann ein Trinkglas oder Glasspatel auf die Haut gepresst werden, durch den Boden kann eine eventuelle Farbveränderung beobachtet werden.
Sepsisverdacht	Bei Patienten (mit Anzeichen einer Infektion wie Rötung/Schwellung/erhöhter Temperatur) kann das Vorhandensein von zwei der drei folgenden Symptome auf ein Sepsisrisiko hinweisen: frisch aufgetretene Verwirrtheit, erhöhte Atemfrequenz (über 22/min), niedriger Blutdruck (unter 100 mmHg systolisch). Für Kinder sind die physiologischen Werte dem Alter anzupassen.
Schmerzausstrahlung in den Rücken	Schmerz, der auch (konstant oder intermittierend) im Rücken empfunden wird.
Teerstuhl oder Blutauflagerung	Jede Form schwarzen Stuhlganges erfüllt dieses Kriterium, johannisbeerfarbene dunkelrote Blutauflagerungen treten klassisch bei einem Invaginationsileus auf. Das Fehlen dieses Stuhltyps schließt die Diagnose aber nicht aus!
Anhaltendes Erbrechen	Erbrechen, das kontinuierlich oder ohne Ruhepause auftritt.
Schwangerschaft möglich	Jede Frau, deren normale Menstruation ausgeblieben ist, gilt als möglicherweise schwanger. Außerdem sollte bei jeder Frau in gebärfähigem Alter, die ungeschützten Geschlechtsverkehr hatte, die Möglichkeit einer Schwangerschaft in Betracht gezogen werden.
Schmerzausstrahlung in die Schulter	Wenn in der Schulterspitze Schmerzen empfunden werden, ist dies oft ein Zeichen für eine Zwerchfellreizung.
Unbehebbares Erbrechen	Ein Erbrechen, das auch durch geeignete Maßnahmen nicht behoben werden kann.

Abdominelle Schmerzen bei Kindern

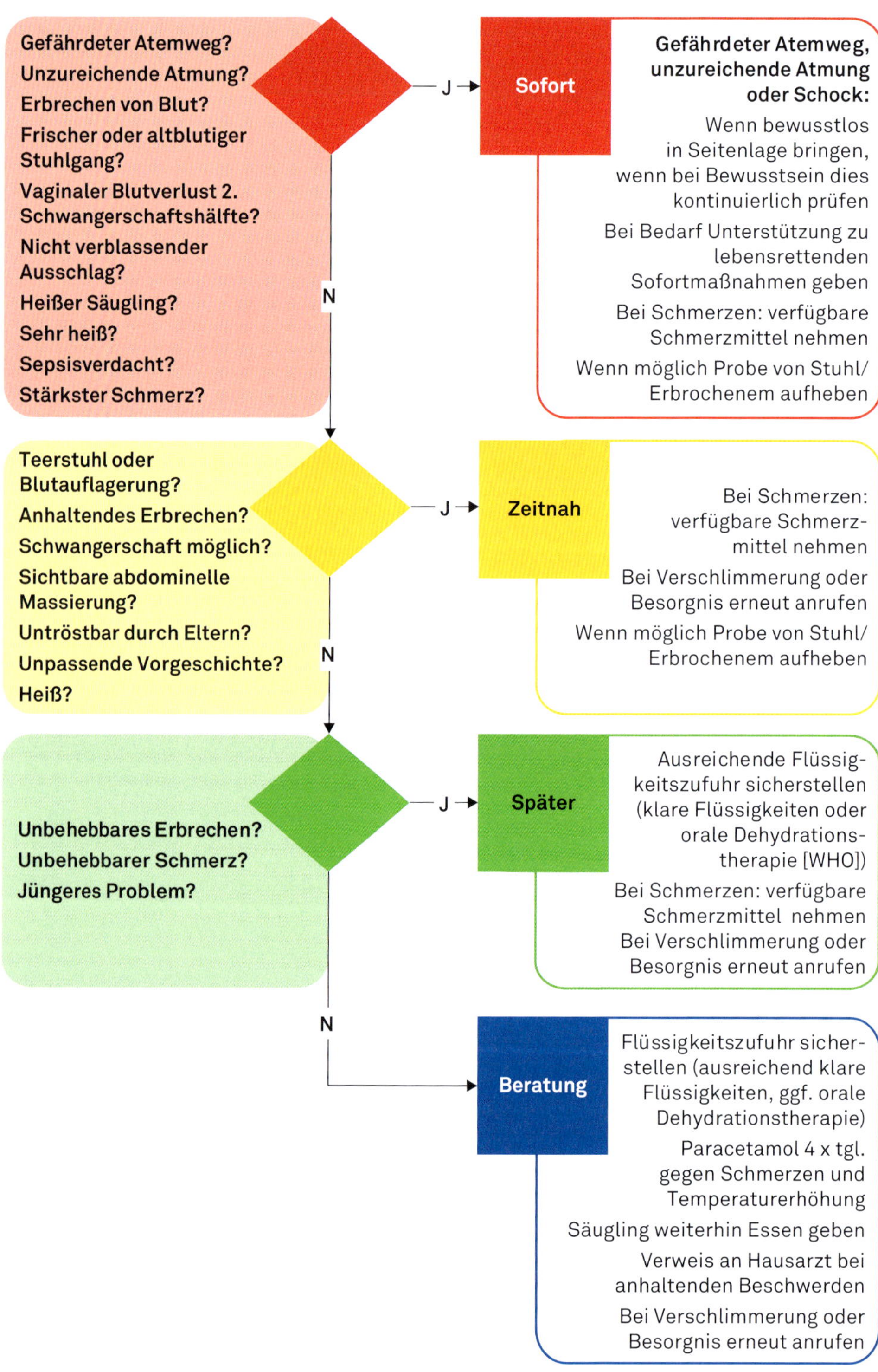

Tabelle 7-3: Anmerkungen zu Abdominelle Schmerzen bei Kindern

Hinweise zum Diagramm	
Dieses Flussdiagramm wird durch das Beschwerdebild des Patienten bestimmt. Kinder, die mit abdominellen Schmerzen in die Notaufnahme kommen, können an sehr unterschiedlichen Erkrankungen leiden, dieses Diagramm soll die zutreffende Einschätzung erlauben. Daher wurden neben verschiedenen generellen Indikatoren wie Lebensgefahr und Schmerz auch spezielle Indikatoren eingefügt, die es ermöglichen sollen, Kinder mit aktiver Blutung und solche mit Zeichen schwererer Erkrankungen wie Invaginationen als dringlich zu identifizieren.	
Siehe auch: Durchfälle und Erbrechen	
Spezielle Indikatoren	**Erläuterungen**
Erbrechen von Blut	Erbrochenes Blut kann frischblutig (hell- oder dunkelrot) oder kaffeesatzartig auftreten.
Frisch- oder altblutiger Stuhlgang	Bei einer aktiven starken gastrointestinalen Blutung wird dunkelroter Stuhlgang abgesetzt werden. Je länger die Passagezeit durch den Darmtrakt andauert, desto dunkler wird das Blut – bis hin zu Meläna (Teerstuhl).
Vaginaler Blutverlust zweite Schwangerschaftshälfte	Jeder Blutverlust aus der Vagina bei einer Frau, die die 20. Schwangerschaftswoche überschritten hat.
Nicht verblassender Ausschlag	Ein Ausschlag, der auch bei Ausübung von Druck auf die Stelle nicht verblasst (Petechien). Zum Testen kann ein Trinkglas oder Glasspatel auf die Haut gepresst werden, durch den Boden kann eine eventuelle Farbveränderung beobachtet werden.
Sepsisverdacht	Bei Patienten (mit Anzeichen einer Infektion wie Rötung/Schwellung/erhöhter Temperatur) kann das Vorhandensein von zwei der drei folgenden Symptome auf ein Sepsisrisiko hinweisen: frisch aufgetretene Verwirrtheit, erhöhte Atemfrequenz (über 22/min), niedriger Blutdruck (unter 100 mmHg systolisch). Für Kinder sind die physiologischen Werte dem Alter anzupassen.
Teerstuhl oder Blutauflagerung	Jede Form schwarzen Stuhlganges erfüllt dieses Kriterium, johannisbeerfarbene dunkelrote Blutauflagerungen treten klassisch bei einem Invaginationsileus auf. Das Fehlen dieses Stuhltyps schließt die Diagnose aber nicht aus!
Anhaltendes Erbrechen	Erbrechen, das kontinuierlich oder ohne Ruhepause auftritt.
Schwangerschaft möglich	Jede Frau, deren normale Menstruation ausgeblieben ist, gilt als möglicherweise schwanger. Außerdem sollte bei jeder Frau in gebärfähigem Alter, die ungeschützten Geschlechtsverkehr hatte, die Möglichkeit einer Schwangerschaft in Betracht gezogen werden.
Sichtbare abdominelle Massierung	Bei Beobachtung von Außen erkennbare Massierung.
Untröstbar durch die Eltern	Dieses Kriterium ist erfüllt, wenn das schreiende oder schmerzgeplagte Kind auf keinen Beruhigungsversuch seiner Eltern reagiert.
Unpassende Vorgeschichte	Wenn die berichtete Vorgeschichte (Krankengeschichte) das physische Bild des Patienten nicht erklärt wird die Vorgeschichte als unpassend bezeichnet. Dies kann ein wichtiger Sicherheitshinweis sowohl für Erwachsenen als auch Kinder sein.
Unbehebbares Erbrechen	Ein Erbrechen, das auch durch geeignete Maßnahmen nicht behoben werden kann.

Abszesse und lokale Infektionen

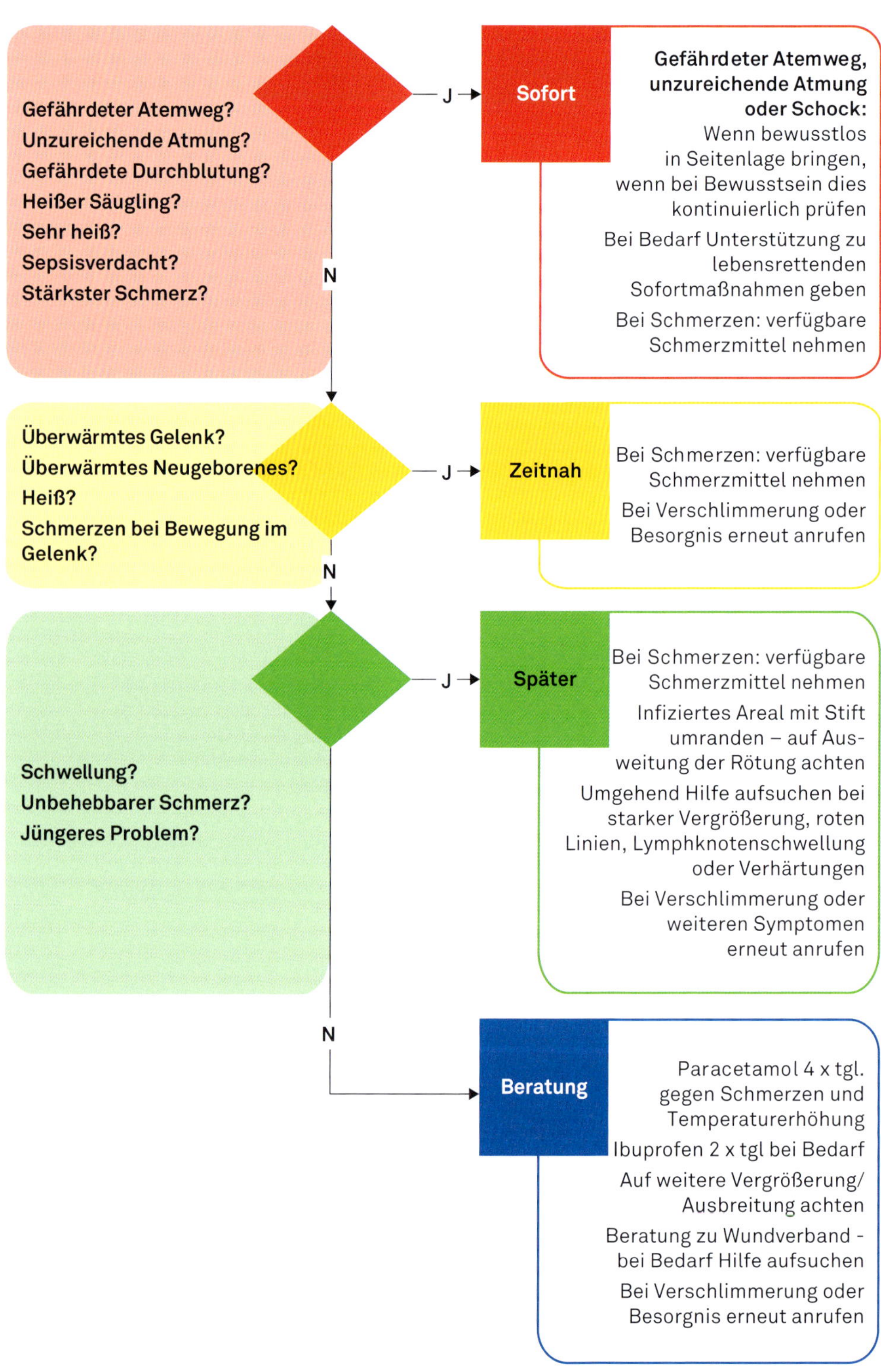

Tabelle 7-4: Anmerkungen zu Abszesse und lokale Infektionen

Hinweise zum Diagramm

Dieses Diagramm soll die Priorisierung von Patienten erlauben, die sich mit irgendeiner eindeutigen lokalen Infektion oder einem Abszess vorstellen. Die Erscheinungsbilder können von einer lebensbedrohlichen Orbitalphlegmone bis zu akneähnlichen Rötungen reichen. Die generellen Indikatoren beinhalten Lebensgefahr, Schmerz und Temperatur. Die eingefügten speziellen Indikatoren ermöglichen eine Identifizierung der Erkrankungen mit einer höheren Behandlungspriorität wie Gasbrand und septischer Arthritis.

Siehe auch: Bisse und Stiche

Spezielle Indikatoren	Erläuterungen
Gefährdete (distale) Durchblutung	Hierbei handelt es sich um eine Kombination aus Blässe, Kälte, veränderter Sensibilität und Schmerzen, bei vorhandenem oder fehlendem Puls distal der Verletzung.
Sepsisverdacht	Bei Patienten (mit Anzeichen einer Infektion wie Rötung/Schwellung/erhöhter Temperatur) kann das Vorhandensein von zwei der drei folgenden Symptome auf ein Sepsisrisiko hinweisen: frisch aufgetretene Verwirrtheit, erhöhte Atemfrequenz (über 22/min), niedriger Blutdruck (unter 100 mmHg systolisch). Für Kinder sind die physiologischen Werte dem Alter anzupassen.
Überwärmtes Gelenk	Jede Überwärmung im Bereich des Gelenkes gilt. Geht oft mit einer lokalen Rötung einher.
Schmerzen bei Bewegung im Gelenk	Bewegungsschmerz im Gelenk kann sowohl bei aktiven (Patient) wie bei passiven (Untersucher) Bewegungen auftreten.
Schwellung	Unnormale Größenzunahme.

Allergie

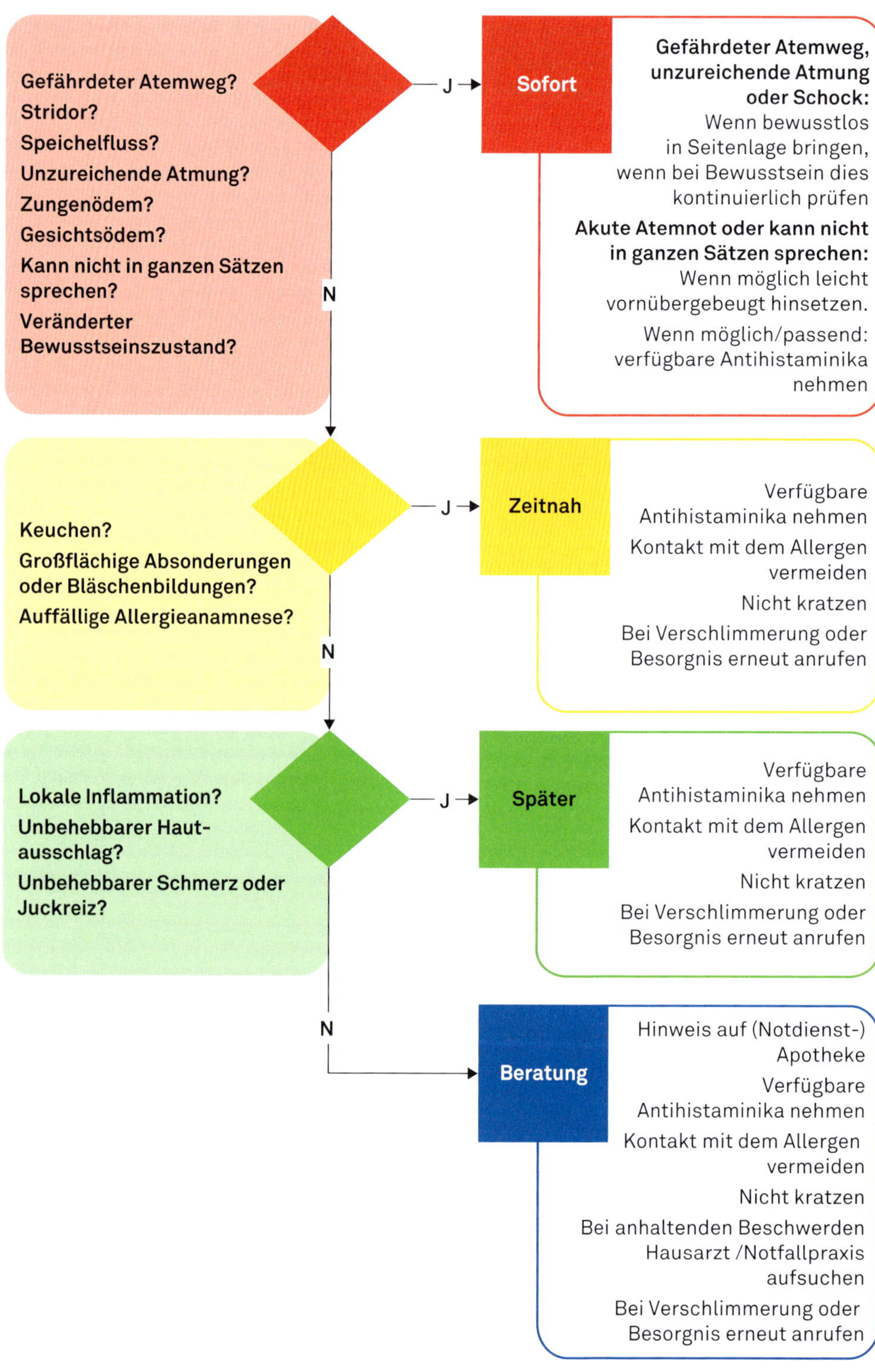
Gefährdeter Atemweg?
Stridor?
Speichelfluss?
Unzureichende Atmung?
Zungenödem?
Gesichtsödem?
Kann nicht in ganzen Sätzen sprechen?
Veränderter Bewusstseinszustand?
J
N
Sofort
Gefährdeter Atemweg, unzureichende Atmung oder Schock:
Wenn bewusstlos in Seitenlage bringen, wenn bei Bewusstsein dies kontinuierlich prüfen
Akute Atemnot oder kann nicht in ganzen Sätzen sprechen:
Wenn möglich leicht vornübergebeugt hinsetzen.
Wenn möglich/passend: verfügbare Antihistaminika nehmen
Keuchen?
Großflächige Absonderungen oder Bläschenbildungen?
Auffällige Allergieanamnese?
J
N
Zeitnah
Verfügbare Antihistaminika nehmen
Kontakt mit dem Allergen vermeiden
Nicht kratzen
Bei Verschlimmerung oder Besorgnis erneut anrufen
Lokale Inflammation?
Unbehebbarer Haut-ausschlag?
Unbehebbarer Schmerz oder Juckreiz?
J
N
Später
Verfügbare Antihistaminika nehmen
Kontakt mit dem Allergen vermeiden
Nicht kratzen
Bei Verschlimmerung oder Besorgnis erneut anrufen
Beratung
Hinweis auf (Notdienst-) Apotheke
Verfügbare Antihistaminika nehmen
Kontakt mit dem Allergen vermeiden
Nicht kratzen
Bei anhaltenden Beschwerden Hausarzt /Notfallpraxis aufsuchen
Bei Verschlimmerung oder Besorgnis erneut anrufen

Tabelle 7-5: Anmerkungen zu Allergie

Hinweise zum Diagramm	
Dieses Diagramm soll die Priorisierung von Patienten erlauben, die sich mit Symptomen und Zeichen vorstellen, die auf eine Allergie hinweisen könnten. Patienten mit allergischen Reaktionen können alle Bilder zwischen einem lebensbedrohlichen anaphylaktischen Schock und einem juckenden Insektenstich aufweisen. Es sind verschiedene generelle Indikatoren wie Lebensgefahr, Bewusstseinszustand und Schmerz integriert. Die speziellen Indikatoren wurden hinzugefügt, um die Priorisierung der dringlichsten Zustände zu ermöglichen.	
Siehe auch: Asthma, Bisse und Stiche, Kollaps, Unwohlsein bei Erwachsenen, Unwohlsein bei Kindern	
Spezielle Indikatoren	**Erläuterungen**
Zungenödem	Eine Schwellung der Zunge jeden Ausmaßes.
Gesichtsödem	Ausgeprägte diffuse Schwellung des Gesichtes, meist mit Beteiligung der Lippen.
Kann nicht in ganzen Sätzen sprechen	Dies trifft auf Patienten zu, die so kurzatmig sind, dass sie auch verhältnismäßig kurze Sätze nicht ohne Atemzug dazwischen aussprechen können.
Keuchen	Dabei kann es sich um hör- oder fühlbares Pfeifen oder Keuchen handeln. Sehr schwerwiegende Atemwegverschlüsse sind still (es findet keine Luftbewegung statt).
Großflächige Absonderungen oder Bläschenbildungen	Jede Absonderung oder Bläschenbildung, die mehr als 10 % der Körperoberfläche betrifft.
Lokale Inflammation	Die lokale Inflammation beinhaltet Schmerz, Schwellung und Rötung eines bestimmten Gebietes oder einer bestimmten Stelle.
Unbehebbarer Hautausschlag	Ein Hautausschlag, der auch durch eine angemessene Wartezeit oder die Durchführung geeigneter Maßnahmen nicht behoben wird.

Angriff (Zustand nach)

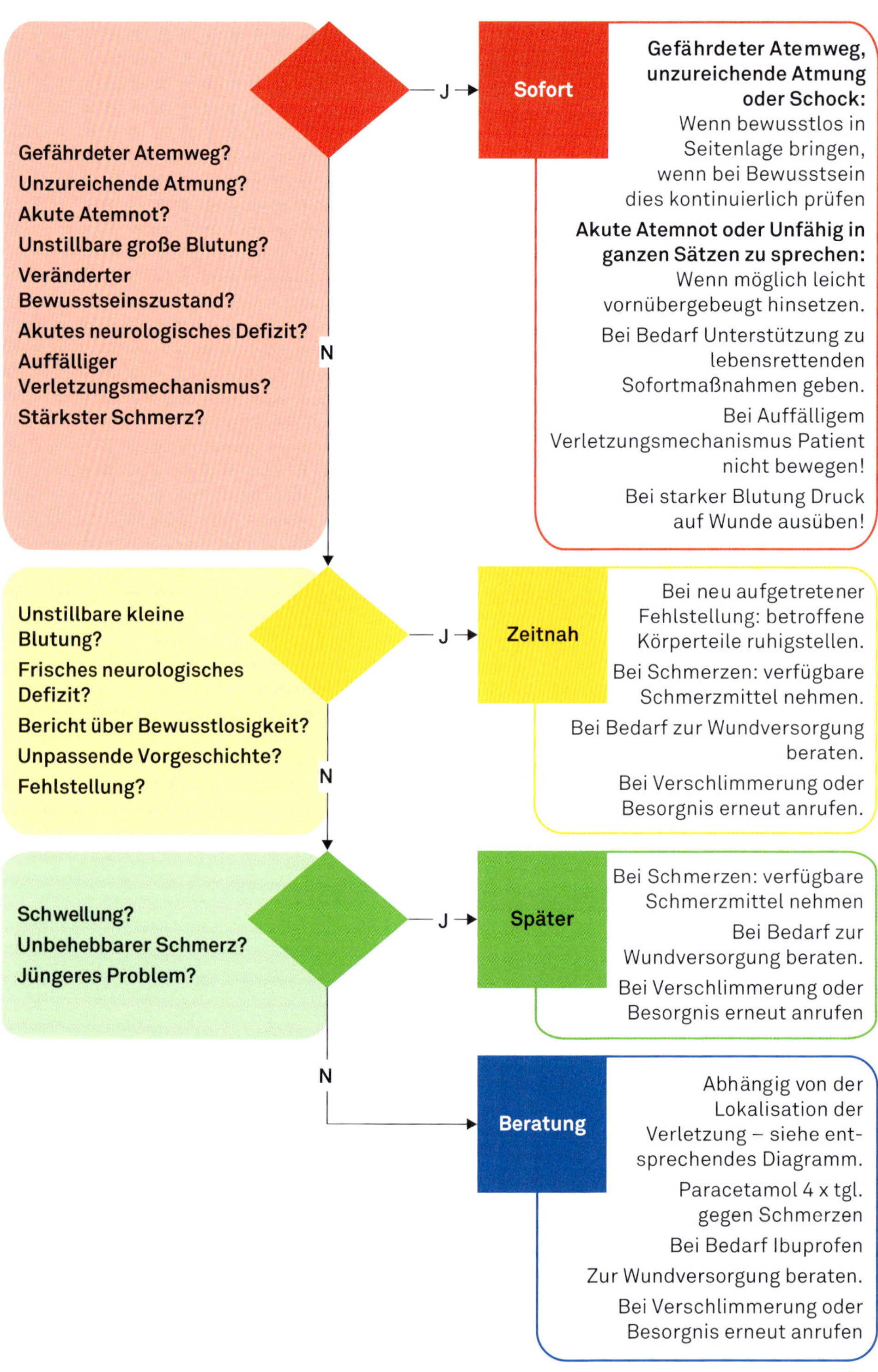

Tabelle 7-6: Anmerkungen zu Angriff (Zustand nach)

Hinweise zum Diagramm	
Dieses Einschätzungsdiagramm bezieht sich auf die Angaben zum Geschehen, welches zum Anruf des Patienten geführt hat. Körperliche Gewaltanwendungen und Angriffe kommen häufig vor, alle Patienten mit unspezifischen Beschwerdebildern können mit diesem Diagramm beurteilt werden. Wenn ein Patient spezifische Verletzungen aufweisen, so sollte das entsprechende Präsentationsdiagramm zur Beurteilung benutzt werden. Die generellen Indikatoren decken Lebensgefahr, Blutverlust und Schmerz ab. Die speziellen Indikatoren weisen auf Patienten hin, die aufgrund eines auffälligen Unfallgeschehens eine unter Umständen höhere Behandlungsdringlichkeit haben.	
Siehe auch: Körperstammverletzung, Kopfverletzung, Wunden	
Spezielle Indikatoren	**Erläuterungen**
Akute Atemnot	Plötzliches Einsetzen einer Dyspnoe oder plötzliche Verschlechterung einer chronischen Dyspnoe.
Akutes neurologisches Defizit	Jeder Verlust neurologischer Funktionen, der innerhalb der letzten 24 Stunden aufgetreten ist. Dies kann Veränderung oder Verlust der Sensibilität, Extremitätenschwäche (entweder vorübergehend oder permanent), sowie Veränderungen in der Fähigkeit, Urin- oder Stuhlabgang zu kontrollieren, beinhalten.
Auffälliger Verletzungsmechanismus	Penetrierende Verletzungen (Stich- oder Schussverletzungen) und Verletzungen mit hoher Energiezuführung (bspw. wie schwere Verkehrsunfälle und Stürze aus großer Höhe, die bei Kindern schon ab zweifacher Körperhöhe angenommen werden).
Frisches neurologisches Defizit	Jeder Verlust neurologischer Funktionen, der vor mehr als 24 Stunden und weniger als 7 Tagen aufgetreten ist. Dies kann Veränderung oder Verlust der Sensibilität, Extremitätenschwäche (entweder vorübergehend oder permanent), sowie Veränderungen in der Fähigkeit, Urin- oder Stuhlabgang zu kontrollieren, beinhalten.
Bericht über Bewusstlosigkeit	Unter Umständen gibt es Zeugen, die Aussagen zu einer eventuellen Bewusstlosigkeit (und ihrer Länge) machen können. Sollte dies nicht der Fall sein, so sollte bei Patienten, die sich nicht an das Vorgefallene erinnern können, von einem Zustand nach Bewusstlosigkeit ausgegangen werden.
Unpassende Vorgeschichte	Wenn die berichtete Vorgeschichte (Krankengeschichte) das physische Bild des Patienten nicht erklärt, wird die Vorgeschichte als unpassend bezeichnet. Dies kann ein wichtiger Sicherheitshinweis sowohl für Erwachsenen als auch Kinder sein.
Fehlstellung	Hierbei handelt es sich um den subjektiven Eindruck. Gemeint sind unnormale Winkel oder Rotationen.
Schwellung	Unnormale Größenzunahme.

Asthma

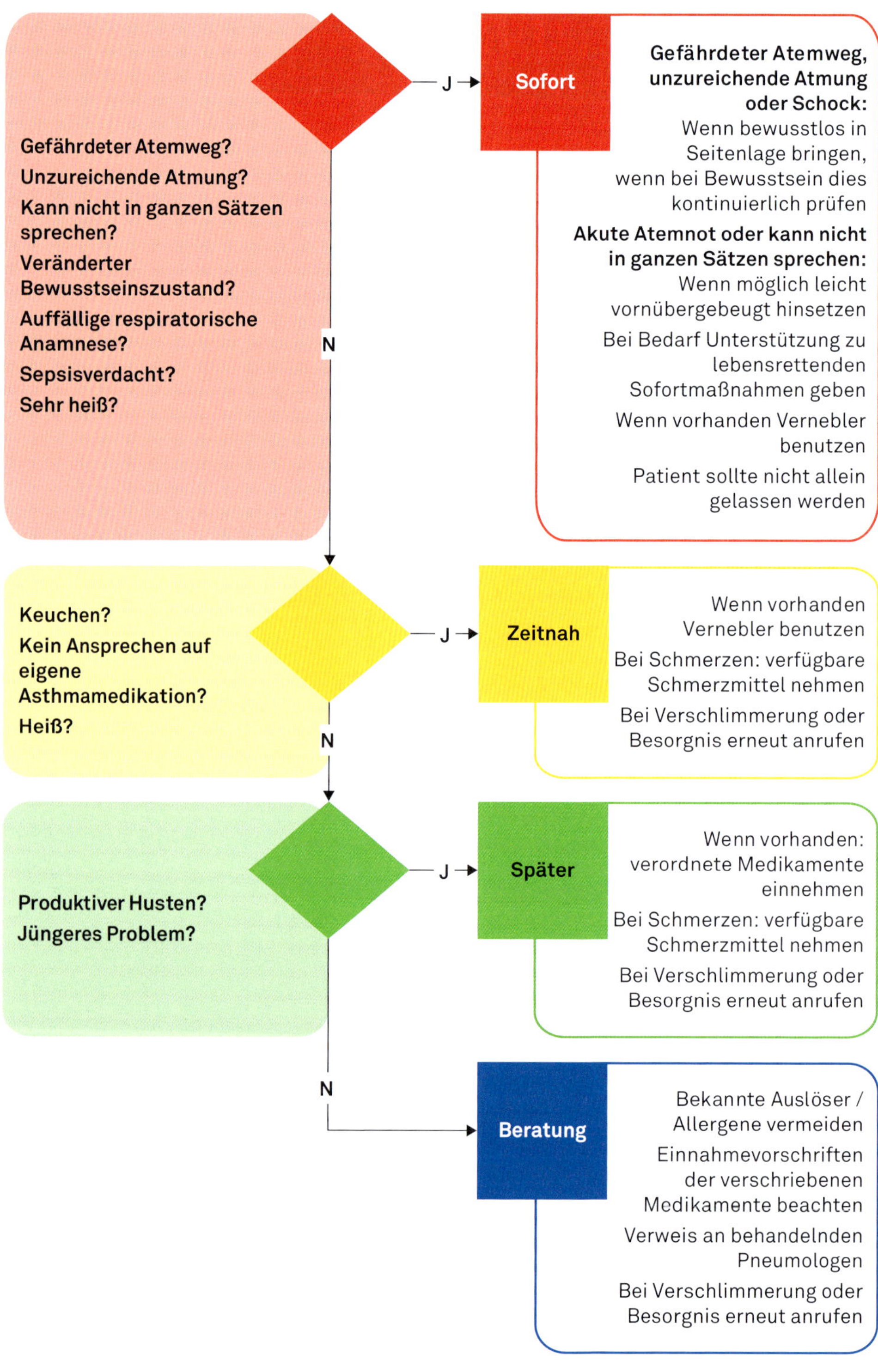
Gefährdeter Atemweg?
Unzureichende Atmung?
Kann nicht in ganzen Sätzen sprechen?
Veränderter Bewusstseinszustand?
Auffällige respiratorische Anamnese?
Sepsisverdacht?
Sehr heiß?
J
N
Sofort
Gefährdeter Atemweg, unzureichende Atmung oder Schock:
Wenn bewusstlos in Seitenlage bringen, wenn bei Bewusstsein dies kontinuierlich prüfen
Akute Atemnot oder kann nicht in ganzen Sätzen sprechen:
Wenn möglich leicht vornübergebeugt hinsetzen
Bei Bedarf Unterstützung zu lebensrettenden Sofortmaßnahmen geben
Wenn vorhanden Vernebler benutzen
Patient sollte nicht allein gelassen werden
Keuchen?
Kein Ansprechen auf eigene Asthmamedikation?
Heiß?
J
N
Zeitnah
Wenn vorhanden Vernebler benutzen
Bei Schmerzen: verfügbare Schmerzmittel nehmen
Bei Verschlimmerung oder Besorgnis erneut anrufen
Produktiver Husten?
Jüngeres Problem?
J
N
Später
Wenn vorhanden: verordnete Medikamente einnehmen
Bei Schmerzen: verfügbare Schmerzmittel nehmen
Bei Verschlimmerung oder Besorgnis erneut anrufen
Beratung
Bekannte Auslöser / Allergene vermeiden
Einnahmevorschriften der verschriebenen Medikamente beachten
Verweis an behandelnden Pneumologen
Bei Verschlimmerung oder Besorgnis erneut anrufen

Tabelle 7-7: Anmerkungen zu Asthma

Hinweise zum Diagramm
Dieses Diagramm ist für die Benutzung bei Patienten gedacht, die wegen Symptomen und Zeichen ihres bekannten Asthmaleidens anrufen. Dabei reicht der Schweregrad beim Eintreffen von lebensbedrohlichen Situationen bis zum benötigten Folgerezept für das Asthmaspray. Es werden mehrere generelle Indikatoren inklusive Lebensgefahr, Bewusstseinszustand (bei Erwachsenen und Kindern) und Sauerstoffsättigung benutzt. Enthalten sind spezielle Indikatoren, die die Identifikation eines schweren oder lebensbedrohlichen Asthmaanfalls ermöglichen sollen.
Siehe auch: Allergie, Atemproblem bei Erwachsenen, Atemproblem bei Kindern

Spezielle Indikatoren	**Erläuterungen**
Kann nicht in ganzen Sätzen sprechen	Dies trifft auf Patienten zu, die so kurzatmig sind, dass sie auch verhältnismäßig kurze Sätze nicht ohne Atemzug dazwischen aussprechen können.
Auffällige respiratorische Anamnese	Eine Anamnese mit vorangegangenen lebensbedrohlichen Episoden im Zusammenhang mit der Atmung (z. B. COPD, Asthma Stufe IV) gehören hierzu.
Sepsisverdacht	Bei Patienten (mit Anzeichen einer Infektion wie Rötung/Schwellung/erhöhter Temperatur) kann das Vorhandensein von zwei der drei folgenden Symptome auf ein Sepsisrisiko hinweisen: frisch aufgetretene Verwirrtheit, erhöhte Atemfrequenz (über 22/min), niedriger Blutdruck (unter 100 mmHg systolisch). Für Kinder sind die physiologischen Werte dem Alter anzupassen.
Keuchen	Dabei kann es sich um hör- oder fühlbares Pfeifen oder Keuchen handeln. Sehr schwerwiegende Atemwegverschlüsse sind still (es findet keine Luftbewegung statt).
Kein Ansprechen auf die eigene Asthmamedikation	Diese Informationen sollten vom Patienten zu erhalten sein. Das Ausbleiben einer Besserung nach Therapie mit Bronchodilatoren durch den Hausarzt oder den Rettungsdienst hat dieselbe Bedeutung.
Produktiver Husten	Ein Husten mit schleimigem Auswurf, dieser kann jede Ausprägung/Farbe haben.

Atemproblem bei Erwachsenen

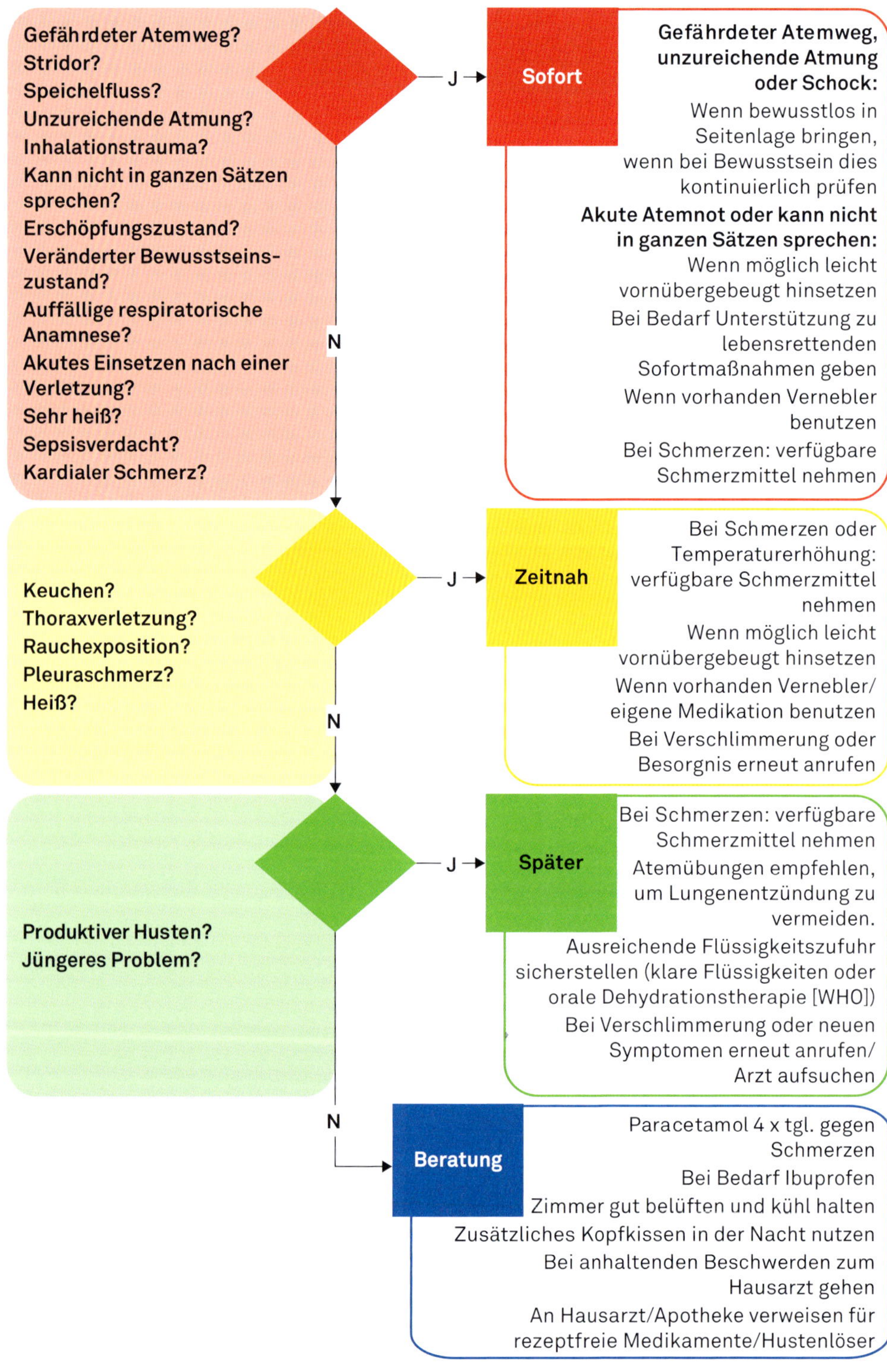

Tabelle 7-8: Anmerkungen zu Atemproblem bei Erwachsenen

Hinweise zum Diagramm	
Dies ist ein durch das Beschwerdebild des Patienten definiertes Diagramm. Atemprobleme in unterschiedlichen Ausprägungen können Leitsymptom bei verschiedenen kardiovaskulären und respiratorischen Problemen sein. Die benutzten generellen Indikatoren umfassen Lebensgefahr und Sauerstoffsättigung. Unter den speziellen Indikatoren sind auch solche enthalten, die bei schweren Asthmaanfällen, COPD und ischämischen Herzerkrankungen auftreten.	
Siehe auch: Asthma, Atemproblem bei Kindern, Unwohlsein bei Erwachsenen	
Spezielle Indikatoren	**Erläuterungen**
Inhalationstrauma	Der beste Hinweis auf eine Rauchgasinhalation ist der Aufenthalt des Patienten in einem verqualmten Raum. Um Mund und Nase können Rußpartikel abgelagert sein und die Stimme kann heiser sein. Die Inhalation von Chemikaliengasen lässt sich über die Vorgeschichte erschließen – hierbei muss es nicht zwingend irgendwelche spezifischen Zeichen geben. Bei derartigen Ereignissen muss auch an die Gefahr der Fremdgefährdung gedacht werden: u.U. atmet der Patient noch hinterher Rauchgase aus und gefährdet andere Personen in seiner Umgebung. Ausreichende Belüftung des Raumes ist essentiell.
Kann nicht in ganzen Sätzen sprechen	Dies trifft auf Patienten zu, die so kurzatmig sind, dass sie auch verhältnismäßig kurze Sätze nicht ohne Atemzug dazwischen aussprechen können.
Erschöpfungszustand	Ein erschöpfter Patient scheint seine Atemanstrengungen trotz anhaltender respiratorischer Insuffizienz zu reduzieren. Dies ist präterminal.
Auffällige respiratorische Anamnese	Eine Anamnese mit vorangegangenen lebensbedrohlichen Episoden im Zusammenhang mit der Atmung (z.B. COPD, Asthma Stufe IV) gehören hierzu.
Akutes Einsetzen nach einer Verletzung	Einsetzen der Symptome innerhalb von 24 Stunden nach einem physischen Trauma.
Sepsisverdacht	Bei Patienten (mit Anzeichen einer Infektion wie Rötung/Schwellung/erhöhter Temperatur) kann das Vorhandensein von zwei der drei folgenden Symptome auf ein Sepsisrisiko hinweisen: frisch aufgetretene Verwirrtheit, erhöhte Atemfrequenz (über 22/min), niedriger Blutdruck (unter 100 mmHg systolisch). Für Kinder sind die physiologischen Werte dem Alter anzupassen.
Kardialer Schmerz	Wird klassisch als intensives dumpfes Engegefühl oder heftigster Schmerz retrosternal mit Ausstrahlung in den linken Arm oder den Hals beschrieben. Kann mit Schweißausbrüchen oder Erbrechen einhergehen. Seltenere Symptome sind Schmerzausstrahlung in den Rücken, Hals oder Oberbauch – in solchen Fällen entscheidet der Gesamteindruck des Patienten.
Keuchen	Dabei kann es sich um hör- oder fühlbares Pfeifen oder Keuchen handeln. Sehr schwerwiegende Atemwegverschlüsse sind still (es findet keine Luftbewegung statt).
Thoraxverletzung	Jede Verletzung des Bereiches zwischen den Claviceln und den untersten Rippen. Eine Verletzung des unteren Thoraxbereiches kann Ursache für die Verletzung abdominaler Organe sein.
Rauchexposition	Von einer Rauchexposition sollte ausgegangen werden, wenn sich der Patient in einem verqualmten Raum aufgehalten hat. Physikalische Zeichen wie Ruß um Mund und Nasenlöcher sind wenig sichere Zeichen, wenn vorhanden aber wichtig, können dann aber auch auf den Indikator „Inhalationstrauma" hinweisen.
Pleuraschmerz	Ein scharfer, örtlich begrenzter Schmerz im Thorax, der sich durch Atmen, Husten oder Niesen verschlimmert.
Produktiver Husten	Ein Husten mit schleimigem Auswurf, dieser kann jede Ausprägung/Farbe haben.

Atemproblem bei Kindern

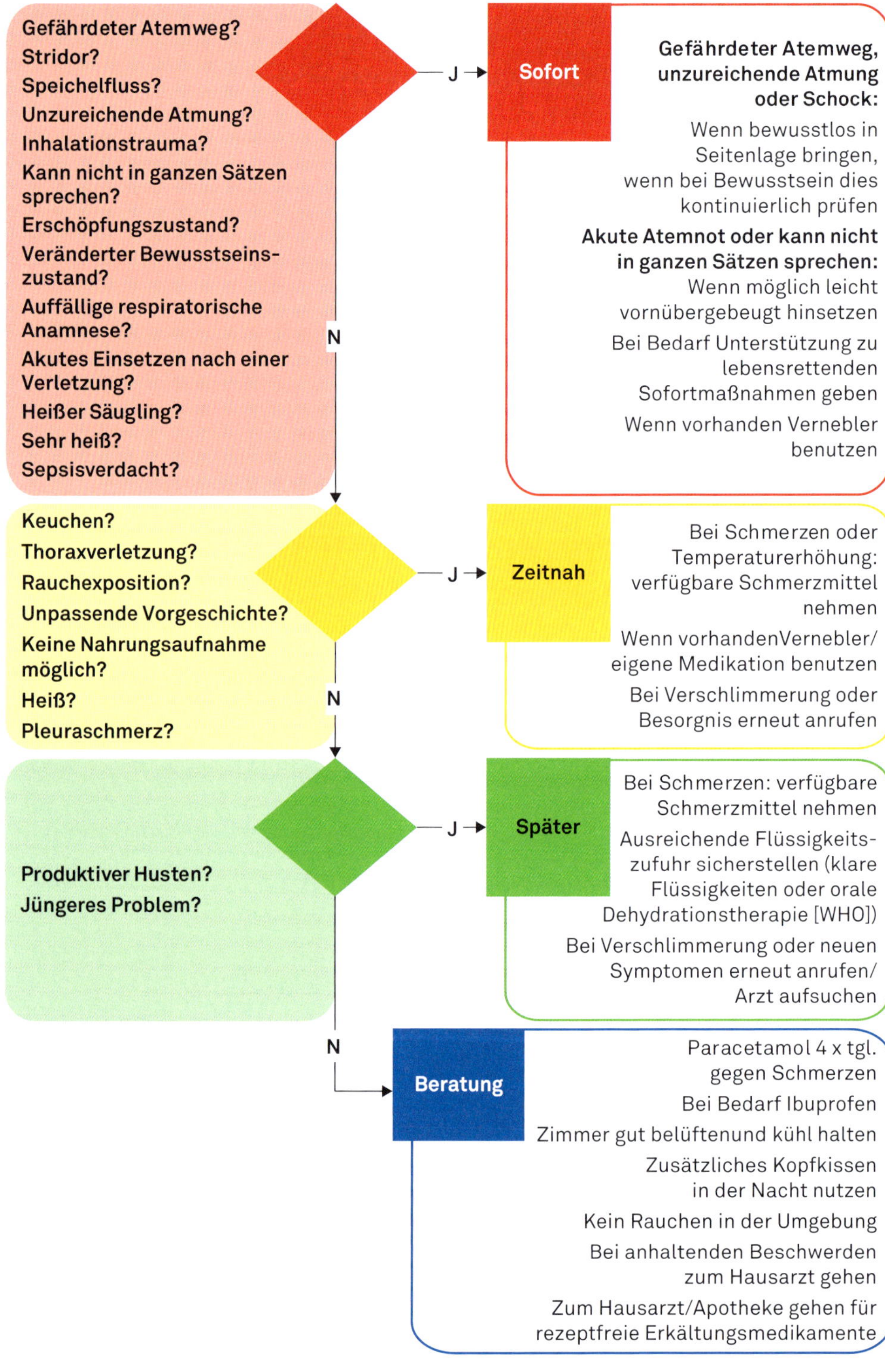

Tabelle 7-9: Anmerkungen zu Atemproblem bei Kindern

Hinweise zum Diagramm	
Dies ist ein durch das Beschwerdebild des Patienten definiertes Diagramm zur Anwendung bei Kindern **unter 14 Jahren**. Bei Neugeborenen bis einschließlich der 4.Lebenswoche (28 Tage) sollte das Diagramm „Unwohlsein bei Neugeborenen" eingesetzt werden. Es werden mehrere generelle Indikatoren wie Lebensgefahr und Sauerstoffsättigung eingesetzt. Die speziellen Indikatoren erlauben es, die Kinder zu erkennen, die an schwerwiegenden Auswirkungen von Asthma oder an anderen ernsten Erkrankungen leiden. **Siehe auch:** Asthma, Unwohlsein bei Kindern	
Spezielle Indikatoren	**Erläuterungen**
Inhalationstrauma	Der beste Hinweis auf eine Rauchgasinhalation ist der Aufenthalt des Patienten in einem verqualmten Raum. Um Mund und Nase können Rußpartikel abgelagert sein und die Stimme kann heiser sein. Die Inhalation von Chemikaliengasen lässt sich über die Vorgeschichte erschließen – hierbei muss es nicht zwingend irgendwelche spezifischen Zeichen geben. Bei derartigen Ereignissen muss auch an die Gefahr der Fremdgefährdung gedacht werden: u. U. atmet der Patient noch hinterher Rauchgase aus und gefährdet andere Personen in seiner Umgebung. Ausreichende Belüftung des Raumes ist essentiell.
Kann nicht in ganzen Sätzen sprechen	Dies trifft auf Patienten zu, die so kurzatmig sind, dass sie auch verhältnismäßig kurze Sätze nicht ohne Atemzug dazwischen aussprechen können.
Erschöpfungszustand	Ein erschöpfter Patient scheint seine Atemanstrengungen trotz anhaltender respiratorischer Insuffizienz zu reduzieren. Dies ist präterminal.
Auffällige respiratorische Anamnese	Eine Anamnese mit vorangegangenen lebensbedrohlichen Episoden im Zusammenhang mit der Atmung (z. B. COPD, Asthma Stufe IV) gehören hierzu.
Akutes Einsetzen nach einer Verletzung	Einsetzen der Symptome innerhalb von 24 Stunden nach einem physischen Trauma.
Sepsisverdacht	Bei Patienten (mit Anzeichen einer Infektion wie Rötung/Schwellung/erhöhter Temperatur) kann das Vorhandensein von zwei der drei folgenden Symptome auf ein Sepsisrisiko hinweisen: frisch aufgetretene Verwirrtheit, erhöhte Atemfrequenz (über 22/min), niedriger Blutdruck (unter 100 mmHg systolisch). Für Kinder sind die physiologischen Werte dem Alter anzupassen.
Keuchen	Dabei kann es sich um hör- oder fühlbares Pfeifen oder Keuchen handeln. Sehr schwerwiegende Atemwegverschlüsse sind still (es findet keine Luftbewegung statt).
Thoraxverletzung	Jede Verletzung des Bereiches zwischen den Claviceln und den untersten Rippen. Eine Verletzung des unteren Thoraxbereiches kann Ursache für die Verletzung abdominaler Organe sein.
Rauchexposition	Von einer Rauchexposition sollte ausgegangen werden, wenn sich der Patient in einem verqualmten Raum aufgehalten hat. Physikalische Zeichen wie Ruß um Mund und Nasenlöcher sind wenig sichere Zeichen, wenn vorhanden aber wichtig, können dann aber auch auf den Indikator „Inhalationstrauma" hinweisen.
Unpassende Vorgeschichte	Wenn die berichtete Vorgeschichte (Krankengeschichte) das physische Bild des Patienten nicht erklärt, wird die Vorgeschichte als unpassend bezeichnet. Dies kann ein wichtiger Sicherheitshinweis sowohl für Erwachsenen als auch Kinder sein.
Keine Nahrungsaufnahme möglich	Dies wird normalerweise von den Eltern berichtet. Das Kind nimmt keine feste oder flüssige Nahrung (in passendem Ausmaß) zu sich.
Pleuraschmerz	Ein scharfer, örtlich begrenzter Schmerz im Thorax, der sich durch Atmen, Husten oder Niesen verschlimmert.
Produktiver Husten	Ein Husten mit schleimigem Auswurf, dieser kann jede Ausprägung/Farbe haben.

Auffälliges Verhalten

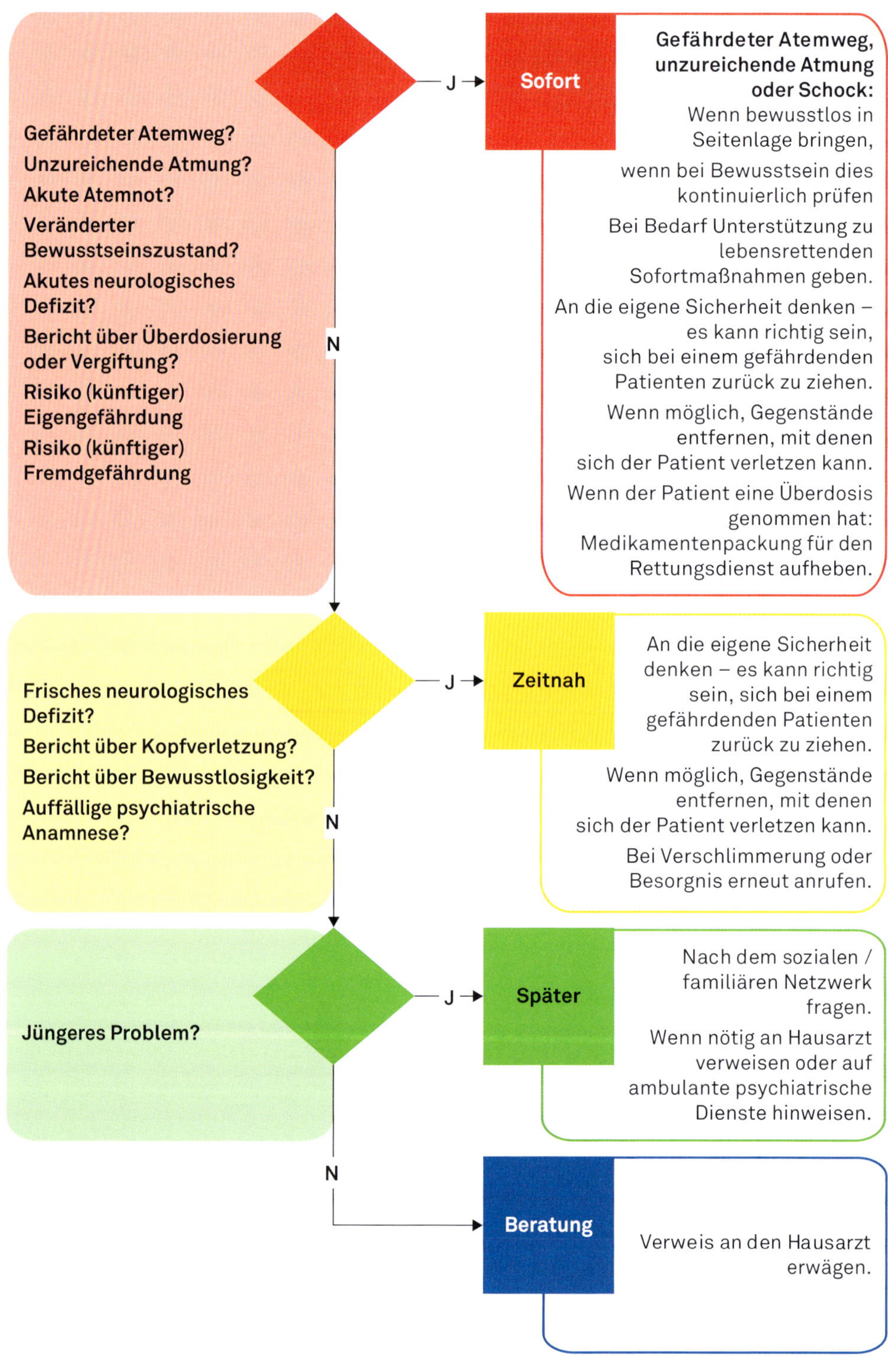

Tabelle 7-10: Anmerkungen zu Auffälliges Verhalten

Hinweise zum Diagramm	
Dieses Diagramm bezieht sich auf die Präsentation des Patienten beim Eintreffen. Für das auffälliges Verhalten mag es entweder einen psychischen oder einen physischen Grund geben. Dieses Diagramm soll die zutreffende Priorisierung beider Patientengruppen erlauben. Die generellen Indikatoren decken Lebensgefahr und Bewusstseinszustand ab, die speziellen Indikatoren dienen insbesondere zur Beurteilung des Risikos zur Fremd- oder Eigengefährdung.	
Siehe auch: Betrunkener Eindruck, Psychiatrische Erkrankung	
Spezielle Indikatoren	**Erläuterungen**
Akutes neurologisches Defizit	Jeder Verlust neurologischer Funktionen, der innerhalb der letzten 24 Stunden aufgetreten ist. Dies kann Veränderung oder Verlust der Sensibilität, Extremitätenschwäche (entweder vorübergehend oder permanent), sowie Veränderungen in der Fähigkeit, Urin- oder Stuhlabgang zu kontrollieren, beinhalten.
Bericht über Überdosierung oder Vergiftung	Diese Information mag von Dritten stammen oder aus dem Fehlen von Medikamenten hergeleitet werden.
Risiko (künftiger) Eigengefährdung	Eine erste Beurteilung des Risikos der Eigengefährdung des Patienten. Im Zweifelsfall von einem hohen Risiko ausgehen.
Risiko (künftiger) Fremdgefährdung	Das Vorhandensein eines potentiellen Risikos Andere zu schädigen. Kann durch eine Betrachtung der Körperhaltung (Anspannung und Verkrampfung), des verbalen Verhaltens (lautes und bedrohliches Reden) und des motorischen Verhaltens (unruhig, auf und ab laufen) beurteilt werden. Im Zweifelsfall von einem hohen Risiko ausgehen.
Frisches neurologisches Defizit	Jeder Verlust neurologischer Funktionen, der vor mehr als 24 Stunden und weniger als 7 Tagen aufgetreten ist. Dies kann Veränderung oder Verlust der Sensibilität, Extremitätenschwäche (entweder vorübergehend oder permanent), sowie Veränderungen in der Fähigkeit, Urin- oder Stuhlabgang zu kontrollieren, beinhalten.
Bericht über Kopfverletzung	Eine Vorgeschichte über ein jüngeres traumatisches Ereignis unter Beteiligung des Kopfes. Normalerweise wird dies durch den Patienten berichtet werden, wenn dieser bewusstlos war, so sollte diese Vorgeschichte von einem verlässlichen Zeuge erhoben werden.
Bericht über Bewusstlosigkeit	Unter Umständen gibt es Zeugen, die Aussagen zu einer eventuellen Bewusstlosigkeit (und ihrer Länge) machen können. Sollte dies nicht der Fall sein, so sollte bei Patienten, die sich nicht an das Vorgefallene erinnern können, von einem Zustand nach Bewusstlosigkeit ausgegangen werden.
Auffällige psychiatrische Anamnese	Eine in der Vorgeschichte durchgemachte schwere psychiatrische Erkrankung oder ein entsprechendes Ereignis.

Augenprobleme

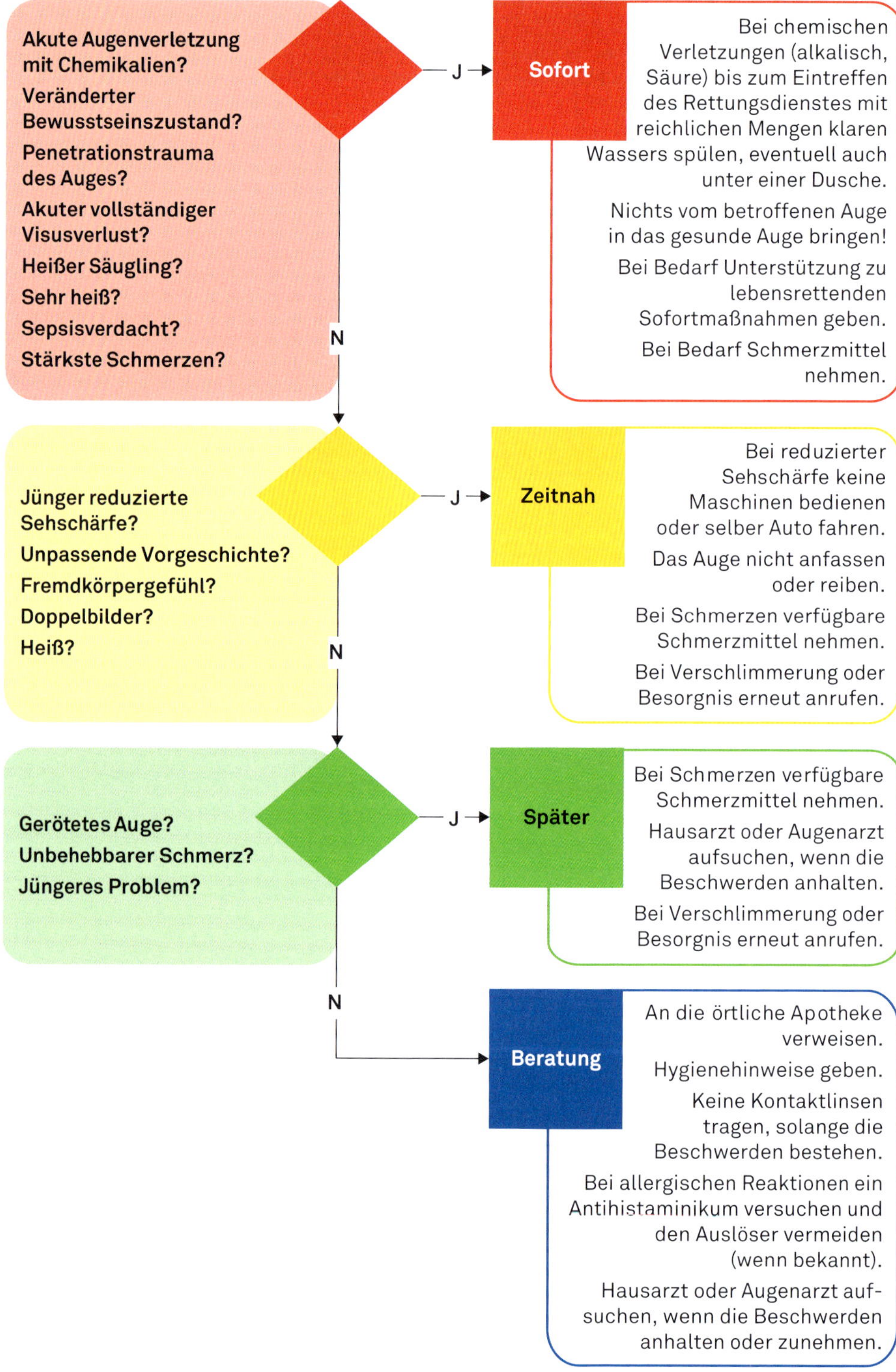

Tabelle 7-11: Anmerkungen zu Augenprobleme

Hinweise zum Diagramm

Dieses Diagramm soll die zutreffende Priorisierung aller Patienten erlauben, die aufgrund irgendwelcher Augenprobleme um Hilfe nachfragen. Von den generellen Indikatoren ist der Schmerz vertreten. Die speziellen Diskriminatoren beinhalten die akute Verletzung mit Chemikalien, die zu einer sofortigen Behandlung führt, das Penetrationstrauma, der plötzliche oder akute vollständige Visusverlust und eine Beurteilung der Sehschärfe.

Siehe auch: Gesichtsprobleme

Spezielle Indikatoren	Erläuterungen
Akute Augenverletzung mit Chemikalien	Bei jeder innerhalb der letzten 24 Stunden in das Auge gespritzten oder anders gelangten Substanz, die ein Stechen, Brennen oder eine Verschlechterung des Sehvermögens hervorruft, sollte von einer chemischen Verletzung des Auges ausgegangen werden.
Penetrationstrauma des Auges	Ein jüngeres (physikalisches) Trauma mit abgrenzbarer Penetration irgendeines Körperteiles durch Messer, Kugel oder ein anderes Objekt.
Akuter vollständiger Visusverlust	Visusverlust eines oder beider Augen innerhalb der vorangegangenen 24 Stunden ohne Wiederherstellung des normalen Sehvermögens.
Sepsisverdacht	Bei Patienten (mit Anzeichen einer Infektion wie Rötung/Schwellung/erhöhter Temperatur) kann das Vorhandensein von zwei der drei folgenden Symptome auf ein Sepsisrisiko hinweisen: frisch aufgetretene Verwirrtheit, erhöhte Atemfrequenz (über 22/min), niedriger Blutdruck (unter 100 mmHg systolisch). Für Kinder sind die physiologischen Werte dem Alter anzupassen.
Jünger reduzierte Sehschärfe	Jede Abnahme der (korrigierten) Sehschärfe innerhalb der letzten sieben Tage.
Unpassende Vorgeschichte	Wenn die berichtete Vorgeschichte (Krankengeschichte) das physische Bild des Patienten nicht erklärt, wird die Vorgeschichte als unpassend bezeichnet. Dies kann ein wichtiger Sicherheitshinweis sowohl für Erwachsenen als auch Kinder sein.
Fremdkörpergefühl	Das Gefühl, etwas im Auge zu haben, oft beschrieben als Kratzen oder Jucken.
Doppelbilder	Das Sehen doppelter Bilder, dass beim Schließen eines Auges aufhört.
Gerötetes Auge	Jede Rötung des Auges. Ein gerötetes Auge kann schmerzhaft oder schmerzfrei sein, die Rötung kann das ganze Auge oder nur einen Teil betreffen.

Besorgte Eltern

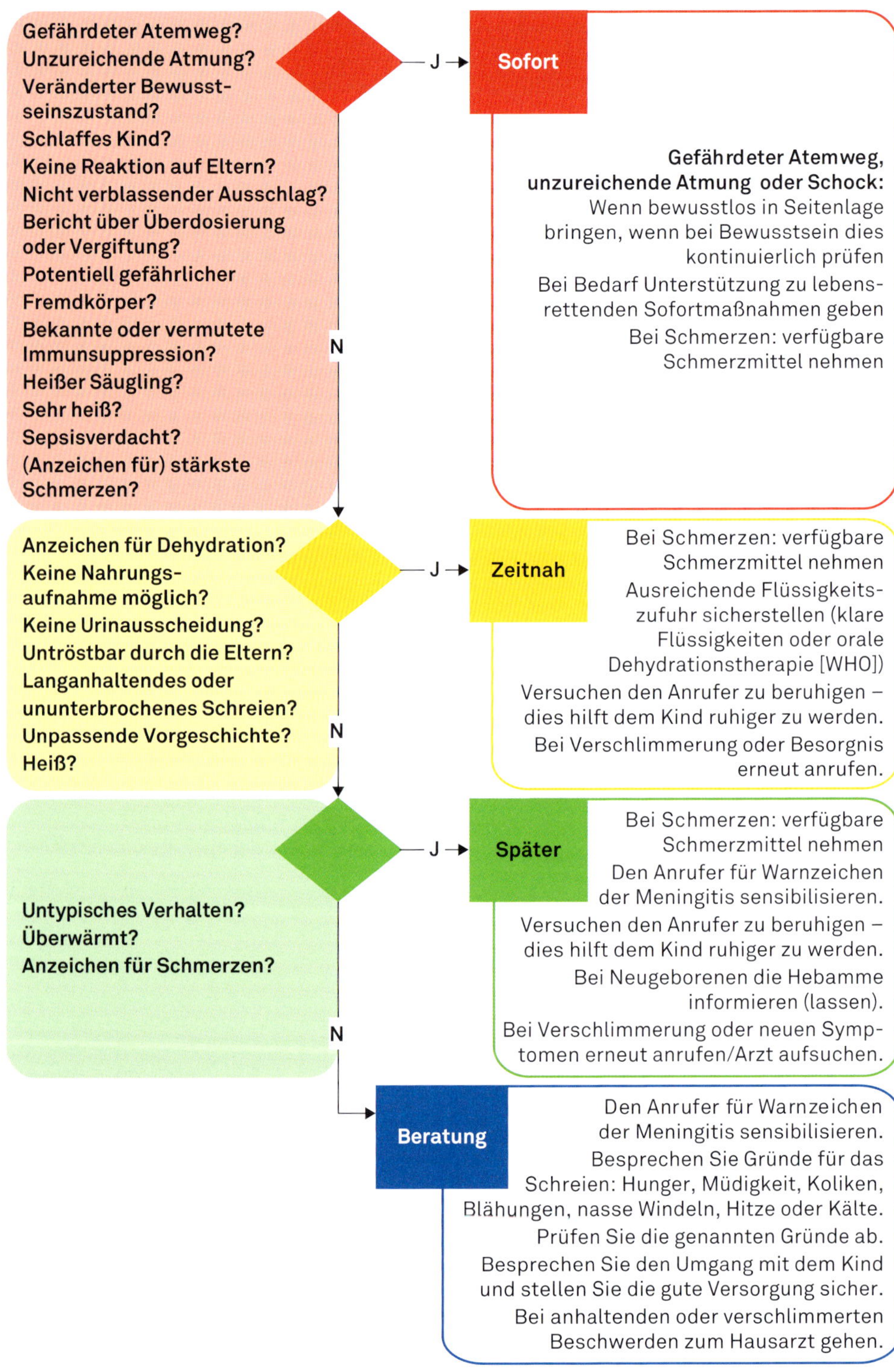

Tabelle 7-12: Anmerkungen zu Besorgte Eltern

Hinweise zum Diagramm	
Dieses Präsentationsdiagramm wurde entwickelt, um die zutreffende Priorisierung von Kindern erlauben, bei denen die Eltern in Sorge sind und deswegen um Hilfe suchen. Eltern kennen ihre Kinder besser als jeder andere Mensch und auch wenn viele dieser Kinder nicht ernsthaft erkrankt sein werde, ist es doch wichtig, diesen Grund des Hilfeersuchens ernst zu nehmen. Es werden die generellen Indikatoren Lebensgefahr, Bewusstseinszustand, Schmerz und Temperatur benutzt. Hinzugefügt wurden spezielle Indikatoren, die es ermöglichen sollen, Kinder mit offensichtlich oder möglicherweise vorhandenen ernsthaften Erkrankungen zu identifizieren. **Siehe auch:** Schreiendes Baby, Irritables Kind, Unwohlsein bei Kindern, Unwohlsein bei Neugeborenen, Unwohlsein bei Säuglingen	
Spezielle Indikatoren	**Erläuterungen**
Schlaffes Kind	Die Eltern mögen ihr Kind als schlaff beschreiben. Die Eltern mögen ihr Kind als schlaff beschreiben. Der Muskeltonus ist allgemein reduziert – am besten zu erkennen am schlaff hängenden Kopf.
Keine Reaktion auf die Eltern	Gemeint ist jedes Fehlen einer Reaktion auf Gesicht oder Stimme der Eltern. Abnorme Reaktionen oder scheinbares Nichterkennen sind ebenfalls alarmierende Zeichen.
Nicht verblassender Ausschlag	Ein Ausschlag, der auch bei Ausübung von Druck auf die Stelle nicht verblasst (Petechien). Zum Testen kann ein Trinkglas oder Glasspatel auf die Haut gepresst werden, durch den Boden kann eine eventuelle Farbveränderung beobachtet werden.
Bericht über Überdosierung oder Vergiftung	Diese Information mag von Dritten stammen oder aus dem Fehlen von Medikamenten hergeleitet werden.
Potentiell gefährlicher Fremdkörper	Inkorporation eines gefährlichen oder potentiell gefährlichen Fremdkörpers. Hierzu gehören beispielsweise Knopfzellen, Magnete, Rasierklingen, Nadeln – aber auch inkorporierte Erdnüsse oder Perlen.
Bekannte oder vermutete Immunsuppression	Hierzu zählt jeder Patient, bei dem eine Immunsuppression bekannt oder anzunehmen ist, hierzu zählt auch die Einnahme immunsuppressiver Medikamente (inklusive Langzeitsteroidtherapie) in hoher Dosis.
Sepsisverdacht	Bei Patienten (mit Anzeichen einer Infektion wie Rötung/Schwellung/erhöhter Temperatur) kann das Vorhandensein von zwei der drei folgenden Symptome auf ein Sepsisrisiko hinweisen: frisch aufgetretene Verwirrtheit, erhöhte Atemfrequenz (über 22/min), niedriger Blutdruck (unter 100 mmHg systolisch). Für Kinder sind die physiologischen Werte dem Alter anzupassen.
Anzeichen für Dehydration	Die Zeichen umfassen trockene Zunge, eingesunkene Augen, reduzierte Hautspannung und (bei kleinen Babys) eine eingesunkene vordere Fontanelle. Normalerweise einhergehend mit geringer Urinausscheidung.
Keine Nahrungsaufnahme	Das Kind nimmt keine feste oder flüssige (je nach Alter) Nahrung (im normalen Maße!) zu sich. Wenn ein Kind zwar Nahrung zu sich nimmt, aber regelmäßig sofort wieder erbricht, kann es dieses Kriterium auch erfüllen.
Keine Urinausscheidung	Unvermögen zur Produktion und Ausscheidung von Urin. Diese Beurteilung kann bei Kindern (und Senioren) schwierig sein, die Zahl der verbrauchten Windeln oder Vorlagen kann einen Anhalt geben.
Untröstbar durch die Eltern	Dieses Kriterium ist erfüllt, wenn das schreiende oder schmerzgeplagte Kind auf keinen Beruhigungsversuch seiner Eltern reagiert.
Langanhaltendes oder ununterbrochenes Schreien	Ein Kind, welches seit zwei Stunden oder mehr ununterbrochen geschrieen hat, erfüllt dieses Kriterium.
Unpassende Vorgeschichte	Wenn die berichtete Vorgeschichte (Krankengeschichte) das physische Bild des Patienten nicht erklärt, wird die Vorgeschichte als unpassend bezeichnet. Dies kann ein wichtiger Sicherheitshinweis sowohl für Erwachsenen als auch Kinder sein.
Untypisches Verhalten	Ein Kind, das sich auf eine Weise benimmt, die in der gegebenen Situation (bei ihm) nicht üblich ist. Diese Angabe wird oft von Betreuungspersonen gemacht. Solche Kinder werden oft als aufsässig oder "aus der Art geschlagen" bezeichnet.

Betrunkener Eindruck

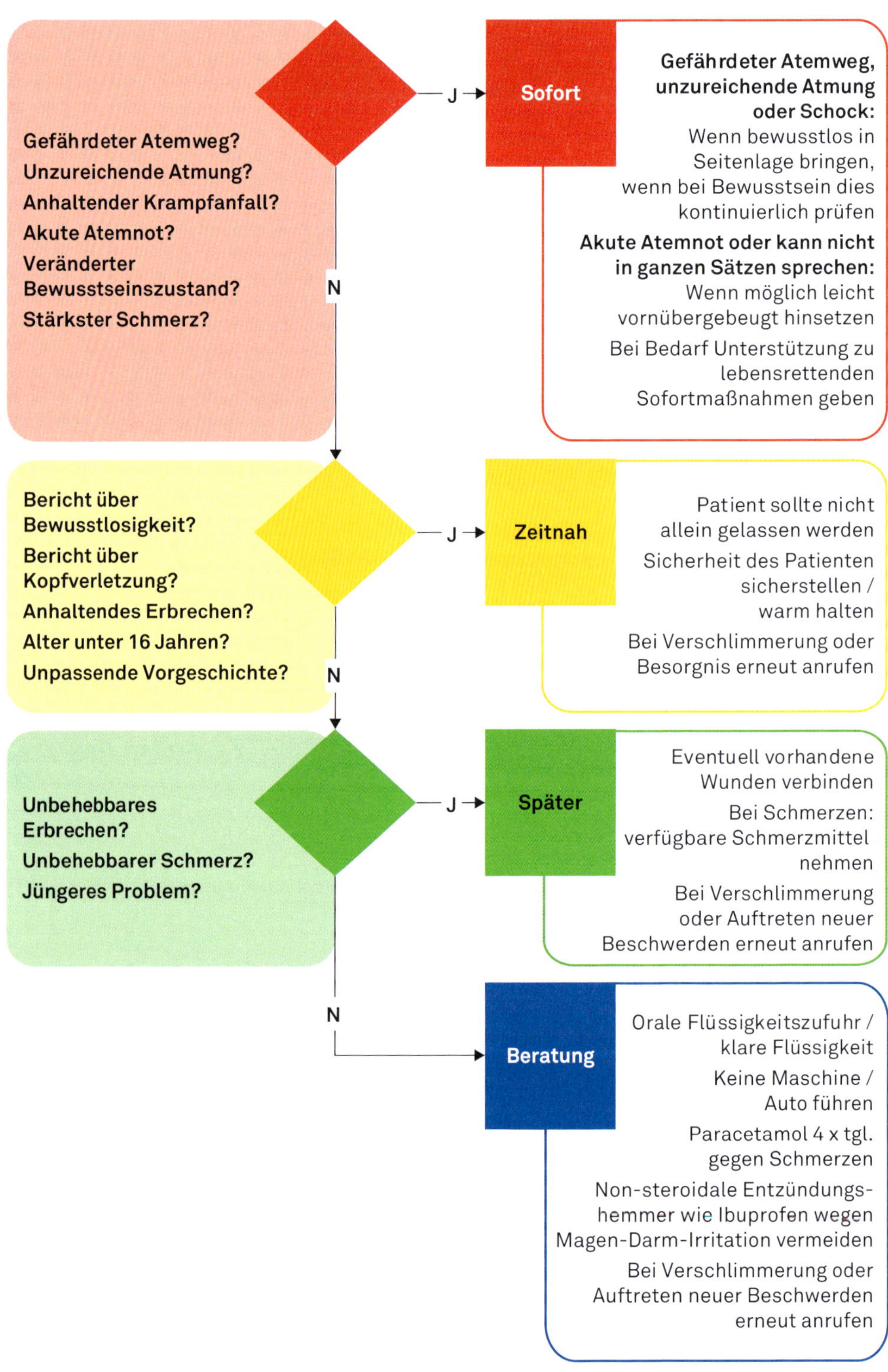

Tabelle 7-13: Anmerkungen zu Betrunkener Eindruck

Hinweise zum Diagramm

Viele Patienten, die um Hilfe nachsuchen, machen einen betrunkenen Eindruck, diese Präsentation definiert das Diagramm. Es berücksichtigt, dass nicht alle Patienten dieser Gruppe wirklich betrunken sind. Es soll die Patienten identifizieren und priorisieren, deren Problem sie nur als betrunken erscheinen lässt oder deren tatsächlich gegebene Trunkenheit lebensbedrohliche Form annehmen kann. Es werden die generellen Indikatoren Lebensgefahr und Bewusstseinszustand eingesetzt.

Siehe auch: Auffälliges Verhalten, Kollaps, Kopfverletzung

Spezielle Indikatoren	**Erläuterungen**
Akute Atemnot	Plötzliches Einsetzen einer Dyspnoe oder plötzliche Verschlechterung einer chronischen Dyspnoe.
Akutes neurologisches Defizit	Jeder Verlust neurologischer Funktionen, der innerhalb der letzten 24 Stunden aufgetreten ist. Dies kann Veränderung oder Verlust der Sensibilität, Extremitätenschwäche (entweder vorübergehend oder permanent), sowie Veränderungen in der Fähigkeit, Urin- oder Stuhlabgang zu kontrollieren, beinhalten.
Bericht über Bewusstlosigkeit	Unter Umständen gibt es Zeugen, die Aussagen zu einer eventuellen Bewusstlosigkeit (und ihrer Länge) machen können. Sollte dies nicht der Fall sein, so sollte bei Patienten, die sich nicht an das Vorgefallene erinnern können, von einem Zustand nach Bewusstlosigkeit ausgegangen werden.
Bericht über Kopfverletzung	Eine Vorgeschichte über ein jüngeres traumatisches Ereignis unter Beteiligung des Kopfes. Normalerweise wird dies durch den Patienten berichtet werden, wenn dieser bewusstlos war, so sollte diese Vorgeschichte von einem verlässlichen Zeuge erhoben werden.
Anhaltendes Erbrechen	Erbrechen, das kontinuierlich oder ohne Ruhepause auftritt.
Alter unter 16 Jahren	Patient ist jünger als 16 Jahre.
Unpassende Vorgeschichte	Wenn die berichtete Vorgeschichte (Krankengeschichte) das physische Bild des Patienten nicht erklärt, wird die Vorgeschichte als unpassend bezeichnet. Dies kann ein wichtiger Sicherheitshinweis sowohl für Erwachsenen als auch Kinder sein.
Unbehebbares Erbrechen	Ein Erbrechen, das auch durch geeignete Maßnahmen nicht behoben werden kann.

Bisse und Stiche

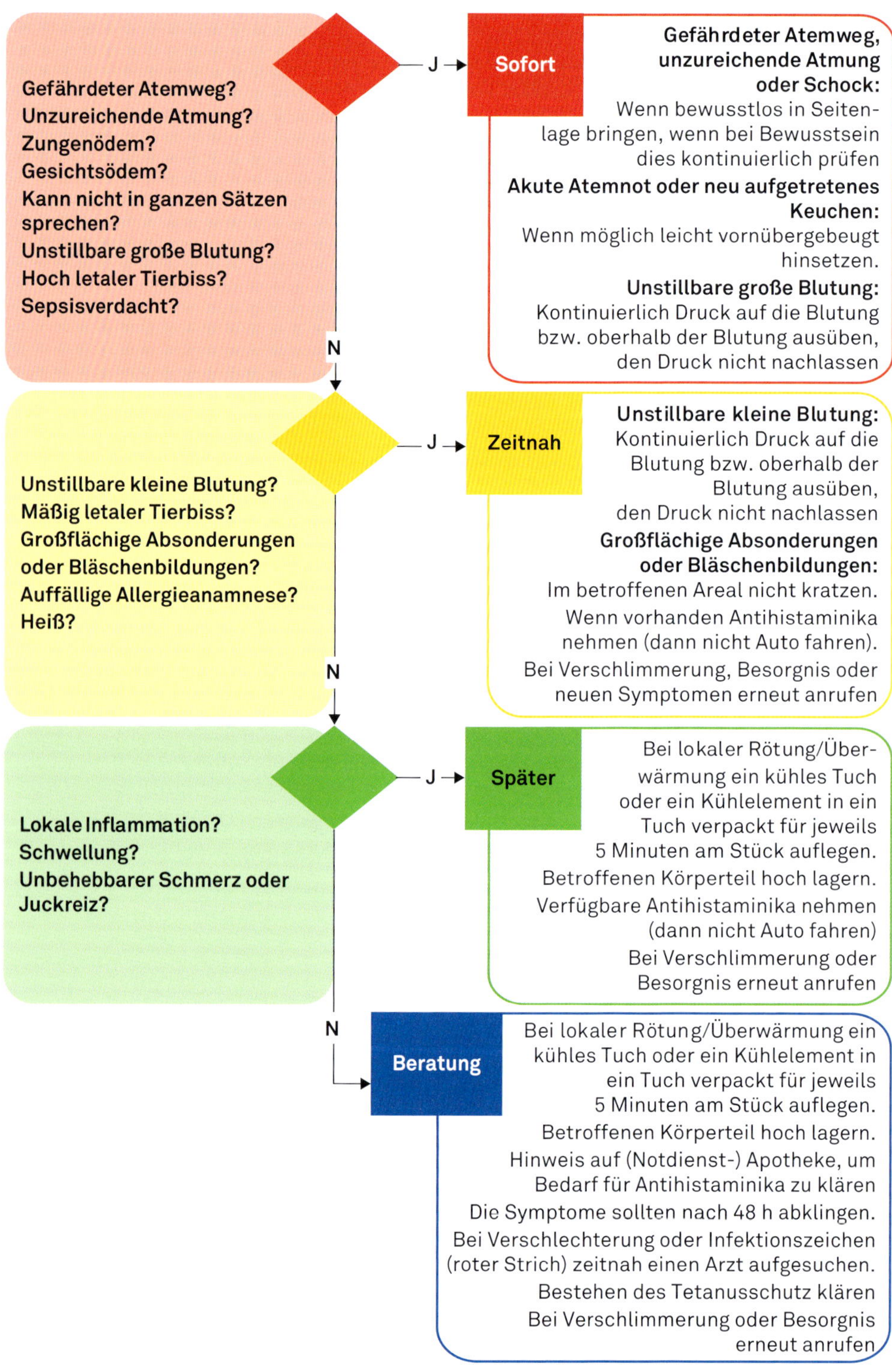

Tabelle 7-14: Anmerkungen zu Bisse und Stiche

Hinweise zum Diagramm	
Dieses Präsentationsdiagramm soll die zutreffende Priorisierung von Patienten erlauben, die sich wegen einer tierischen Biss- oder Stichverletzung vorstellen. Bisse können sowohl von einem Insekt wie von einem größeren Tier herrühren, daher deckt dieses Präsentationsdiagramm die gesamte Bandbreite der Dringlichkeiten ab. Es werden mehrere generelle Indikatoren inklusive Lebensgefahr, Blutverlust und Schmerz benutzt. Enthalten sind spezielle Indikatoren, um die Identifizierung von Patienten mit einer schwereren Verletzung oder einer allergischen Reaktion zu ermöglichen.	
Siehe auch: Abszesse und lokale Infektionen, Allergie	
Spezielle Indikatoren	**Erläuterungen**
Zungenödem	Eine Schwellung der Zunge jeden Ausmaßes.
Gesichtsödem	Ausgeprägte diffuse Schwellung des Gesichtes, meist mit Beteiligung der Lippen.
Kann nicht in ganzen Sätzen sprechen	Dies trifft auf Patienten zu, die so kurzatmig sind, dass sie auch verhältnismäßig kurze Sätze nicht ohne Atemzug dazwischen aussprechen können.
Hoch letaler Tierbiss	Letalität ist das Potential des tierischen Giftes Schaden zu verursachen. Örtliches Wissen mag die Identifizierung des giftigen Tieres ermöglichen, trotzdem kann weiterer Ratschlag erforderlich sein. Im Zweifelsfall sollte von einem hohen Risiko ausgegangen werden.
Sepsisverdacht	Bei Patienten (mit Anzeichen einer Infektion wie Rötung/Schwellung/erhöhter Temperatur) kann das Vorhandensein von zwei der drei folgenden Symptome auf ein Sepsisrisiko hinweisen: frisch aufgetretene Verwirrtheit, erhöhte Atemfrequenz (über 22/min), niedriger Blutdruck (unter 100 mmHg systolisch). Für Kinder sind die physiologischen Werte dem Alter anzupassen.
Mäßig letaler Tierbiss	Letalität ist das Potential des tierischen Giftes Schaden zu verursachen. Örtliches Wissen mag die Identifizierung des giftigen Tieres ermöglichen, trotzdem kann weiterer Ratschlag erforderlich sein.
Großflächige Absonderungen oder Bläschenbildungen	Jede Absonderung oder Bläschenbildung, die mehr als 10 % der Körperoberfläche betrifft.
Auffällige Allergieanamnese	Eine bekannte Sensibilität mit schweren allergischen Reaktionen (z. B. gegen Nüsse oder Bienenstiche) ist auffällig.
Lokale Inflammation	Die lokale Inflammation beinhaltet Schmerz, Schwellung und Rötung eines bestimmten Gebietes oder einer bestimmten Stelle.
Schwellung	Unnormale Größenzunahme.

Chemikalienkontakt

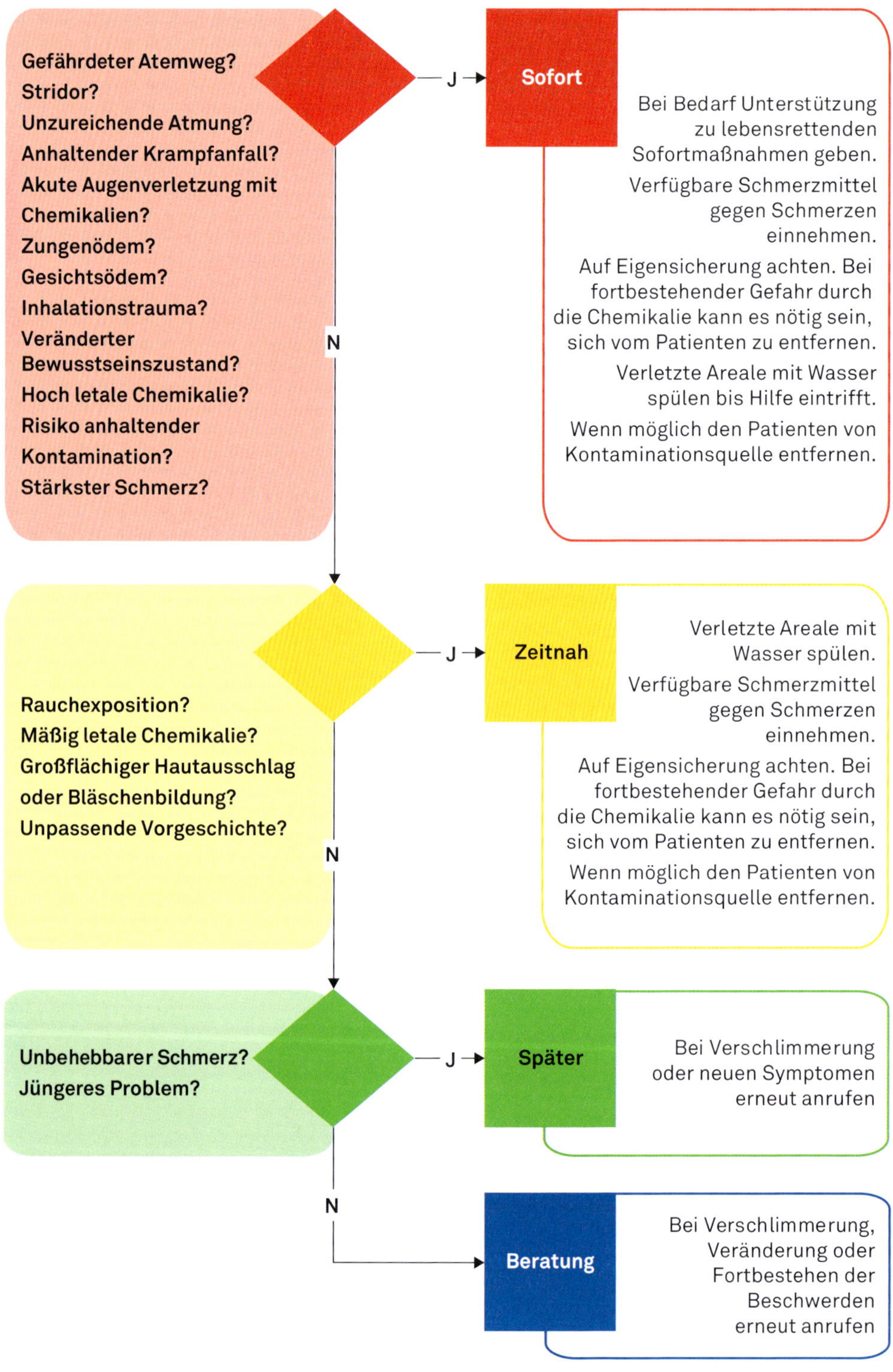

Tabelle 7-15: Anmerkungen zu Chemikalienkontakt

Hinweise zum Diagramm	
Dieses Diagramm wird durch die Angaben des Patienten definiert. Obwohl derartige Situationen seltener vorkommen ist das Diagramm wichtig, weil der Chemikalienkontakt häufig das Hauptproblem des Patienten darstellt. Die Zeichen und Symptome finden sich nicht unbedingt in anderen Präsentationsdiagrammen wieder. Die generellen Indikatoren bilden Lebensgefahr, Bewusstsein, Schmerz und Sauerstoffsättigung ab. Bei den entsprechenden Dringlichkeitsstufen sind spezielle Indikatoren eingefügt, die auch die Symptome der Atemnot erfassen. Die akute Augenverletzung mit Chemikalien und das Risiko anhaltender Kontamination erfordern eine sofortige Zuführung zu einer Behandlung.	
Siehe auch: Atemproblem bei Erwachsenen, Atemproblem bei Kindern, Überdosierung und Vergiftung	
Spezielle Indikatoren	**Erläuterungen**
Akute Augenverletzung mit Chemikalien	Bei jeder innerhalb der letzten 24h in das Auge gespritzten oder anders gelangten Substanz, die ein Stechen, Brennen oder eine Verschlechterung des Sehvermögens hervorruft, sollte von einer chemischen Verletzung des Auges ausgegangen werden.
Zungenödem	Eine Schwellung der Zunge jeden Ausmaßes.
Gesichtsödem	Ausgeprägte diffuse Schwellung des Gesichtes, meist mit Beteiligung der Lippen.
Inhalationstrauma	Der beste Hinweis auf eine Rauchgasinhalation ist der Aufenthalt des Patienten in einem verqualmten Raum. Um Mund und Nase können Rußpartikel abgelagert sein und die Stimme kann heiser sein. Die Inhalation von Chemikaliengasen lässt sich über die Vorgeschichte erschließen – hierbei muss es nicht zwingend irgendwelche spezifischen Zeichen geben. Bei derartigen Ereignissen muss auch an die Gefahr der Fremdgefährdung gedacht werden: u. U. atmet der Patient noch hinterher Rauchgase aus und gefährdet andere Personen in seiner Umgebung. Ausreichende Belüftung des Raumes ist essentiell.
Hoch letale Chemikalie	Letalität ist das Potential der Letalität Schaden zu verursachen. Zur Beurteilung des Risikos kann es erforderlich sein, Rat einzuholen. Im Zweifelsfall sollte von einem hohen Risiko ausgegangen werden.
Risiko anhaltender Kontamination	Wenn der Patient weiterhin mit einer Chemikalie behaftet ist (normalerweise durch das Fehlen einer angemessenen Dekontamination), dann ist dieser Indikator anzuwenden. Wenn diese Situation vorkommt, dürfen die Risiken für die Krankenhausmitarbeiter nicht vergessen werden.
Rauchexposition	Von einer Rauchexposition sollte ausgegangen werden, wenn sich der Patient in einem verqualmten Raum aufgehalten hat. Physikalische Zeichen wie Ruß um Mund und Nasenlöcher sind wenig sichere Zeichen, wenn vorhanden aber wichtig, können dann aber auch auf den Indikator „Inhalationstrauma“ hinweisen.
Mäßig letale Chemikalie	Letalität ist das Potential der Letalität Schaden zu verursachen. Zur Beurteilung des Risikos kann es erforderlich sein, Rat einzuholen. Im Zweifelsfall sollte von einem hohen Risiko (d. h. Indikator Hoch letale Chemikalie) ausgegangen werden.
Großflächige Absonderungen oder Bläschenbildungen	Jede Absonderung oder Bläschenbildung, die mehr als 10 % der Körperoberfläche betrifft.
Unpassende Vorgeschichte	Wenn die berichtete Vorgeschichte (Krankengeschichte) das physische Bild des Patienten nicht erklärt, wird die Vorgeschichte als unpassend bezeichnet. Dies kann ein wichtiger Sicherheitshinweis sowohl für Erwachsenen als auch Kinder sein.

Diabetes

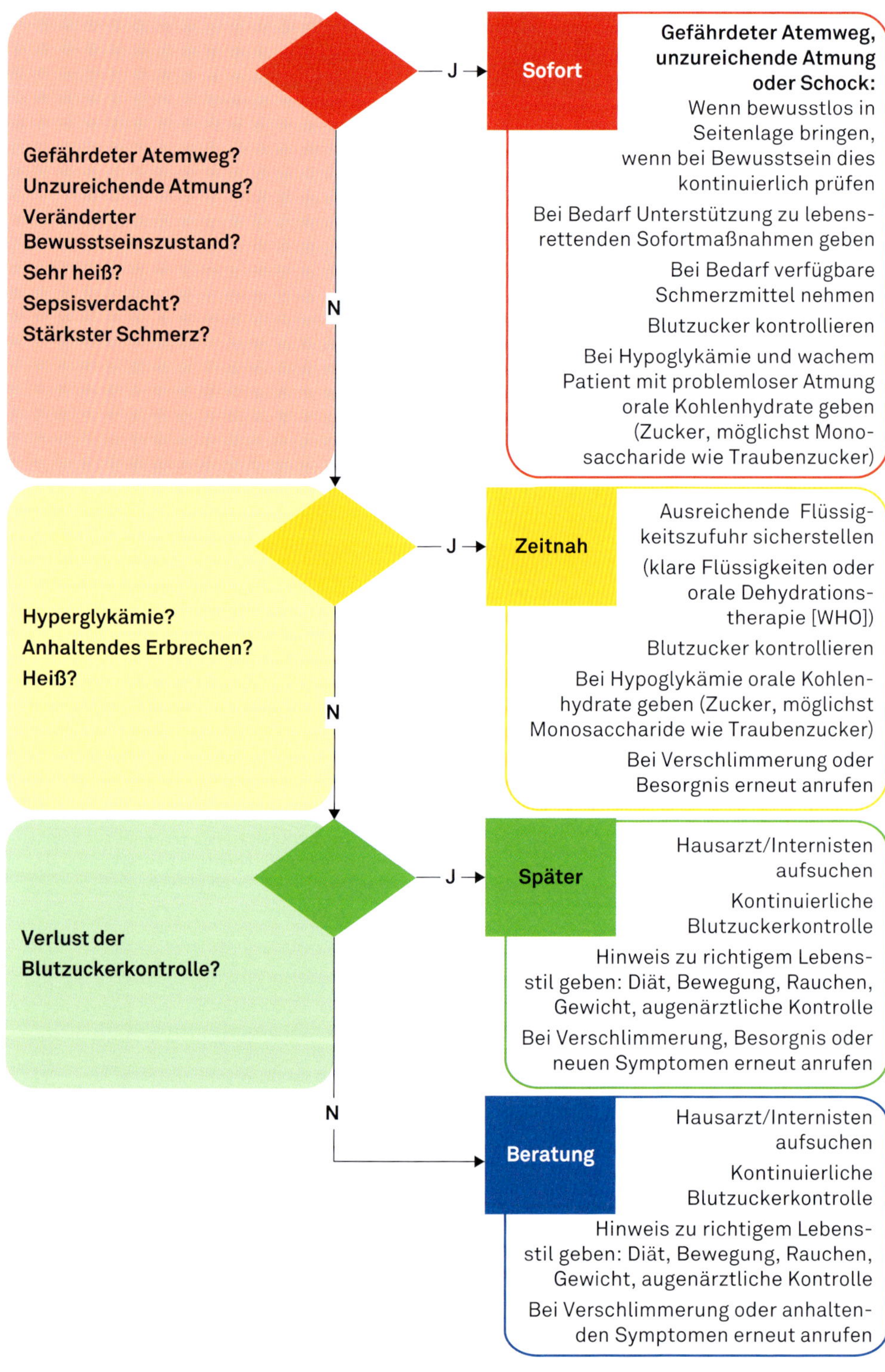
Gefährdeter Atemweg?
Unzureichende Atmung?
Veränderter Bewusstseinszustand?
Sehr heiß?
Sepsisverdacht?
Stärkster Schmerz?
J
N
Sofort
Gefährdeter Atemweg, unzureichende Atmung oder Schock:
Wenn bewusstlos in Seitenlage bringen, wenn bei Bewusstsein dies kontinuierlich prüfen
Bei Bedarf Unterstützung zu lebensrettenden Sofortmaßnahmen geben
Bei Bedarf verfügbare Schmerzmittel nehmen
Blutzucker kontrollieren
Bei Hypoglykämie und wachem Patient mit problemloser Atmung orale Kohlenhydrate geben (Zucker, möglichst Monosaccharide wie Traubenzucker)
Hyperglykämie?
Anhaltendes Erbrechen?
Heiß?
J
N
Zeitnah
Ausreichende Flüssigkeitszufuhr sicherstellen
(klare Flüssigkeiten oder orale Dehydrationstherapie [WHO])
Blutzucker kontrollieren
Bei Hypoglykämie orale Kohlenhydrate geben (Zucker, möglichst Monosaccharide wie Traubenzucker)
Bei Verschlimmerung oder Besorgnis erneut anrufen
Verlust der Blutzuckerkontrolle?
J
N
Später
Hausarzt/Internisten aufsuchen
Kontinuierliche Blutzuckerkontrolle
Hinweis zu richtigem Lebensstil geben: Diät, Bewegung, Rauchen, Gewicht, augenärztliche Kontrolle
Bei Verschlimmerung, Besorgnis oder neuen Symptomen erneut anrufen
Beratung
Hausarzt/Internisten aufsuchen
Kontinuierliche Blutzuckerkontrolle
Hinweis zu richtigem Lebensstil geben: Diät, Bewegung, Rauchen, Gewicht, augenärztliche Kontrolle
Bei Verschlimmerung oder anhaltenden Symptomen erneut anrufen

Tabelle 7-16: Anmerkungen zu Diabetes

Hinweise zum Diagramm	
Dieses durch die Präsentation des Patienten bestimmte Präsentationsdiagramm soll die Priorisierung von Patienten erlauben, die sich mit einem bekannten Diabetes vorstellen. Aus diesem Grund sollte bei Neugeborenen bis einschließlich der 4. Lebenswoche (28 Tage) das Diagramm „Unwohlsein bei Neugeborenen" eingesetzt werden. Es werden mehrere generelle Indikatoren inklusive Lebensgefahr, Bewusstsein (bei Erwachsenen und Kindern), Blutzuckerspiegel und Temperatur eingesetzt. **Siehe auch:** —	
Spezielle Indikatoren	**Erläuterungen**
Sepsisverdacht	Bei Patienten (mit Anzeichen einer Infektion wie Rötung/Schwellung/erhöhter Temperatur) kann das Vorhandensein von zwei der drei folgenden Symptome auf ein Sepsisrisiko hinweisen: frisch aufgetretene Verwirrtheit, erhöhte Atemfrequenz (über 22/min), niedriger Blutdruck (unter 100 mmHg systolisch). Für Kinder sind die physiologischen Werte dem Alter anzupassen.
Hyperglykämie	Ein Blutzuckerspiegel über 17 mmol/l bzw. 300 mg/dl.
Anhaltendes Erbrechen	Erbrechen, das kontinuierlich oder ohne Ruhepause auftritt.
Verlust der Blutzuckerkontrolle	Ein Blutzucker, der trotz unveränderter Lebensgewohnheiten (Mahlzeiten) und dem Einhalten der Verordnungen nicht stabil ist, sondern ständig stärker schwankt.

Durchfälle und Erbrechen

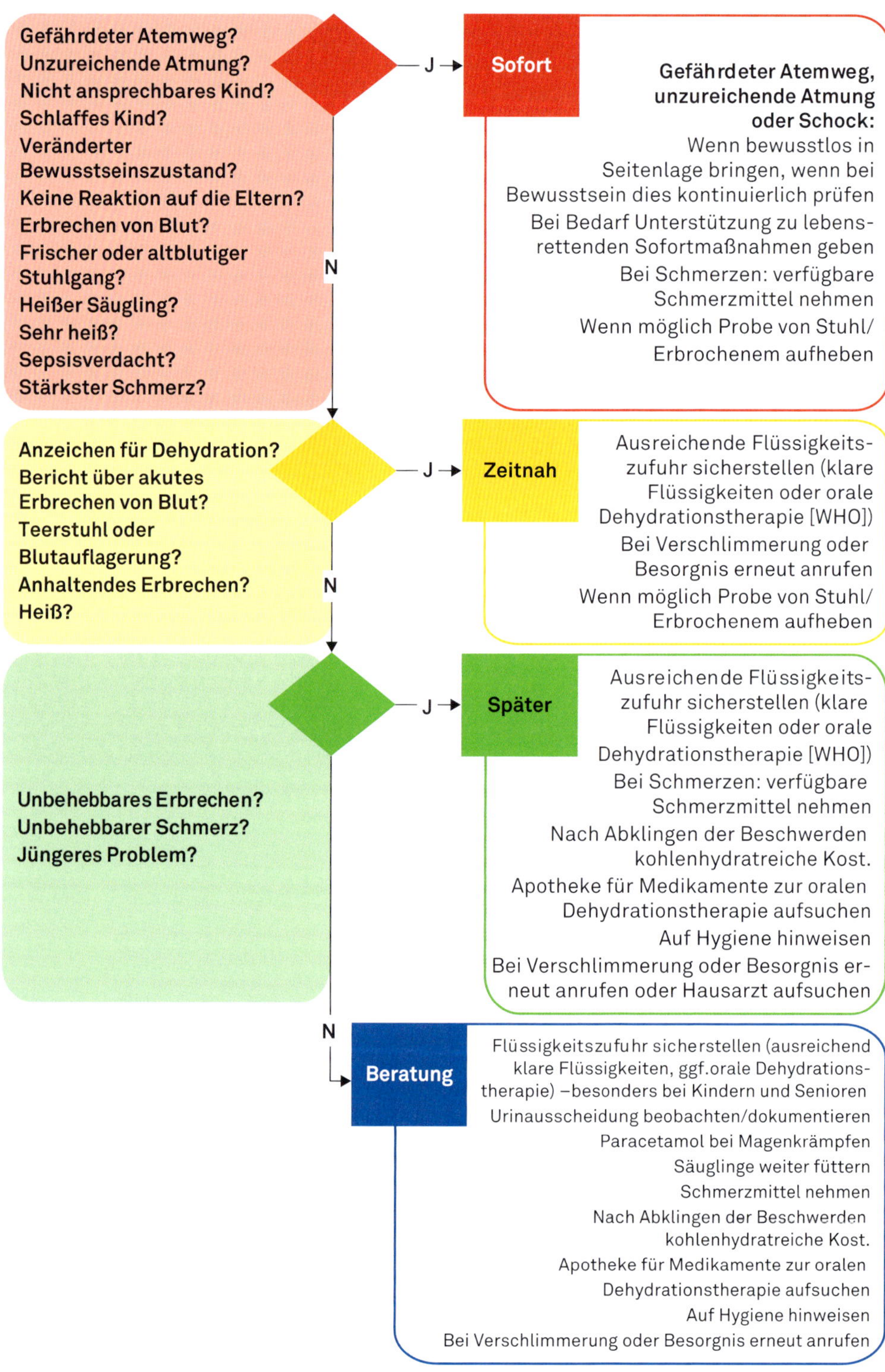

Tabelle 7-17: Anmerkungen zu Durchfälle und Erbrechen

Hinweise zum Diagramm	
Dieses durch die Präsentation des Patienten definierte Diagramm soll die Einschätzung von Patienten erlauben, die sich wegen Durchfällen und/oder Erbrechen melden. Die meisten dieser Patienten haben keine hohe Behandlungspriorität. Bei einige wenigen kann doch eine ernsthafte Erkrankung zu Grunde liegen. Es werden verschiedene generelle Indikatoren benutzt inklusive Lebensgefahr und Schmerz. Die speziellen Indikatoren sollen sicherstellen, dass Patienten mit einer gastrointestinalen Blutung und solche mit Dehydrierung und anderen schwerwiegenden Folgen von Durchfällen und Erbrechen in die richtige Dringlichkeitsstufe eingeordnet werden. **Siehe auch:** Abdominelle Schmerzen bei Erwachsenen, Abdominelle Schmerzen bei Kindern, Gastrointestinale Blutung	
Spezielle Indikatoren	**Erläuterungen**
Schlaffes Kind	Unter Umständen beschreiben die Eltern ihr Kind als schlaff. Der Muskeltonus ist allgemein reduziert – am besten zu erkennen an einem schlaff hängenden Kopf.
Keine Reaktion auf die Eltern	Gemeint ist jedes Fehlen einer Reaktion auf Gesicht oder Stimme der Eltern. Abnorme Reaktionen oder scheinbares Nichterkennen sind ebenfalls alarmierende Zeichen.
Erbrechen von Blut	Erbrochenes Blut kann frischblutig (hell- oder dunkelrot) oder kaffeesatzartig auftreten.
Frisch- oder altblutiger Stuhlgang	Bei einer aktiven starken gastrointestinalen Blutung wird dunkelroter Stuhlgang abgesetzt werden. Je länger die Passagezeit durch den Darmtrakt andauert, desto dunkler wird das Blut – bis hin zu Meläna (Teerstuhl).
Sepsisverdacht	Bei Patienten (mit Anzeichen einer Infektion wie Rötung/Schwellung/erhöhter Temperatur) kann das Vorhandensein von zwei der drei folgenden Symptome auf ein Sepsisrisiko hinweisen: frisch aufgetretene Verwirrtheit, erhöhte Atemfrequenz (über 22/min), niedriger Blutdruck (unter 100 mmHg systolisch). Für Kinder sind die physiologischen Werte dem Alter anzupassen.
Anzeichen für Dehydration	Die Zeichen umfassen trockene Zunge, eingesunkene Augen, reduzierte Hautspannung und (bei kleinen Babys) eine eingesunkene vordere Fontanelle. Normalerweise einhergehend mit geringer Urinausscheidung.
Bericht über akutes Erbrechen von Blut	Erbrechen von Blut, kaffeesatzartiges Erbrechen oder Blutbeimengungen beim Erbrochenen innerhalb der letzten 24 Stunden.
Teerstuhl oder Blutauflagerung	Jede Form schwarzen Stuhlganges erfüllt dieses Kriterium, johannisbeerfarbene dunkelrote Blutauflagerungen treten klassisch bei einem Invaginationsileus auf. Das Fehlen dieses Stuhltyps schließt die Diagnose aber nicht aus!
Anhaltendes Erbrechen	Erbrechen, das kontinuierlich oder ohne Ruhepause auftritt.
Unbehebbares Erbrechen	Ein Erbrechen, das auch durch geeignete Maßnahmen nicht behoben werden kann.

Extremitätenprobleme

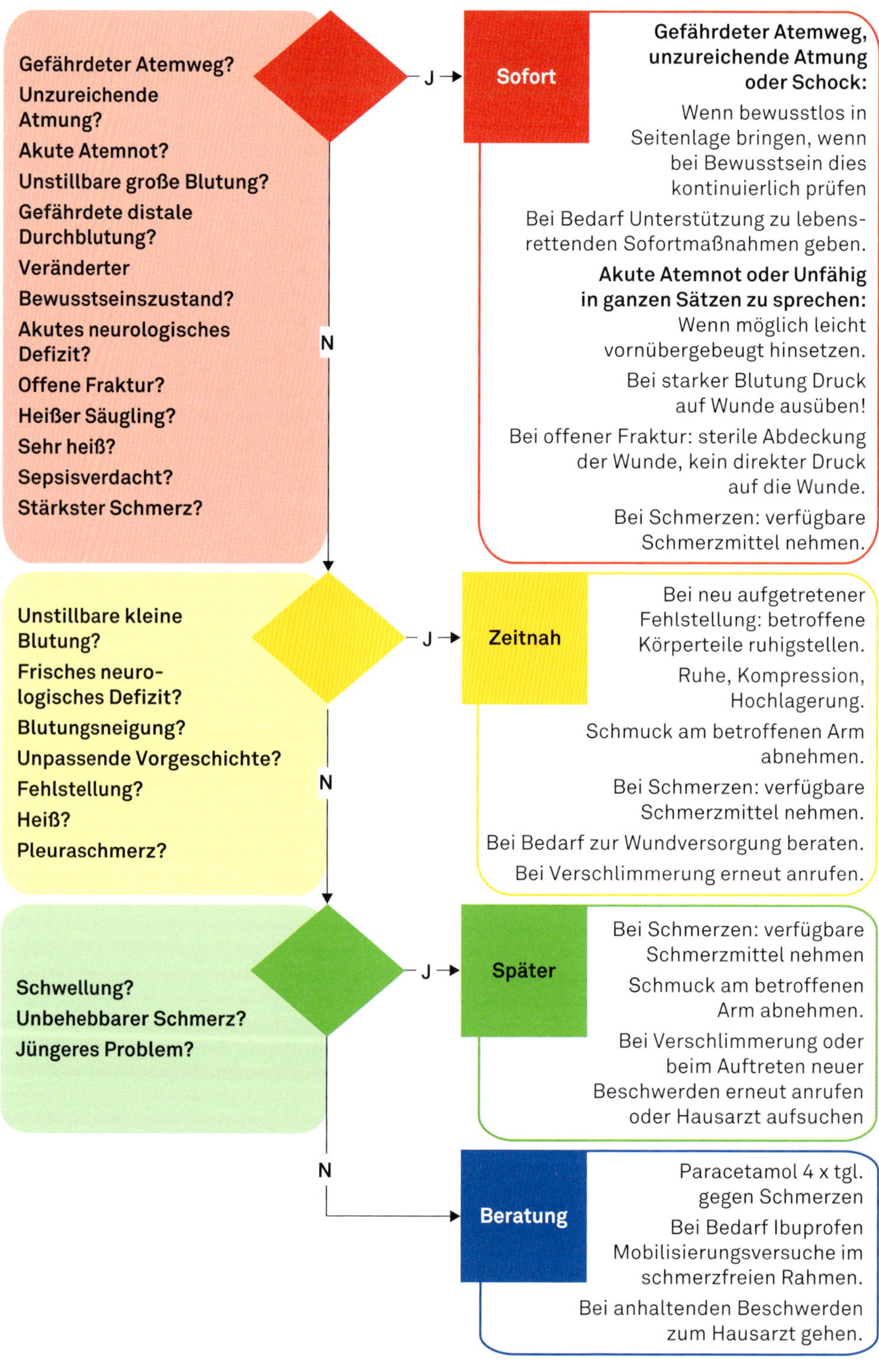

Tabelle 7-18: Anmerkungen zu Extremitätenprobleme

Hinweise zum Diagramm	
Dieses Entscheidungsdiagramm erlaubt die Einschätzung von Patienten, die sich wegen einer Verletzung an den oberen oder unteren Extremitäten melden. Auch wenn solche Verletzungen selten lebensbedrohlich sind, so können sie doch eine beträchtliche Krankheitsschwere erreichen. Es sind mehrere generelle Indikatoren enthalten, so Lebensgefahr, Blutverlust und Schmerz. Die speziellen Indikatoren sollen sicherstellen, dass Extremitäten bedrohende Verletzungen zügig angesehen und behandelt werden. Andere Indikatoren sollen den Einschätzenden daran erinnern, an die Zeichen und Symptome thromboembolischer Krankheitsbilder und ihre Komplikationen zu denken.	
Siehe auch: Hinkendes Kind	
Spezielle Indikatoren	**Erläuterungen**
Akute Atemnot	Plötzliches Einsetzen einer Dyspnoe oder plötzliche Verschlechterung einer chronischen Dyspnoe.
Gefährdete (distale) Durchblutung	Hierbei handelt es sich um eine Kombination aus Blässe, Kälte, veränderter Sensibilität und Schmerzen, bei vorhandenem oder fehlendem Puls distal der Verletzung.
Akutes neurologisches Defizit	Jeder Verlust neurologischer Funktionen, der innerhalb der letzten 24 Stunden aufgetreten ist. Dies kann Veränderung oder Verlust der Sensibilität, Extremitätenschwäche (entweder vorübergehend oder permanent), sowie Veränderungen in der Fähigkeit, Urin- oder Stuhlabgang zu kontrollieren, beinhalten.
Offene Fraktur	Alle Wunden in der Nähe einer Fraktur sollten zu diesem Verdacht führen. Wenn es irgendeine Möglichkeit einer Verbindung zwischen einer Wunde und der Fraktur gibt, dann sollte von einer offenen Fraktur ausgegangen werden.
Sepsisverdacht	Bei Patienten (mit Anzeichen einer Infektion wie Rötung/Schwellung/erhöhter Temperatur) kann das Vorhandensein von zwei der drei folgenden Symptome auf ein Sepsisrisiko hinweisen: frisch aufgetretene Verwirrtheit, erhöhte Atemfrequenz (über 22/min), niedriger Blutdruck (unter 100 mmHg systolisch). Für Kinder sind die physiologischen Werte dem Alter anzupassen.
Frisches neurologisches Defizit	Jeder Verlust neurologischer Funktionen, der vor mehr als 24 Stunden und weniger als 7 Tagen aufgetreten ist. Dies kann Veränderung oder Verlust der Sensibilität, Extremitätenschwäche (entweder vorübergehend oder permanent), sowie Veränderungen in der Fähigkeit, Urin- oder Stuhlabgang zu kontrollieren, beinhalten.
Blutungsneigung	Angeborene oder erworbene Blutungsneigung.
Unpassende Vorgeschichte	Wenn die berichtete Vorgeschichte (Krankengeschichte) das physische Bild des Patienten nicht erklärt, wird die Vorgeschichte als unpassend bezeichnet. Dies kann ein wichtiger Sicherheitshinweis sowohl für Erwachsenen als auch Kinder sein.
Fehlstellung	Hierbei handelt es sich um den subjektiven Eindruck. Gemeint sind unnormale Winkel oder Rotationen.
Pleuraschmerz	Ein scharfer, örtlich begrenzter Schmerz im Thorax, der sich durch Atmen, Husten oder Niesen verschlimmert.
Schwellung	Unnormale Größenzunahme.

Fremdkörper

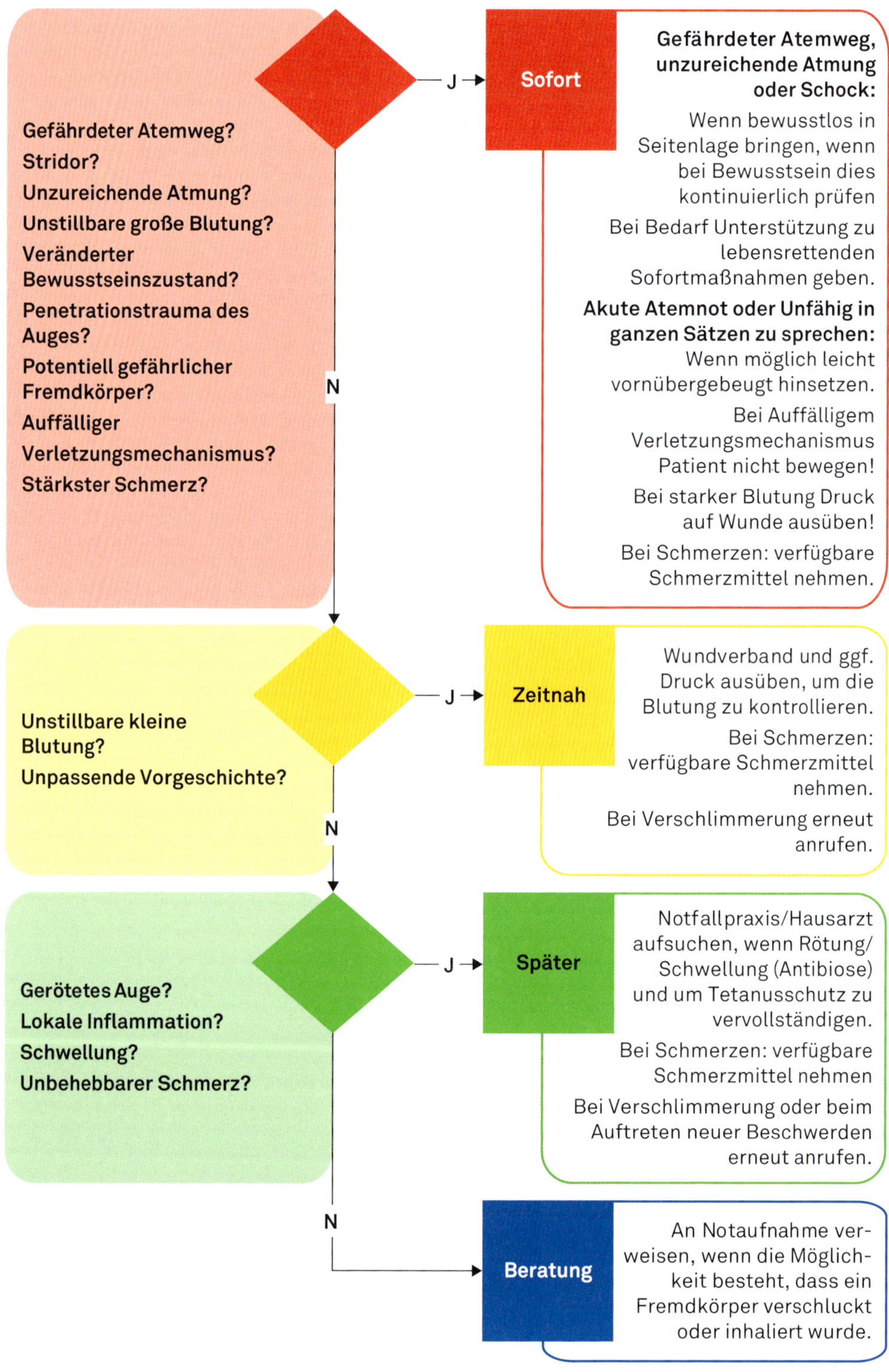

Tabelle 7-19: Anmerkungen zu Fremdkörper

Hinweise zum Diagramm	
Dieses Diagramm soll die zutreffende Priorisierung von Patienten erlauben, die wegen eines Fremdkörpers in einem beliebigen Körperteil anrufen. Die Schwere solcher Fälle kann von Unbehagen bis Lebensgefahr reichen, dieses Diagramm soll die Differenzierung ermöglichen. Es werden mehrere generelle Indikatoren wie Lebensgefahr, Blutverlust und Schmerz benutzt. Der einzige spezielle Indikator, der einen Bezug auf eine explizite anatomische Lage des Fremdkörpers nimmt, ist das Penetrationstrauma des Auges.	
Siehe auch: Körperstammverletzung, Wunden	
Spezielle Indikatoren	**Erläuterungen**
Penetrationstrauma des Auges	Ein jüngeres (physikalisches) Trauma, bei dem der Bulbus penetriert wurde.
Potentiell gefährlicher Fremdkörper	Inkorporation eines gefährlichen oder potentiell gefährlichen Fremdkörpers. Hierzu gehören beispielsweise Knopfzellen, Magnete, Rasierklingen, Nadeln – aber auch inkorporierte Erdnüsse oder Perlen.
Auffälliger Verletzungsmechanismus	Penetrierende Verletzungen (Stich- oder Schussverletzungen) und Verletzungen mit hoher Energiezuführung (bspw. wie schwere Verkehrsunfälle und Stürze aus großer Höhe, die bei Kindern schon ab zweifacher Körperhöhe angenommen werden).
Unpassende Vorgeschichte	Wenn die berichtete Vorgeschichte (Krankengeschichte) das physische Bild des Patienten nicht erklärt, wird die Vorgeschichte als unpassend bezeichnet. Dies kann ein wichtiger Sicherheitshinweis sowohl für Erwachsenen als auch Kinder sein.
Gerötetes Auge	Jede Rötung des Auges. Ein gerötetes Auge kann schmerzhaft oder schmerzfrei sein, die Rötung kann das ganze Auge oder nur einen Teil betreffen.
Lokale Inflammation	Die lokale Inflammation beinhaltet Schmerz, Schwellung und Rötung eines bestimmten Gebietes oder einer bestimmten Stelle.
Schwellung	Unnormale Größenzunahme.

Gastrointestinale Blutung

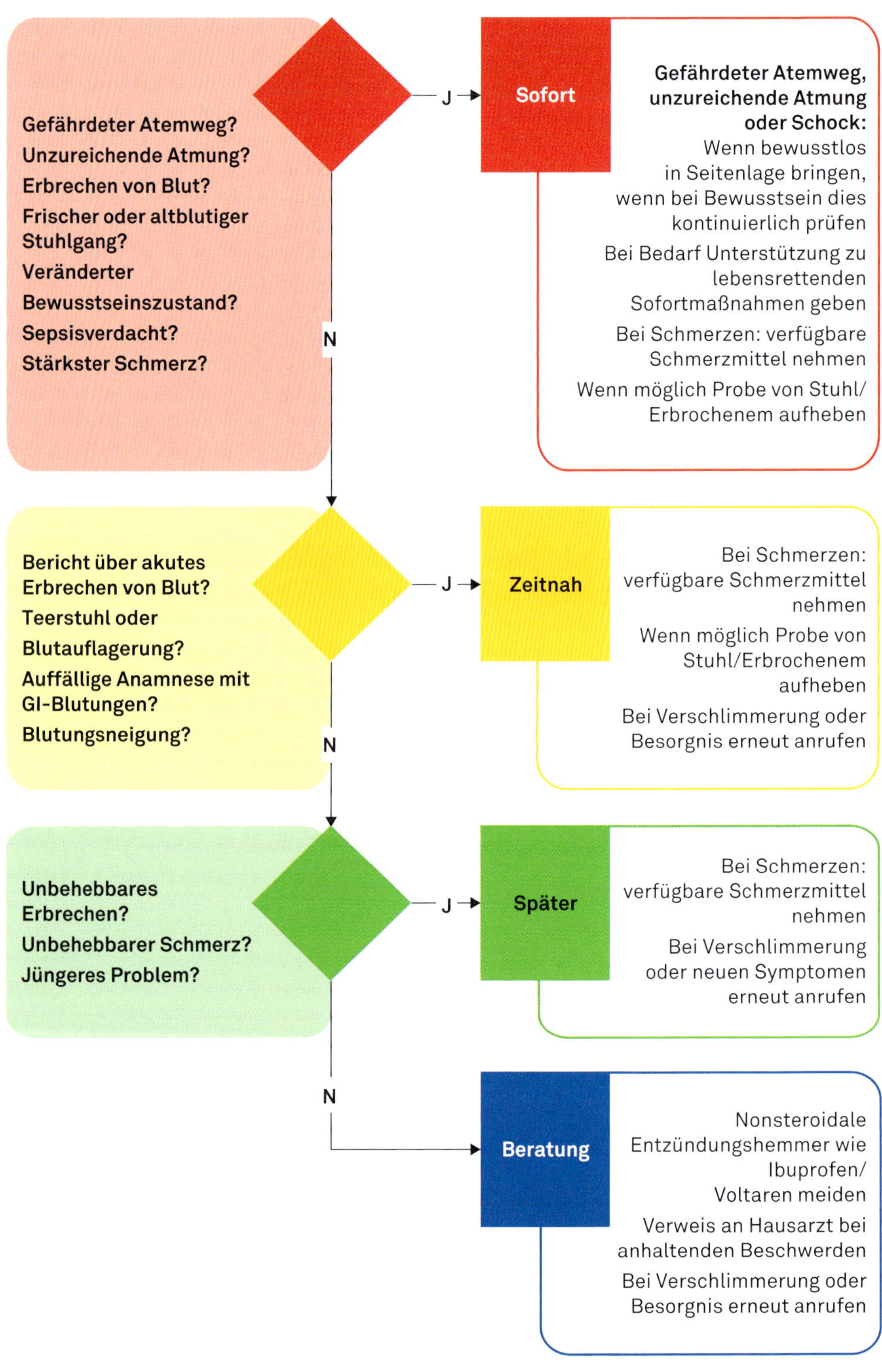

Tabelle 7-20: Anmerkungen zu Gastrointestinale Blutung

Hinweise zum Diagramm	
Dieses Diagramm ist durch die Präsentation des Patienten definiert. Patienten mit einer gastrointestinalen Blutung können entweder ein frisch- oder altblutiges Erbrechen oder blutige Stuhlgänge aufweisen. Es werden mehrere generelle Indikatoren inklusive Lebensgefahr und Schmerz benutzt. Die speziellen Indikatoren wurden ausgewählt, um die gegenwärtige Schwere der gastrointestinalen Blutung abzubilden. So haben Patienten, die akut blutig erbrechen oder frisch- oder altblutigen Stuhlgang haben, eine höhere Dringlichkeit, als solche, die über ein stattgefundenes Erbrechen berichten. **Siehe auch:** Abdominelle Schmerzen bei Erwachsenen, Abdominelle Schmerzen bei Kindern, Durchfälle und Erbrechen	
Spezielle Indikatoren	**Erläuterungen**
Erbrechen von Blut	Erbrochenes Blut kann frischblutig (hell- oder dunkelrot) oder kaffeesatzartig auftreten.
Frisch- oder altblutiger Stuhlgang	Bei einer aktiven starken gastrointestinalen Blutung wird dunkelroter Stuhlgang abgesetzt werden. Je länger die Passagezeit durch den Darmtrakt andauert, desto dunkler wird das Blut – bis hin zu Meläna (Teerstuhl).
Sepsisverdacht	Bei Patienten (mit Anzeichen einer Infektion wie Rötung/Schwellung/erhöhter Temperatur) kann das Vorhandensein von zwei der drei folgenden Symptome auf ein Sepsisrisiko hinweisen: frisch aufgetretene Verwirrtheit, erhöhte Atemfrequenz (über 22/min), niedriger Blutdruck (unter 100 mmHg systolisch). Für Kinder sind die physiologischen Werte dem Alter anzupassen.
Bericht über akutes Erbrechen von Blut	Erbrechen von Blut, kaffeesatzartiges Erbrechen oder Blutbeimengungen beim Erbrochenen innerhalb der letzten 24 Stunden.
Teerstuhl oder Blutauflagerung	Jede Form schwarzen Stuhlganges erfüllt dieses Kriterium, johannisbeerfarbene dunkelrote Blutauflagerungen treten klassisch bei einem Invaginationsileus auf. Das Fehlen dieses Stuhltyps schließt die Diagnose aber nicht aus!
Blutungsneigung	Angeborene oder erworbene Blutungsneigung.
Unbehebbares Erbrechen	Ein Erbrechen, das auch durch geeignete Maßnahmen nicht behoben werden kann.

Gesichtsprobleme

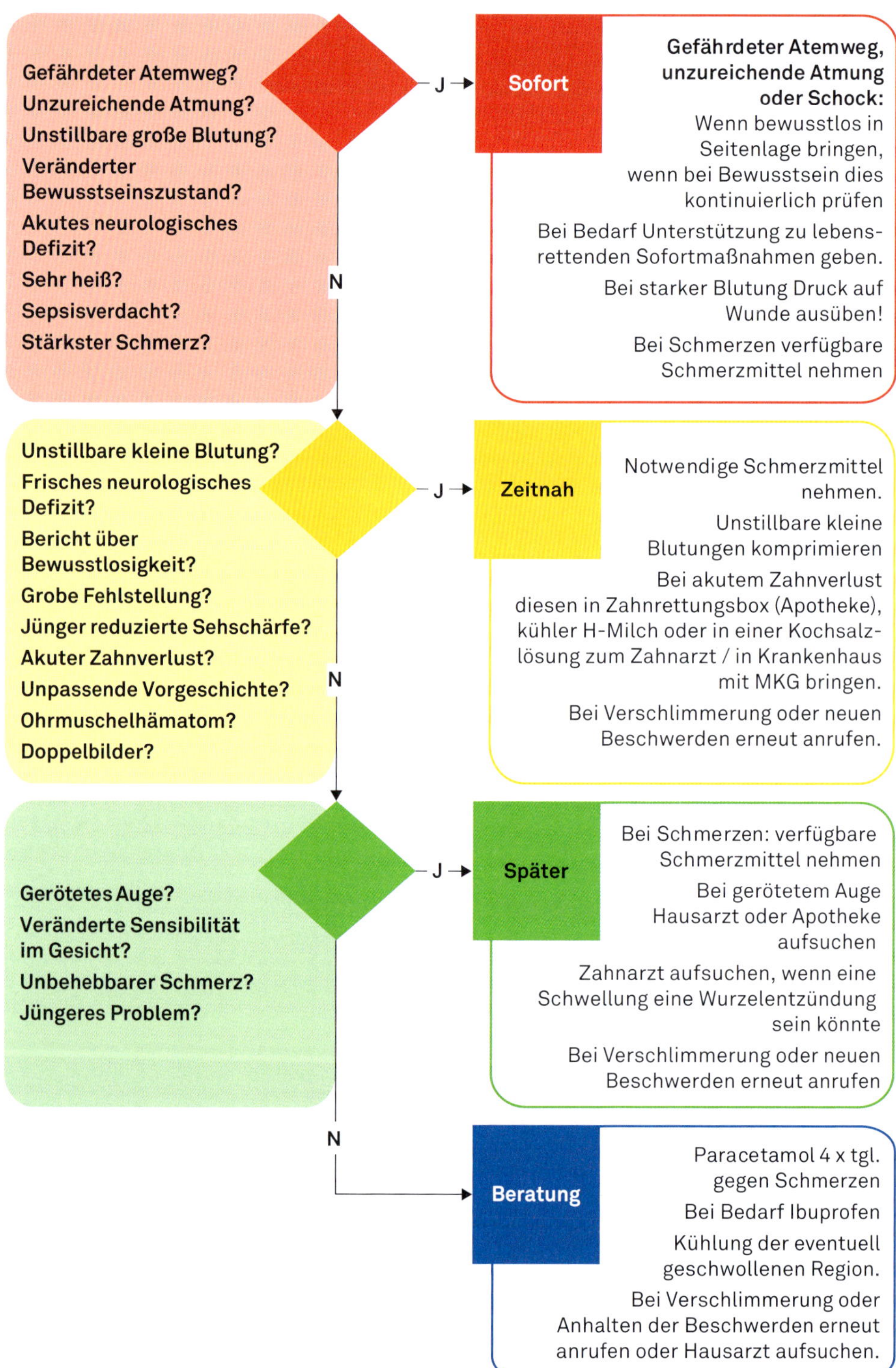

Tabelle 7-21: Anmerkungen zu Gesichtsprobleme

Hinweise zum Diagramm	
Dieses Präsentationsdiagramm soll die zutreffende Priorisierung von Patienten erlauben, die sich mit Problemen im Gesichtsbereich vorstellen. Es sind verschiedene generelle Indikatoren einbezogen, so Lebensgefahr, Blutverlust und Schmerz.	
Siehe auch: Augenprobleme, Kopfverletzung, Ohrenprobleme, Zahnprobleme	
Spezielle Indikatoren	**Erläuterungen**
Akutes neurologisches Defizit	Jeder Verlust neurologischer Funktionen, der innerhalb der letzten 24 Stunden aufgetreten ist. Dies kann Veränderung oder Verlust der Sensibilität, Extremitätenschwäche (entweder vorübergehend oder permanent), sowie Veränderungen in der Fähigkeit, Urin- oder Stuhlabgang zu kontrollieren, beinhalten.
Sepsisverdacht	Bei Patienten (mit Anzeichen einer Infektion wie Rötung/Schwellung/erhöhter Temperatur) kann das Vorhandensein von zwei der drei folgenden Symptome auf ein Sepsisrisiko hinweisen: frisch aufgetretene Verwirrtheit, erhöhte Atemfrequenz (über 22/min), niedriger Blutdruck (unter 100 mmHg systolisch). Für Kinder sind die physiologischen Werte dem Alter anzupassen.
Frisches neurologisches Defizit	Jeder Verlust neurologischer Funktionen, der vor mehr als 24 Stunden und weniger als 7 Tagen aufgetreten ist. Dies kann Veränderung oder Verlust der Sensibilität, Extremitätenschwäche (entweder vorübergehend oder permanent), sowie Veränderungen in der Fähigkeit, Urin- oder Stuhlabgang zu kontrollieren, beinhalten.
Grobe Fehlstellung	Hierbei handelt es sich um einen subjektiven Eindruck. Gemeint sind grobe und abnorme Winkel oder Rotationen.
Jünger reduzierte Sehschärfe	Jede Abnahme der (korrigierten) Sehschärfe innerhalb der letzten sieben Tage.
Akuter Zahnverlust	Innerhalb der letzten 24 Stunden ist ein Zahn komplett luxiert.
Unpassende Vorgeschichte	Wenn die berichtete Vorgeschichte (Krankengeschichte) das physische Bild des Patienten nicht erklärt, wird die Vorgeschichte als unpassend bezeichnet. Dies kann ein wichtiger Sicherheitshinweis sowohl für Erwachsenen als auch Kinder sein.
Ohrmuschelhämatom	Ein pralles Hämatom (normalerweise nach einem Trauma) im/am äußeren Ohr.
Doppelbilder	Das Sehen doppelter Bilder, dass beim Schließen eines Auges aufhört.
Gerötetes Auge	Jede Rötung des Auges. Ein gerötetes Auge kann schmerzhaft oder schmerzfrei sein, die Rötung kann das ganze Auge oder nur einen Teil betreffen.
Veränderte Sensibilität im Gesicht	Jede Veränderung des Empfindens im Gesichtsbereich.

Halsschmerz

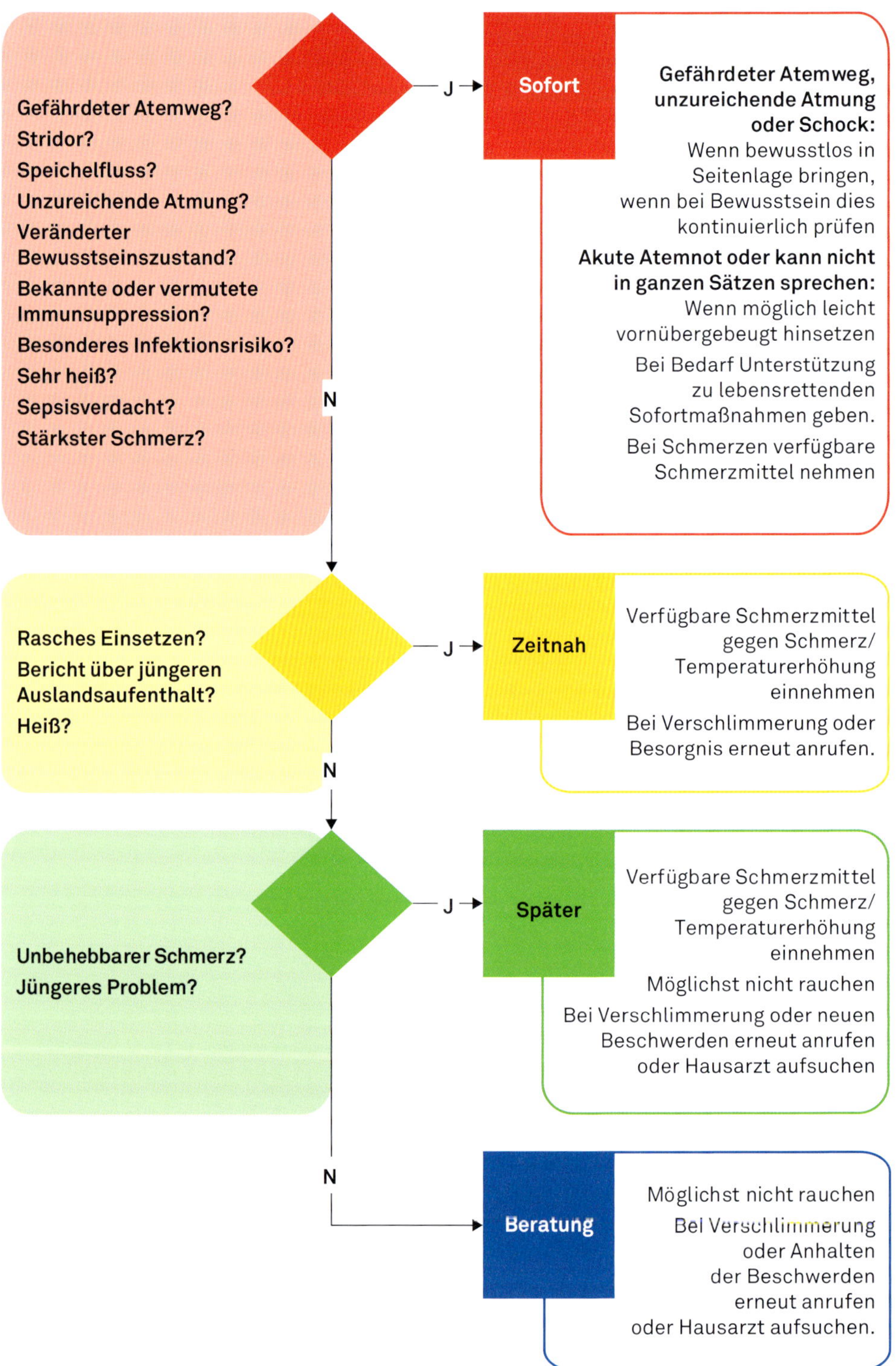

Tabelle 7-22: Anmerkungen zu Halsschmerz

Hinweise zum Diagramm	
Dieses Präsentationsdiagramm soll die Priorisierung von Patienten erlauben, die sich mit dem Verdacht auf eine Entzündung im Hals vorstellen. Da derartige Probleme im Hals Auswirkungen auf die Atemwege haben können, gibt es mehrere Gelegenheiten, bei denen dieses Leitsymptom zu einer hohen Dringlichkeitseinstufung führen kann. Die eingesetzten generellen Indikatoren decken Lebensgefahr, Schmerz und Temperatur ab. Die speziellen Indikatoren weisen auf das hohe Risiko ernsthafterer Erkrankungen hin. Es sollte dabei immer auch darauf geachtet werden, dass in selteneren Fällen eine kardiale Ursache vorliegen kann. Bei Neugeborenen bis einschließlich der 4.Lebenswoche (28 Tage) sollte das Diagramm „Unwohlsein bei Neugeborenen" eingesetzt werden. **Siehe auch:** Atemproblem bei Erwachsenen, Atemproblem bei Kindern, Unwohlsein bei Erwachsenen, Unwohlsein bei Kindern, Unwohlsein bei Neugeborenen, Unwohlsein bei Säuglingen	
Spezielle Indikatoren	**Erläuterungen**
Bekannte oder vermutete Immunsuppression	Hierzu zählt jeder Patient, bei dem eine Immunsuppression bekannt oder anzunehmen ist, hierzu zählt auch die Einnahme immunsuppressiver Medikamente (inklusive Langzeitsteroidtherapie) in hoher Dosis.
Besonderes Infektionsrisiko	Bekannter Kontakt mit einem gefährlichen Krankheitserreger oder Reise in ein Gebiet mit einem bekannten, bestehenden, ernsthaften Infektionsrisiko.
Sepsisverdacht	Bei Patienten (mit Anzeichen einer Infektion wie Rötung/Schwellung/erhöhter Temperatur) kann das Vorhandensein von zwei der drei folgenden Symptome auf ein Sepsisrisiko hinweisen: frisch aufgetretene Verwirrtheit, erhöhte Atemfrequenz (über 22/min), niedriger Blutdruck (unter 100 mmHg systolisch). Für Kinder sind die physiologischen Werte dem Alter anzupassen.
Rasches Einsetzen	Einsetzen innerhalb der letzten 12 Stunden.
Bericht über vorangegangenen Auslandsaufenthalt	Vorangegangene größere Auslandsreise (innerhalb zwei Wochen)

Hautausschläge

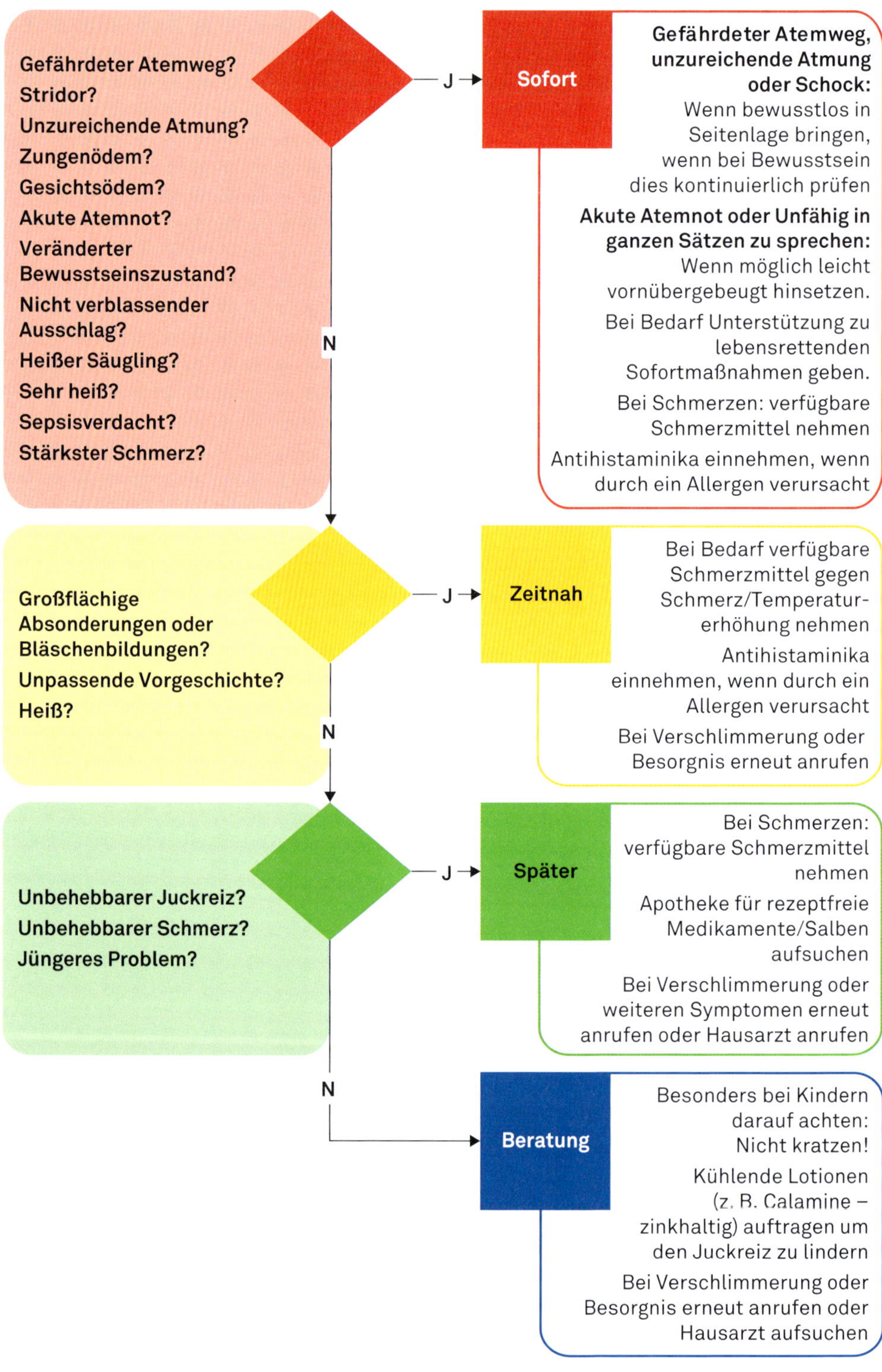

Tabelle 7-23: Anmerkungen zu Hautausschläge

Hinweise zum Diagramm	
Dieses Diagramm ist durch die Präsentation des Patienten definiert. Ein Hautausschlag kann Zeichen einer schwerwiegenden Erkrankung wie einer Meningokokkensepsis sein, es kann aber auch Zeichen einer nicht akuten chronischen Erkrankung wie Psoriasis sein. In diesem Diagramm werden zwei generelle Indikatoren benutzt: Lebensgefahr und Temperatur. In den Dringlichkeitsstufe ROT und GELB ermöglichen mehrere spezielle Indikatoren die passende Priorisierung ernsterer Erkrankungen. So finden sich in ROT nicht verblassende Ausschläge und Anzeichen einer anaphylaktischen Reaktion. **Siehe auch:** Allergie, Bisse und Stiche, Unwohlsein bei Erwachsenen, Unwohlsein bei Kindern, Unwohlsein bei Neugeborenen, Unwohlsein bei Säuglingen	
Spezielle Indikatoren	**Erläuterungen**
Zungenödem	Eine Schwellung der Zunge jeden Ausmaßes.
Gesichtsödem	Ausgeprägte diffuse Schwellung des Gesichtes, meist mit Beteiligung der Lippen.
Akute Atemnot	Plötzliches Einsetzen einer Dyspnoe oder plötzliche Verschlechterung einer chronischen Dyspnoe.
Nicht verblassender Ausschlag	Ein Ausschlag, der auch bei Ausübung von Druck auf die Stelle nicht verblasst (Petechien). Zum Testen kann ein Trinkglas oder Glasspatel auf die Haut gepresst werden, durch den Boden kann eine eventuelle Farbveränderung beobachtet werden.
Sepsisverdacht	Bei Patienten (mit Anzeichen einer Infektion wie Rötung/Schwellung/erhöhter Temperatur) kann das Vorhandensein von zwei der drei folgenden Symptome auf ein Sepsisrisiko hinweisen: frisch aufgetretene Verwirrtheit, erhöhte Atemfrequenz (über 22/min), niedriger Blutdruck (unter 100 mmHg systolisch). Für Kinder sind die physiologischen Werte dem Alter anzupassen.
Großflächige Absonderungen oder Bläschenbildungen	Jede Absonderung oder Bläschenbildung, die mehr als 10 % der Körperoberfläche betrifft.
Unpassende Vorgeschichte	Wenn die berichtete Vorgeschichte (Krankengeschichte) das physische Bild des Patienten nicht erklärt, wird die Vorgeschichte als unpassend bezeichnet. Dies kann ein wichtiger Sicherheitshinweis sowohl für Erwachsenen als auch Kinder sein.

Herzklopfen

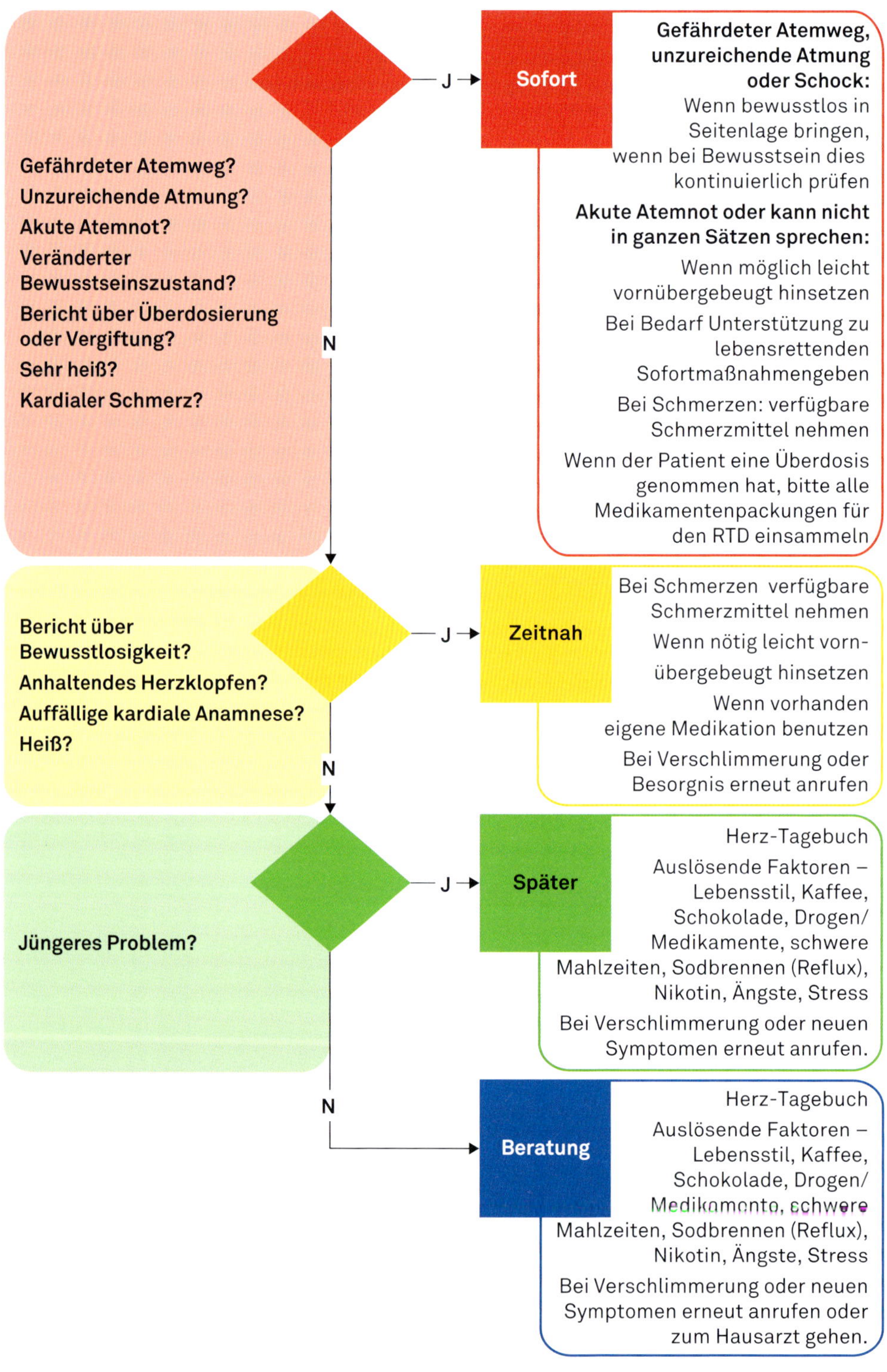

Tabelle 7-24: Anmerkungen zu Herzklopfen

Hinweise zum Diagramm	
Dieses Präsentationsdiagramm wurde entwickelt, um die zutreffende Priorisierung von Patienten zu ermöglichen, die wegen eines Empfindens des Herzklopfens oder Herzrasens anrufen. Herzklopfen kann viele verschiedene Gründe haben, sie reichen von den Wirkungen einer ischämischen Herzerkrankung und anderen kardialen Abnormitäten bis hin zu Ängsten. Was auch immer die Ursache ist, es sind die Auswirkungen auf die Zirkulation und die Neigung zur Entwicklung lebensgefährlicher Arrhythmien, die die klinische Priorität des Patienten bestimmen. Und so ist das Diagramm so gestaltet, dass die Zuordnung der Zeichen und Symptome der kardialen Insuffizienz, wie auch der Hinweise auf mögliche Frühzeichen anderer ernsthafter kardialer Probleme, in die Kategorien ROT sichergestellt ist.	
Siehe auch: Thoraxschmerz, Kollaps, Unwohlsein bei Erwachsenen	
Spezielle Indikatoren	**Erläuterungen**
Akute Atemnot	Plötzliches Einsetzen einer Dyspnoe oder plötzliche Verschlechterung einer chronischen Dyspnoe.
Bericht über Überdosierung oder Vergiftung	Diese Information mag von Dritten stammen oder aus dem Fehlen von Medikamenten hergeleitet werden.
Kardialer Schmerz	Wird klassisch als intensives dumpfes Engegefühl oder heftigster Schmerz retrosternal mit Ausstrahlung in den linken Arm oder den Hals beschrieben. Kann mit Schweißausbrüchen oder Erbrechen einhergehen. Seltenere Symptome sind Schmerzausstrahlung in den Rücken, Hals oder Oberbauch – in solchen Fällen entscheidet der Gesamteindruck des Patienten.
Bericht über Bewusstlosigkeit	Unter Umständen gibt es Zeugen, die Aussagen zu einer eventuellen Bewusstlosigkeit (und ihrer Länge) machen können. Sollte dies nicht der Fall sein, so sollte bei Patienten, die sich nicht an das Vorgefallene erinnern können, von einem Zustand nach Bewusstlosigkeit ausgegangen werden.
Anhaltendes Herzklopfen	Ein anhaltendes Gefühl des Herzrasens (oft auch als Flattern beschrieben).
Auffällige kardiale Anamnese	Als auffällige kardiale Anamnesen gelten bei dem Patienten bekannte wiederkehrende Rhythmusstörung mit lebensbedrohlichen Auswirkungen, sowie alle anderen bekannten kardialen Störungen, die zu schneller Verschlechterung neigen.

Hinkendes Kind

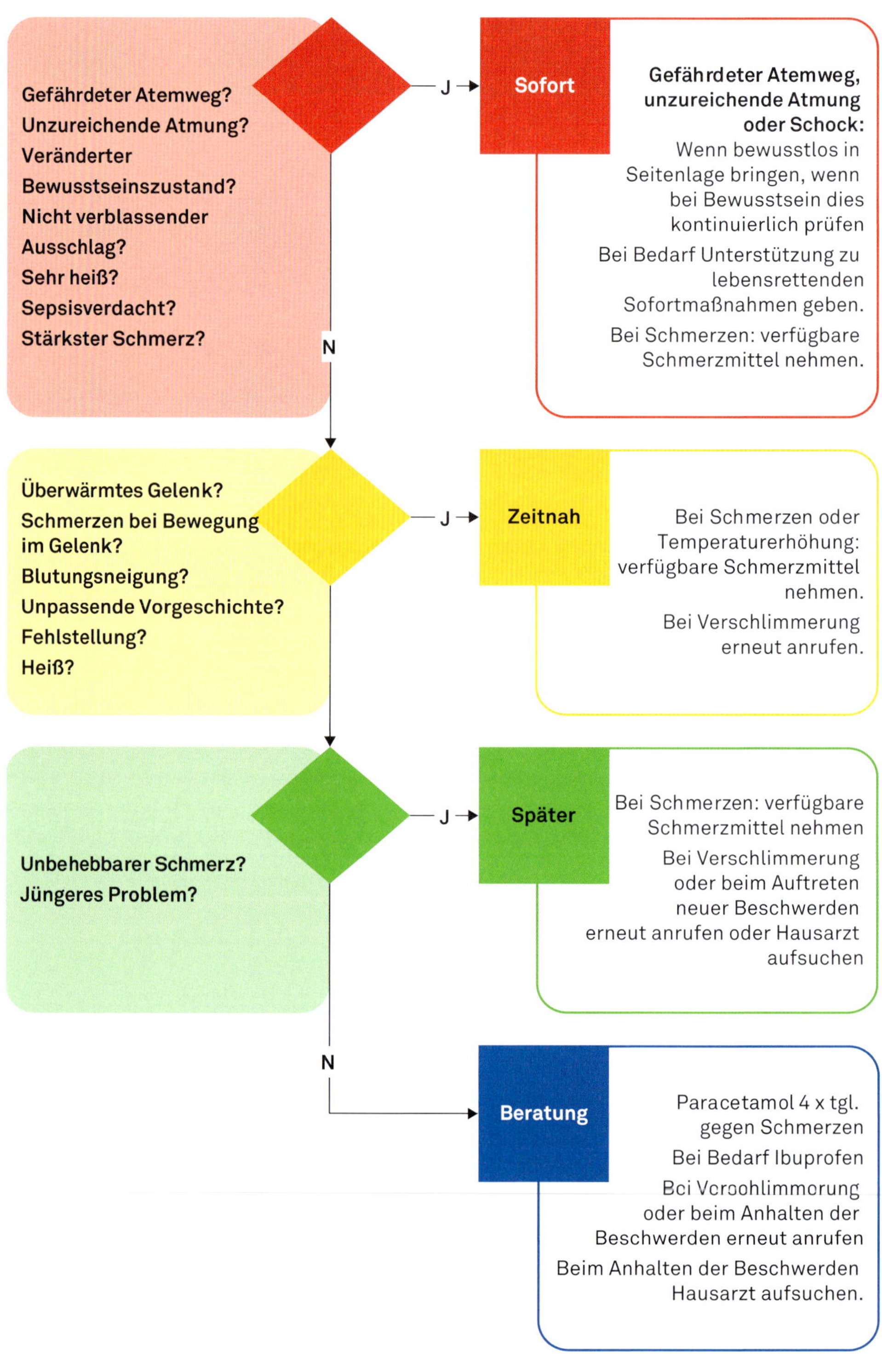

Tabelle 7-25: Anmerkungen zu Hinkendes Kind

Hinweise zum Diagramm
Dieses Diagramm ist auf die Präsentation des kindlichen Patienten beim Eintreffen bezogen. Das Hinken des Kindes kann auf alles Mögliche von einer minimalen Weichteilverletzung an Fuß oder Knöchel bis zu einer septischen Hüftgelenksarthritis zurückzuführen sein. Dieses Diagramm soll die zutreffende Eingruppierung solcher Kinder ermöglichen. Die generellen Indikatoren beinhalten Lebensgefahr, Schmerz und Temperatur. Die speziellen Indikatoren sind so angelegt, dass die Kinder zügig identifiziert werden können, deren ernsthafteres Problem eine Bedrohung distaler Funktionen darstellt oder deren Hinken ein Hinweis auf eine systemische Erkrankung ist.
Siehe auch: Extremitätenproblem

Spezielle Indikatoren	Erläuterungen
Nicht verblassender Ausschlag	Ein Ausschlag, der auch bei Ausübung von Druck auf die Stelle nicht verblasst (Petechien). Zum Testen kann ein Trinkglas oder Glasspatel auf die Haut gepresst werden, durch den Boden kann eine eventuelle Farbveränderung beobachtet werden.
Sepsisverdacht	Bei Patienten (mit Anzeichen einer Infektion wie Rötung/Schwellung/erhöhter Temperatur) kann das Vorhandensein von zwei der drei folgenden Symptome auf ein Sepsisrisiko hinweisen: frisch aufgetretene Verwirrtheit, erhöhte Atemfrequenz (über 22/min), niedriger Blutdruck (unter 100 mmHg systolisch). Für Kinder sind die physiologischen Werte dem Alter anzupassen.
Überwärmtes Gelenk	Jede Überwärmung im Bereich des Gelenkes gilt. Geht oft mit einer lokalen Rötung einher.
Schmerzen bei Bewegung im Gelenk	Bewegungsschmerz im Gelenk kann sowohl bei aktiven (Patient) wie bei passiven (Untersucher) Bewegungen auftreten.
Blutungsneigung	Angeborene oder erworbene Blutungsneigung.
Unpassende Vorgeschichte	Wenn die berichtete Vorgeschichte (Krankengeschichte) das physische Bild des Patienten nicht erklärt, wird die Vorgeschichte als unpassend bezeichnet. Dies kann ein wichtiger Sicherheitshinweis sowohl für Erwachsenen als auch Kinder sein.
Fehlstellung	Hierbei handelt es sich um den subjektiven Eindruck. Gemeint sind unnormale Winkel oder Rotationen.

Hodenschmerz

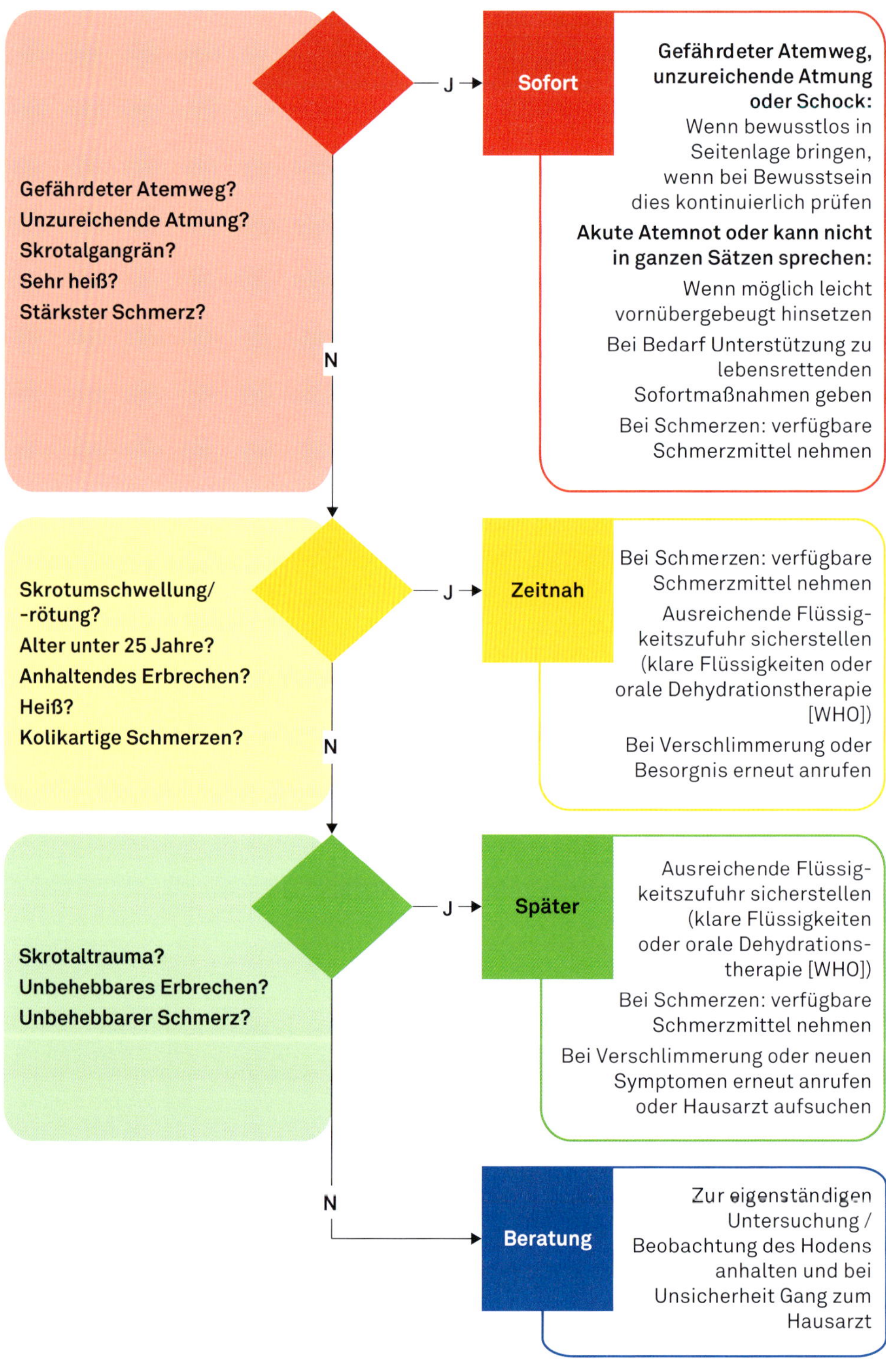

Tabelle 7-26: Anmerkungen zu Hodenschmerz

Hinweise zum Diagramm	
Dieses Diagramm ist auf die Präsentation des Patienten beim Anruf bezogen. Schmerzen in den Hoden können verschiedene Ursachen haben, die höchste Behandlungsdringlichkeit weist die Hodentorsion auf. Es werden verschiedene generelle Indikatoren inklusive Lebensgefahr, Schmerz und Temperatur benutzt. Die speziellen Indikatoren weisen in der Dringlichkeitsstufe ROT auf Patienten hin, die eine Hodentorsion haben, bzw. bei denen hierfür ein hohes Risiko besteht, sowie auf solche mit ernsthaften Infektionen (in GELB). Bei Neugeborenen bis einschließlich der 4.Lebenswoche (28 Tage) sollte das Diagramm „Unwohlsein bei Neugeborenen“ eingesetzt werden. **Siehe auch:** Abdominelle Schmerzen bei Erwachsenen, Abdominelle Schmerzen bei Kindern	
Spezielle Indikatoren	**Erläuterungen**
Skrotalgangrän	Abgestorbene schwarze Haut im Bereich des Skrotums und der Leiste. Ein beginnendes Gangrän kann anfänglich wie eine Verbrennung 2° bis 3° mit oder ohne Hautabschilferungen wirken.
Alter unter 25 Jahren	Patient ist jünger als 25 Jahre.
Anhaltendes Erbrechen	Erbrechen, das kontinuierlich oder ohne Ruhepause auftritt.
Kolikartige Schmerzen	Schmerzen, die wellenförmig auftreten und abklingen. Nierenkoliken treten in Intervallen von etwa 20 Minuten auf.
Skrotaltrauma	Jedes physische Trauma der letzten 7 Tage mit Beteiligung des Skrotums.
Unbehebbares Erbrechen	Ein Erbrechen, das auch durch geeignete Maßnahmen nicht behoben werden kann.

Irritables (erregtes/gereiztes) Kind

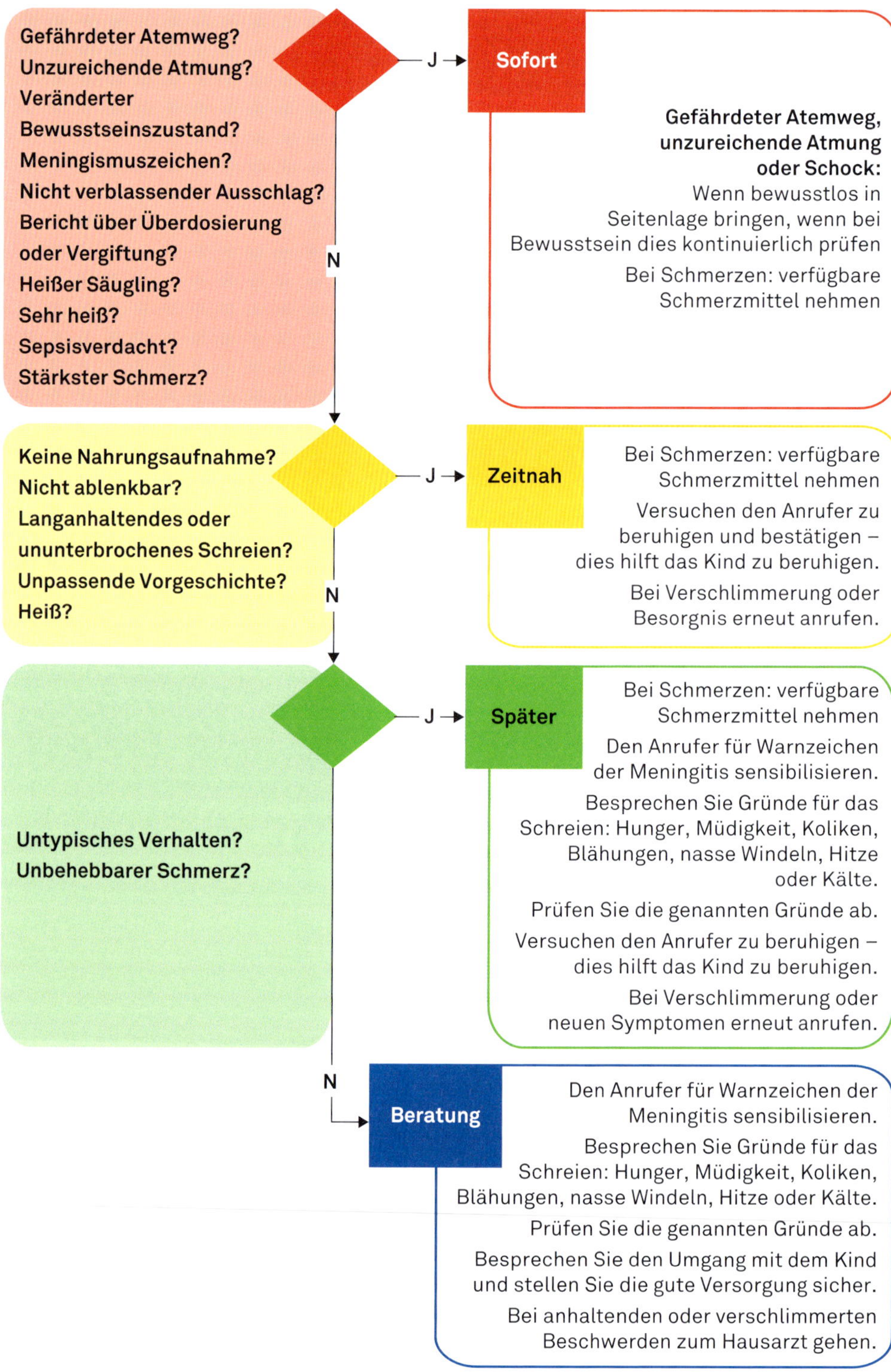

Tabelle 7-27: Anmerkungen zu Irritables (erregtes/gereiztes) Kind

Hinweise zum Diagramm	
Dieses Diagramm bezieht sich auf die Präsentation des kindlichen Patienten. Die „Irritabilität" des Kindes kann sich in Verärgerung, Wut, Angst und ähnlicher Form äußern. Es werden mehrere generelle Indikatoren inklusive Lebensgefahr, Bewusstsein und Schmerz benutzt. Die speziellen Indikatoren beinhalten solche, die das Erkennen spezifischerer Krankheitsbilder, wie einer Sepsis, ermöglichen oder auf eine möglicherweise vorhandene ernsthafte Erkrankung hindeuten. Dieses Diagramm ist für den Einsatz bei Kindern ab dem vollendeten ersten Lebensjahr gedacht. Bei Säuglingen bis zum ersten Lebensjahr sollte das Diagramm „Unwohlsein beim Säugling", bei Neugeborenen bis einschließlich der 4.Lebenswoche (28 Tage) das Diagramm „Unwohlsein bei Neugeborenen" eingesetzt werden. **Siehe auch:** Besorgte Eltern, Schreiendes Baby, Unwohlsein bei Kindern, Unwohlsein bei Neugeborenen, Unwohlsein bei Säuglingen	
Spezielle Indikatoren	**Erläuterungen**
Meningismuszeichen	Klassisch Nackensteifigkeit in Verbindung mit Kopfschmerzen und Photophobie (lichtscheu). Bei Säuglingen typisches Zeichen ist ein auffällig schrilles Schreien und ggf. eine geschwollene Fontanelle bei gleichzeitig gezeigten Dehydrationszeichen.
Nicht verblassender Ausschlag	Ein Ausschlag, der auch bei Ausübung von Druck auf die Stelle nicht verblasst (Petechien). Zum Testen kann ein Trinkglas oder Glasspatel auf die Haut gepresst werden, durch den Boden kann eine eventuelle Farbveränderung beobachtet werden.
Bericht über Überdosierung oder Vergiftung	Diese Information mag von Dritten stammen oder aus dem Fehlen von Medikamenten hergeleitet werden.
Sepsisverdacht	Bei Patienten (mit Anzeichen einer Infektion wie Rötung/Schwellung/erhöhter Temperatur) kann das Vorhandensein von zwei der drei folgenden Symptome auf ein Sepsisrisiko hinweisen: frisch aufgetretene Verwirrtheit, erhöhte Atemfrequenz (über 22/min), niedriger Blutdruck (unter 100 mmHg systolisch). Für Kinder sind die physiologischen Werte dem Alter anzupassen.
Keine Nahrungsaufnahme	Das Kind nimmt keine feste oder flüssige (je nach Alter) Nahrung (im normalen Maße!) zu sich. Wenn ein Kind zwar Nahrung zu sich nimmt, aber regelmäßig sofort wieder erbricht, kann es dieses Kriterium auch erfüllen.
Nicht ablenkbar	Kinder, die aufgrund von Schmerzen oder aus anderen Gründen so unruhig sind, dass sie durch Gespräche oder Spielen nicht abgelenkt werden können.
Langanhaltendes oder ununterbrochenes Schreien	Ein Kind, welches seit zwei Stunden oder mehr ununterbrochen geschrieen hat, erfüllt dieses Kriterium.
Unpassende Vorgeschichte	Wenn die berichtete Vorgeschichte (Krankengeschichte) das physische Bild des Patienten nicht erklärt, wird die Vorgeschichte als unpassend bezeichnet. Dies kann ein wichtiger Sicherheitshinweis sowohl für Erwachsenen als auch Kinder sein.
Untypisches Verhalten	Ein Kind, das sich auf eine Weise benimmt, die in der gegebenen Situation (bei ihm) nicht üblich ist. Diese Angabe wird oft von Betreuungspersonen gemacht. Solche Kinder werden oft als aufsässig oder „außer Kontrolle" bezeichnet.

Körperstammverletzung

Gefährdeter Atemweg?
Unzureichende Atmung?
Akute Atemnot?
Unstillbare große Blutung?
Veränderter Bewusstseinszustand?
Hervortreten von Organen?
Auffälliger Verletzungsmechanismus?
Stärkster Schmerz?
J
Sofort
Gefährdeter Atemweg, unzureichende Atmung oder Schock:
Wenn bewusstlos in Seitenlage bringen, wenn bei Bewusstsein dies kontinuierlich prüfen
Akute Atemnot oder Unfähig in ganzen Sätzen zu sprechen:
Wenn möglich leicht vornübergebeugt hinsetzen.
Bei Bedarf Unterstützung zu lebensrettenden Sofortmaßnahmen geben.
Bei starker Blutung Druck auf Wunde ausüben
Offen liegende innere Organe mit sauberer Wundauflage abdecken
Verfügbare Schmerzmittel geben
N
Unstillbare kleine Blutung?
Unpassende Vorgeschichte?
Pleuraschmerz?
J
Zeitnah
Bei Schmerzen: verfügbare Schmerzmittel nehmen.
Wundverband anlegen, bei anhaltender Blutung Druck ausüben um diese zu stoppen.
Bei Verschlimmerung oder Besorgnis erneut anrufen.
N
Lokale Inflammation?
Unbehebbarer Schmerz?
Jüngeres Problem?
J
Später
Bei Schmerzen: verfügbare Schmerzmittel nehmen
Bei Verschlimmerung oder neuen Beschwerden erneut anrufen
oder den Hausarzt aufsuchen
N
Beratung
Beim Auftreten neuer Beschwerden den Hausarzt aufsuchen

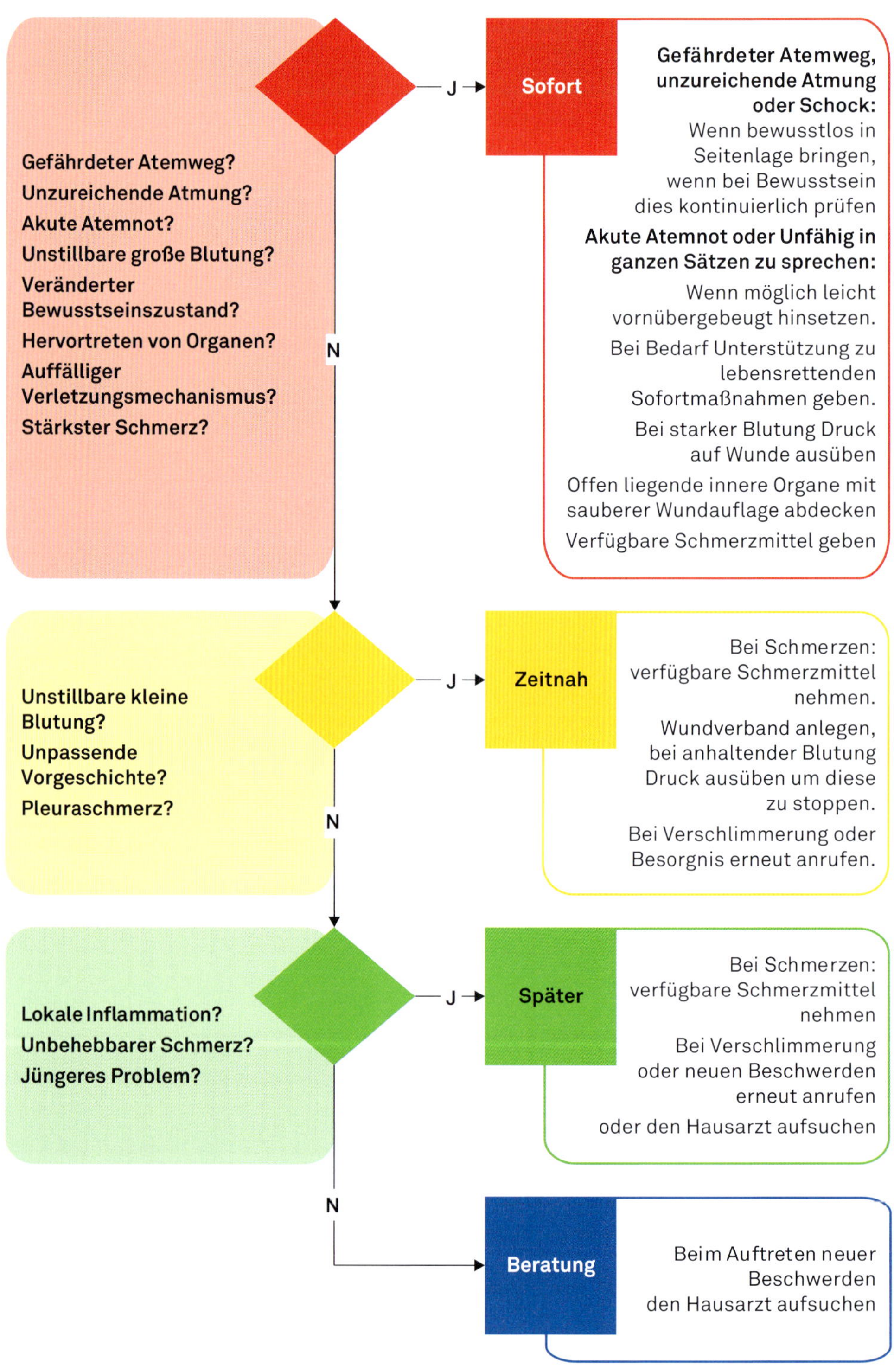

Tabelle 7-28: Anmerkungen zu Körperstammverletzung

Hinweise zum Diagramm	
Dieses durch die Präsentation des Patienten definierte Diagramm soll die genaue Priorisierung von Patienten erlauben, die eine Verletzung an Vorder- oder Rückseite von Thorax oder Abdomen erlitten haben. Die generellen Indikatoren beinhalten Lebensgefahr, Blutverlust und Schmerz. Die speziellen Indikatoren ermöglichen eine Identifizierung der Patienten, die an wenig offensichtlichen, aber schwerwiegenden, inneren Verletzungen leiden. Dies beinhaltet Patienten mit einer akuten Atemnot und solche mit der Möglichkeit eines auffälligen Unfallgeschehens.	
Siehe auch: Angriff (Zustand nach), Schweres Trauma, Wunden	
Spezielle Indikatoren	**Erläuterungen**
Akute Atemnot	Plötzliches Einsetzen einer Dyspnoe oder plötzliche Verschlechterung einer chronischen Dyspnoe.
Hervortreten von Organen	Hernienbildung oder offenes Hervortreten innerer Organe.
Auffälliger Verletzungsmechanismus	Penetrierende Verletzungen (Stich- oder Schussverletzungen) und Verletzungen mit hoher Energiezuführung (bspw. wie schwere Verkehrsunfälle und Stürze aus großer Höhe, die bei Kindern schon ab zweifacher Körperhöhe angenommen werden).
Unpassende Vorgeschichte	Wenn die berichtete Vorgeschichte (Krankengeschichte) das physische Bild des Patienten nicht erklärt, wird die Vorgeschichte als unpassend bezeichnet. Dies kann ein wichtiger Sicherheitshinweis sowohl für Erwachsenen als auch Kinder sein.
Pleuraschmerz	Ein scharfer, örtlich begrenzter Schmerz im Thorax, der sich durch Atmen, Husten oder Niesen verschlimmert.
Lokale Inflammation	Die lokale Inflammation beinhaltet Schmerz, Schwellung und Rötung eines bestimmten Gebietes oder einer bestimmten Stelle.

Kollaps

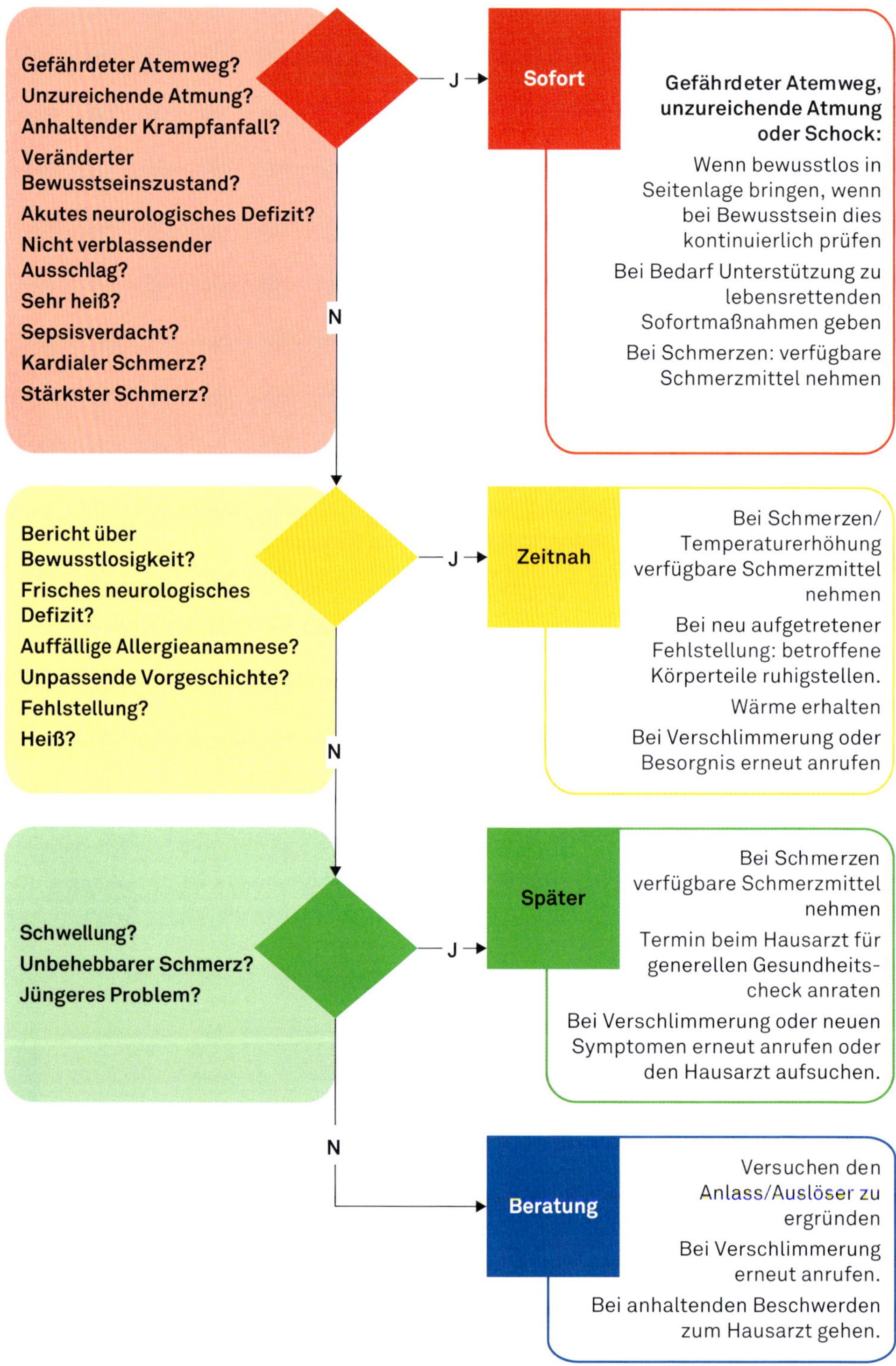

Gefährdeter Atemweg?
Unzureichende Atmung?
Anhaltender Krampfanfall?
Veränderter Bewusstseinszustand?
Akutes neurologisches Defizit?
Nicht verblassender Ausschlag?
Sehr heiß?
Sepsisverdacht?
Kardialer Schmerz?
Stärkster Schmerz?
J
Sofort
Gefährdeter Atemweg, unzureichende Atmung oder Schock:
Wenn bewusstlos in Seitenlage bringen, wenn bei Bewusstsein dies kontinuierlich prüfen
Bei Bedarf Unterstützung zu lebensrettenden Sofortmaßnahmen geben
Bei Schmerzen: verfügbare Schmerzmittel nehmen
N
Bericht über Bewusstlosigkeit?
Frisches neurologisches Defizit?
Auffällige Allergieanamnese?
Unpassende Vorgeschichte?
Fehlstellung?
Heiß?
J
Zeitnah
Bei Schmerzen/ Temperaturerhöhung verfügbare Schmerzmittel nehmen
Bei neu aufgetretener Fehlstellung: betroffene Körperteile ruhigstellen.
Wärme erhalten
Bei Verschlimmerung oder Besorgnis erneut anrufen
N
Schwellung?
Unbehebbarer Schmerz?
Jüngeres Problem?
J
Später
Bei Schmerzen verfügbare Schmerzmittel nehmen
Termin beim Hausarzt für generellen Gesundheits-check anraten
Bei Verschlimmerung oder neuen Symptomen erneut anrufen oder den Hausarzt aufsuchen.
N
Beratung
Versuchen den Anlass/Auslöser zu ergründen
Bei Verschlimmerung erneut anrufen.
Bei anhaltenden Beschwerden zum Hausarzt gehen.

Tabelle 7-29: Anmerkungen zu Kollaps

Hinweise zum Diagramm	
Dieses Diagramm bezieht sich auf die Präsentation des Patienten und ist zur Benutzung bei Heranwachsenden und Erwachsenen. Die Vorstellung nach einem Kollaps ist keine Seltenheit, dieses Diagramm soll die schnelle Beurteilung derartiger Patienten ermöglichen. Die generellen Indikatoren decken Lebensgefahr, Bewusstsein, Schmerz und Temperatur ab. Verschiedene spezielle Indikatoren sollen die Identifizierung oder den Ausschluss schwerwiegenderer Erkrankungen ermöglichen. Wie in allen Diagrammen werden Erkrankungen gezielt hoch eingruppiert, die (wie der Myokardinfarkt) von einem frühen Behandlungsbeginn profitieren werden.	
Siehe auch: Betrunkener Eindruck, Krampfanfall, Stürze, Unwohlsein bei Erwachsenen, Unwohlsein bei Kindern	
Spezielle Indikatoren	**Erläuterungen**
Akutes neurologisches Defizit	Jeder Verlust neurologischer Funktionen, der innerhalb der letzten 24 Stunden aufgetreten ist. Dies kann Veränderung oder Verlust der Sensibilität, Extremitätenschwäche (entweder vorübergehend oder permanent), sowie Veränderungen in der Fähigkeit, Urin- oder Stuhlabgang zu kontrollieren, beinhalten.
Nicht verblassender Ausschlag	Ein Ausschlag, der auch bei Ausübung von Druck auf die Stelle nicht verblasst (Petechien). Zum Testen kann ein Trinkglas oder Glasspatel auf die Haut gepresst werden, durch den Boden kann eine eventuelle Farbveränderung beobachtet werden.
Sepsisverdacht	Bei Patienten (mit Anzeichen einer Infektion wie Rötung/Schwellung/erhöhter Temperatur) kann das Vorhandensein von zwei der drei folgenden Symptome auf ein Sepsisrisiko hinweisen: frisch aufgetretene Verwirrtheit, erhöhte Atemfrequenz (über 22/min), niedriger Blutdruck (unter 100 mmHg systolisch). Für Kinder sind die physiologischen Werte dem Alter anzupassen.
Kardialer Schmerz	Wird klassisch als intensives dumpfes Engegefühl oder heftigster Schmerz retrosternal mit Ausstrahlung in den linken Arm oder den Hals beschrieben. Kann mit Schweißausbrüchen oder Erbrechen einhergehen. Seltenere Symptome sind Schmerzausstrahlung in den Rücken, Hals oder Oberbauch – in solchen Fällen entscheidet der Gesamteindruck des Patienten.
Frisches neurologisches Defizit	Jeder Verlust neurologischer Funktionen, der vor mehr als 24 Stunden und weniger als 7 Tagen aufgetreten ist. Dies kann Veränderung oder Verlust der Sensibilität, Extremitätenschwäche (entweder vorübergehend oder permanent), sowie Veränderungen in der Fähigkeit, Urin- oder Stuhlabgang zu kontrollieren, beinhalten.
Auffällige Allergie-Anamnese	Eine bekannte Sensibilität mit schweren allergischen Reaktionen (z. B. gegen Nüsse oder Bienenstiche) ist auffällig.
Unpassende Vorgeschichte	Wenn die berichtete Vorgeschichte (Krankengeschichte) das physische Bild des Patienten nicht erklärt, wird die Vorgeschichte als unpassend bezeichnet. Dies kann ein wichtiger Sicherheitshinweis sowohl für Erwachsenen als auch Kinder sein.
Fehlstellung	Hierbei handelt es sich um den subjektiven Eindruck. Gemeint sind unnormale Winkel oder Rotationen.
Schwellung	Unnormale Größenzunahme.

Kopfschmerz

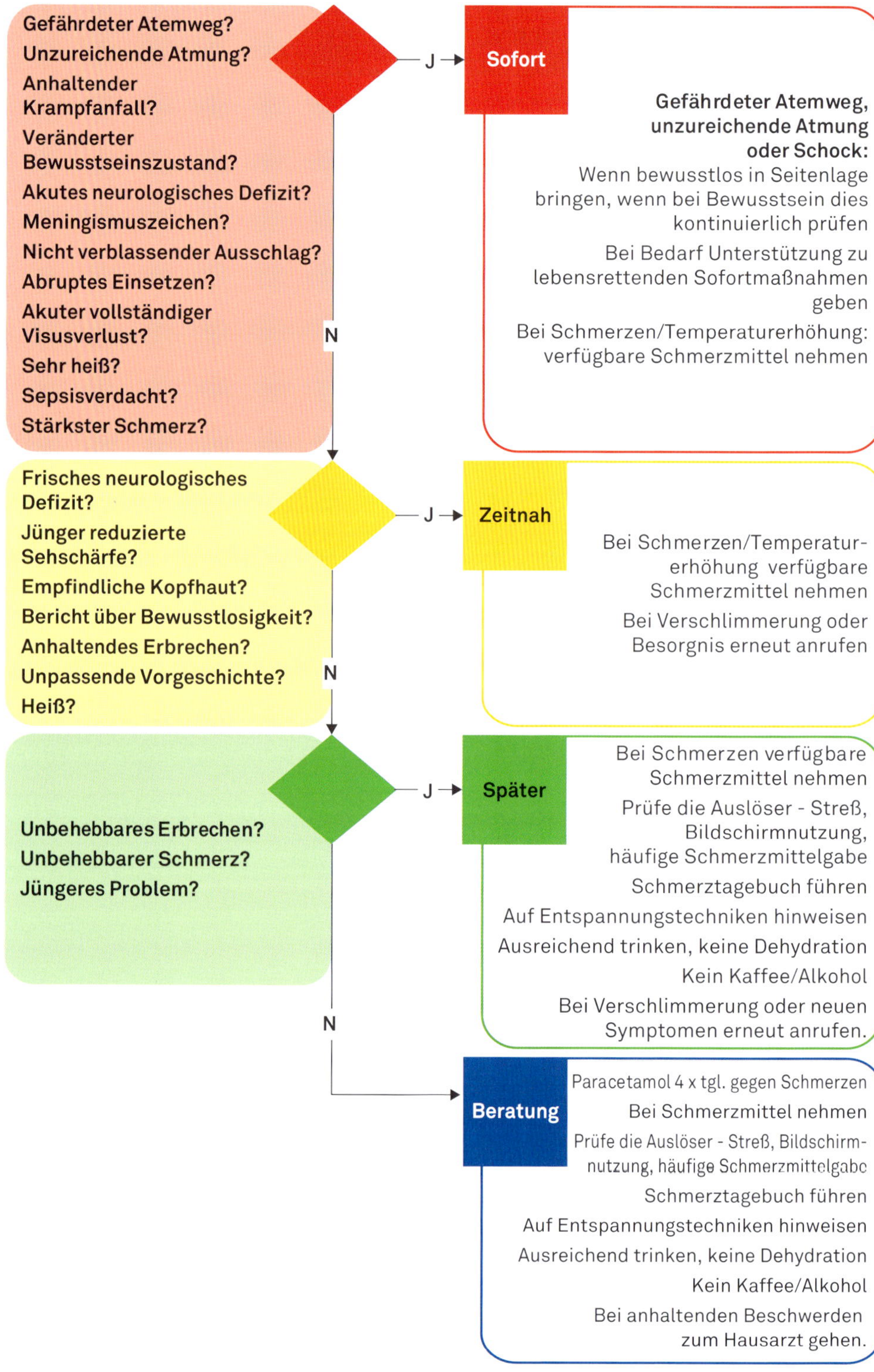

Tabelle 7-30: Anmerkungen zu Kopfschmerz

Hinweise zum Diagramm	
Dieses Diagramm ist zur Beurteilung von Patienten gedacht, die sich wegen Kopfschmerz melden. Viele Krankheitsbilder weisen als Symptom Kopfschmerzen auf, einige davon erfordern eine schnelle Behandlung. Unter den generellen Indikatoren sind Lebensgefahr, Bewusstsein, Schmerz und Temperatur. Die speziellen Indikatoren sollen auf schwere Fälle wie eine Subarachnoidalblutung oder eine Meningokokkeninfektion hinweisen. Neu aufgetretene neurologische Zeichen oder Symptome weisen, wie auch die Reduktion der Sehschärfe und die empfindliche Kopfhaut, auf die Notwendigkeit einer dringenden klinischen Beurteilung hin.	
Siehe auch: Kopfverletzung, Nackenschmerz	
Spezielle Indikatoren	**Erläuterungen**
Akutes neurologisches Defizit	Jeder Verlust neurologischer Funktionen, der innerhalb der letzten 24 Stunden aufgetreten ist. Dies kann Veränderung oder Verlust der Sensibilität, Extremitätenschwäche (entweder vorübergehend oder permanent), sowie Veränderungen in der Fähigkeit, Urin- oder Stuhlabgang zu kontrollieren, beinhalten.
Meningismuszeichen	Klassisch Nackensteifigkeit in Verbindung mit Kopfschmerzen und Photophobie (lichtscheu). Bei Säuglingen typisches Zeichen ist ein auffällig schrilles Schreien und ggf. eine geschwollene Fontanelle bei gleichzeitig gezeigten Dehydrationszeichen.
Nicht verblassender Ausschlag	Ein Ausschlag, der auch bei Ausübung von Druck auf die Stelle nicht verblasst (Petechien). Zum Testen kann ein Trinkglas oder Glasspatel auf die Haut gepresst werden, durch den Boden kann eine eventuelle Farbveränderung beobachtet werden.
Abruptes Einsetzen	Einsetzen innerhalb von Sekunden oder Minuten. Kann zum Erwachen aus dem Schlaf führen.
Akuter vollständiger Visusverlust	Visusverlust eines oder beider Augen innerhalb der vorangegangenen 24 Stunden ohne Wiederherstellung des normalen Sehvermögens.
Sepsisverdacht	Bei Patienten (mit Anzeichen einer Infektion wie Rötung/Schwellung/erhöhter Temperatur) kann das Vorhandensein von zwei der drei folgenden Symptome auf ein Sepsisrisiko hinweisen: frisch aufgetretene Verwirrtheit, erhöhte Atemfrequenz (über 22/min), niedriger Blutdruck (unter 100 mmHg systolisch). Für Kinder sind die physiologischen Werte dem Alter anzupassen.
Frisches neurologisches Defizit	Jeder Verlust neurologischer Funktionen, der vor mehr als 24 Stunden und weniger als 7 Tagen aufgetreten ist. Dies kann Veränderung oder Verlust der Sensibilität, Extremitätenschwäche (entweder vorübergehend oder permanent), sowie Veränderungen in der Fähigkeit, Urin- oder Stuhlabgang zu kontrollieren, beinhalten.
Jünger reduzierte Sehschärfe	Jede Abnahme der (korrigierten) Sehschärfe innerhalb der letzten sieben Tage.
Empfindliche Kopfhaut	Empfindlichkeit beim Abtasten der Temporalregion (besonders über der Arteria temporalis).
Anhaltendes Erbrechen	Erbrechen, das kontinuierlich oder ohne Ruhepause auftritt.
Unpassende Vorgeschichte	Wenn die berichtete Vorgeschichte (Krankengeschichte) das physische Bild des Patienten nicht erklärt, wird die Vorgeschichte als unpassend bezeichnet. Dies kann ein wichtiger Sicherheitshinweis sowohl für Erwachsenen als auch Kinder sein.
Unbehebbares Erbrechen	Ein Erbrechen, das auch durch geeignete Maßnahmen nicht behoben werden kann.

Kopfverletzung

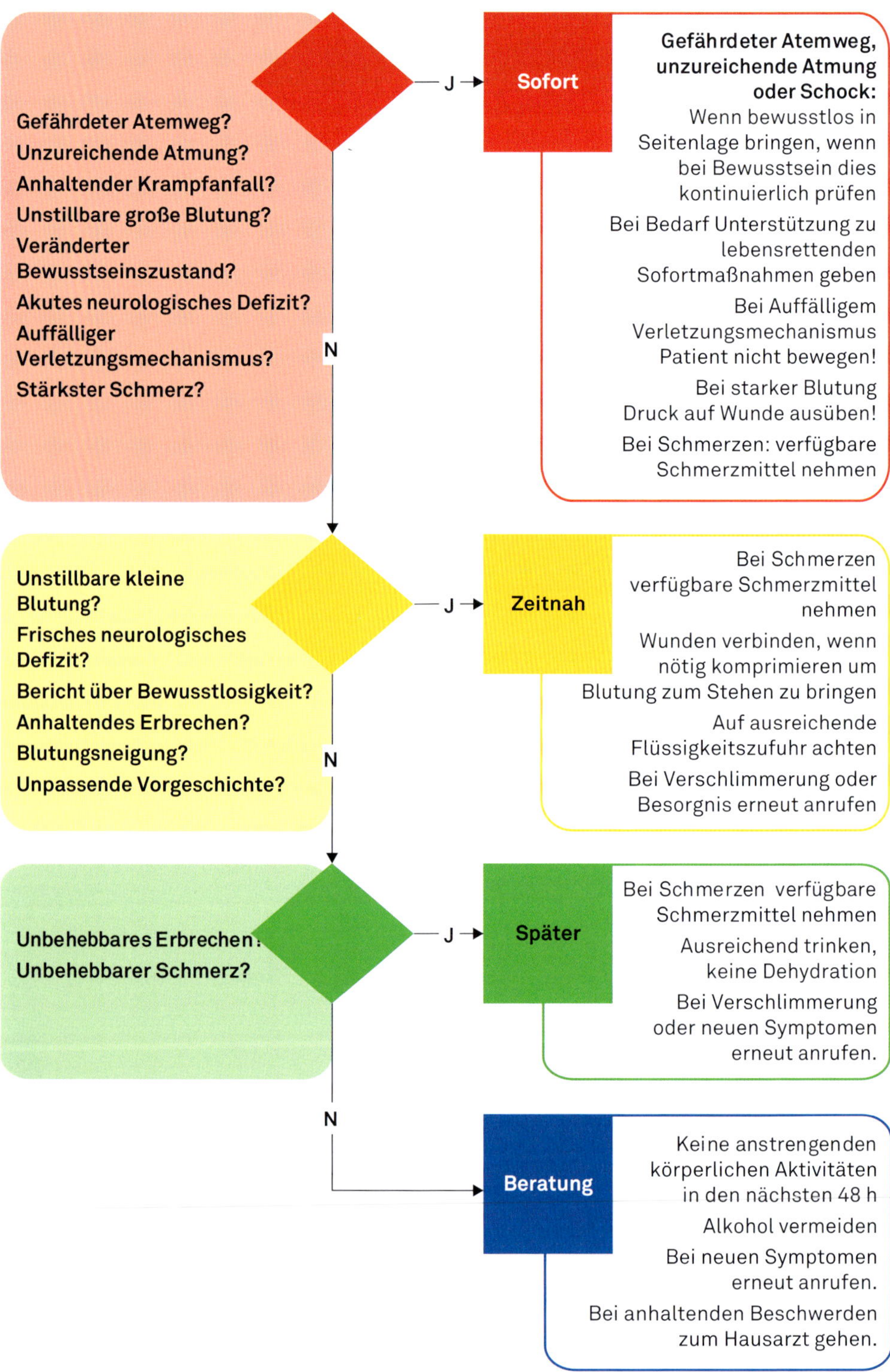

Tabelle 7-31: Anmerkungen zu Kopfverletzung

Hinweise zum Diagramm	
Dieses Diagramm dient der Beurteilung von Patienten mit einer Kopfverletzung. Verletzungen des Kopfes treten sehr häufig auf, ihre Schwere reicht von lebensbedrohlichen extraduralen Blutungen bis hin zu kleineren Verletzungen der Kopfhaut. Es werden mehrere generelle Indikatoren benutzt, inklusive Lebensgefahr, Bewusstsein (sowohl bei Erwachsenen als auch bei Kindern), Blutverlust und Schmerz. Speziellen Indikatoren dienen dazu, Patienten mit einem auffälligen Verletzungsmechanismus oder der Entwicklung neurologischer Zeichen und Symptome einer höheren Dringlichkeitsstufe zuzuordnen.	
Siehe auch: Kopfschmerzen, Krampfanfall, Nackenschmerz	
Spezielle Indikatoren	**Erläuterungen**
Akutes neurologisches Defizit	Jeder Verlust neurologischer Funktionen, der innerhalb der letzten 24 Stunden aufgetreten ist. Dies kann Veränderung oder Verlust der Sensibilität, Extremitätenschwäche (entweder vorübergehend oder permanent), sowie Veränderungen in der Fähigkeit, Urin- oder Stuhlabgang zu kontrollieren, beinhalten.
Auffälliger Verletzungsmechanismus	Penetrierende Verletzungen (Stich- oder Schussverletzungen) und Verletzungen mit hoher Energiezuführung (bspw. wie schwere Verkehrsunfälle und Stürze aus großer Höhe, die bei Kindern schon ab zweifacher Körperhöhe angenommen werden).
Frisches neurologisches Defizit	Jeder Verlust neurologischer Funktionen, der vor mehr als 24 Stunden und weniger als 7 Tagen aufgetreten ist. Dies kann Veränderung oder Verlust der Sensibilität, Extremitätenschwäche (entweder vorübergehend oder permanent), sowie Veränderungen in der Fähigkeit, Urin- oder Stuhlabgang zu kontrollieren, beinhalten.
Anhaltendes Erbrechen	Erbrechen, das kontinuierlich oder ohne Ruhepause auftritt.
Blutungsneigung	Angeborene oder erworbene Blutungsneigung.
Unpassende Vorgeschichte	Wenn die berichtete Vorgeschichte (Krankengeschichte) das physische Bild des Patienten nicht erklärt, wird die Vorgeschichte als unpassend bezeichnet. Dies kann ein wichtiger Sicherheitshinweis sowohl für Erwachsenen als auch Kinder sein.
Unbehebbares Erbrechen	Ein Erbrechen, das auch durch geeignete Maßnahmen nicht behoben werden kann.

Krampfanfall

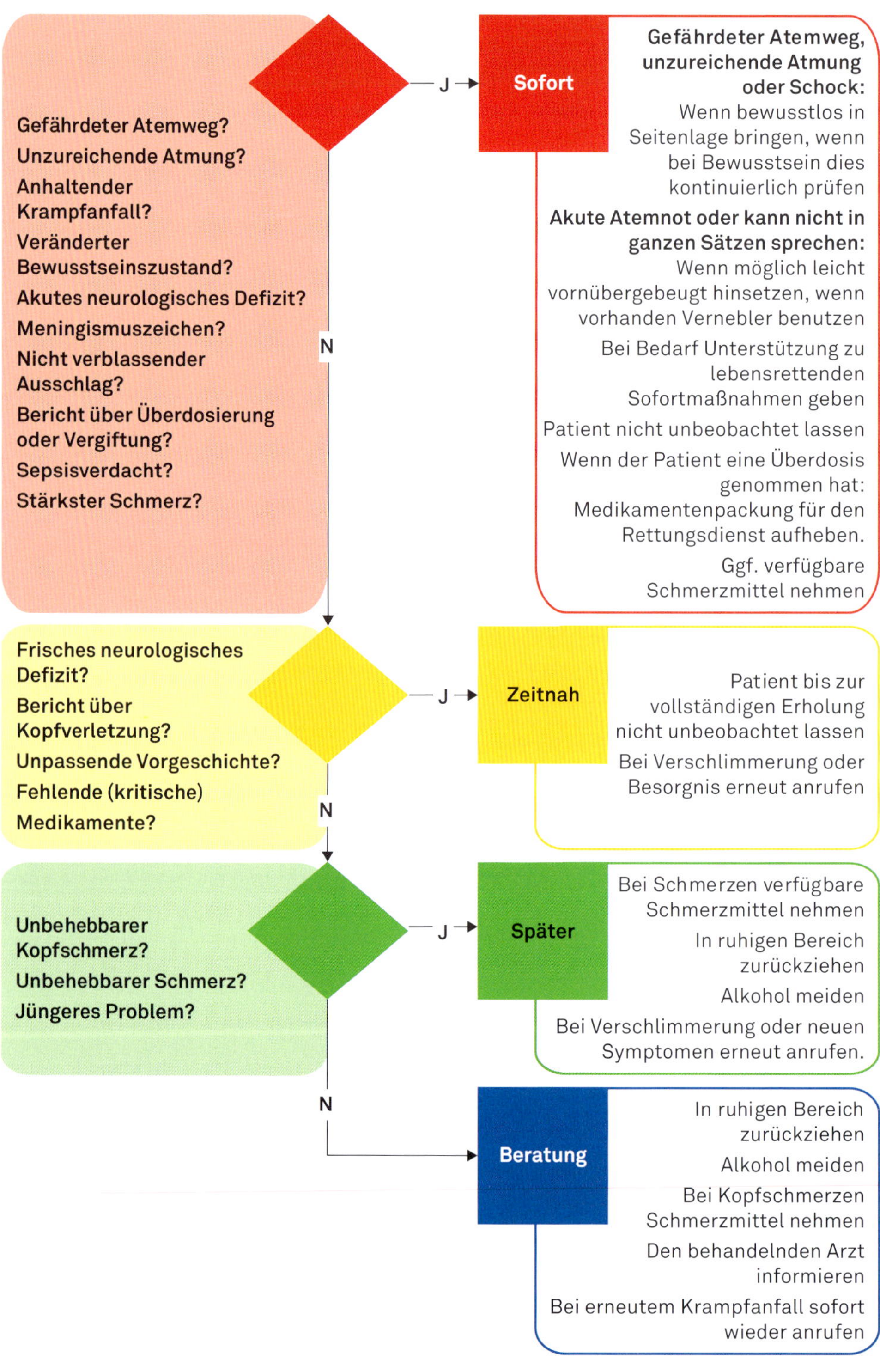

Tabelle 7-32: Anmerkungen zu Krampfanfall

Hinweise zum Diagramm	
Dieses Diagramm ist auf die Präsentation des Patienten bezogen. Es soll die zügige Eingruppierung von Patienten mit einem anhaltenden Krampfanfall oder dem Zustand nach Krampfanfall erlauben. Unter den generellen Indikatoren sind Lebensgefahr, Bewusstsein und Temperatur. Zu den speziellen Indikatoren gehören Meningismuszeichen und der fokale oder fortschreitende Funktionsverlust.	
Siehe auch: Kopfschmerz, Kopfverletzung, Überdosierung und Vergiftung	
Spezielle Indikatoren	**Erläuterungen**
Akutes neurologisches Defizit	Jeder Verlust neurologischer Funktionen, der innerhalb der letzten 24 Stunden aufgetreten ist. Dies kann Veränderung oder Verlust der Sensibilität, Extremitätenschwäche (entweder vorübergehend oder permanent), sowie Veränderungen in der Fähigkeit, Urin- oder Stuhlabgang zu kontrollieren, beinhalten.
Meningismuszeichen	Klassisch Nackensteifigkeit in Verbindung mit Kopfschmerzen und Photophobie (lichtscheu). Bei Säuglingen typisches Zeichen ist ein auffällig schrilles Schreien und ggf. eine geschwollene Fontanelle bei gleichzeitig gezeigten Dehydrationszeichen.
Nicht verblassender Ausschlag	Ein Ausschlag, der auch bei Ausübung von Druck auf die Stelle nicht verblasst (Petechien). Zum Testen kann ein Trinkglas oder Glasspatel auf die Haut gepresst werden, durch den Boden kann eine eventuelle Farbveränderung beobachtet werden.
Bericht über Überdosierung oder Vergiftung	Diese Information mag von Dritten stammen oder aus dem Fehlen von Medikamenten hergeleitet werden.
Sepsisverdacht	Bei Patienten (mit Anzeichen einer Infektion wie Rötung/Schwellung/erhöhter Temperatur) kann das Vorhandensein von zwei der drei folgenden Symptome auf ein Sepsisrisiko hinweisen: frisch aufgetretene Verwirrtheit, erhöhte Atemfrequenz (über 22/min), niedriger Blutdruck (unter 100 mmHg systolisch). Für Kinder sind die physiologischen Werte dem Alter anzupassen.
Frisches neurologisches Defizit	Jeder Verlust neurologischer Funktionen, der vor mehr als 24 Stunden und weniger als 7 Tagen aufgetreten ist. Dies kann Veränderung oder Verlust der Sensibilität, Extremitätenschwäche (entweder vorübergehend oder permanent), sowie Veränderungen in der Fähigkeit, Urin- oder Stuhlabgang zu kontrollieren, beinhalten.
Bericht über Kopfverletzung	Eine Vorgeschichte über ein jüngeres traumatisches Ereignis unter Beteiligung des Kopfes. Normalerweise wird dies durch den Patienten berichtet werden, wenn dieser bewußtlos war, so sollte diese Vorgeschichte von einem verlässlichen Zeuge erhoben werden.
Unpassende Vorgeschichte	Wenn die berichtete Vorgeschichte (Krankengeschichte) das physische Bild des Patienten nicht erklärt, wird die Vorgeschichte als unpassend bezeichnet. Dies kann ein wichtiger Sicherheitshinweis sowohl für Erwachsenen als auch Kinder sein.
Fehlende (kritische) Medikamente	Fehlende Medikamente aus der regulären Medikation des Patienten wie Insulin o.ä., die bei weiterer Verzögerung zu einer Verschlimmerung des Zustands oder einem Rückfall führen können.
Unbehebbarer Kopfschmerz	Der Kopfschmerz wird auch durch eine angemessene Wartezeit oder die Einnahme geeigneter Medikamente nicht behoben.

Medikationsbedarf

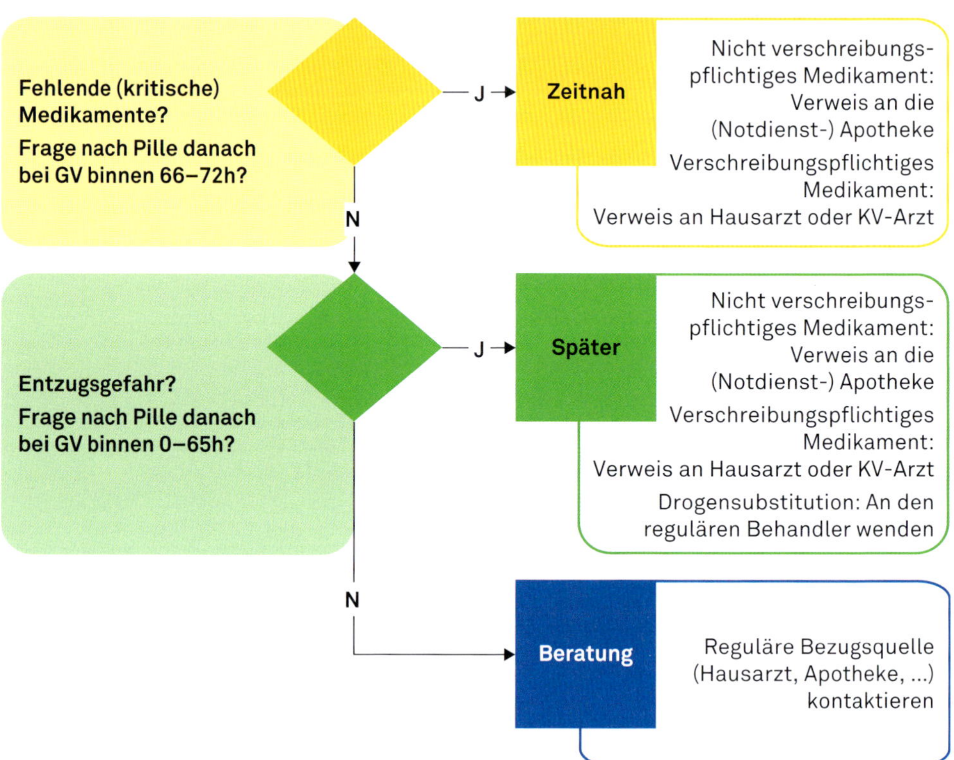

Tabelle 7-33: Anmerkungen zu Medikationsbedarf

Hinweise zum Diagramm	
Dieses Diagramm ist auf die Präsentation eines Patienten bezogen, der einen Medikationsbedarf hat. Mit dieser Präsentation gibt es keinen Bedarf an sofortiger Behandlung. Wenn der Patient Symptome aus dem Bereich der generellen Indikatoren äußert, die auf den Bedarf einer sofortigen oder zeitnahen Behandlung hinweisen, sollte ein anderes Diagramm benutzt werden. Aus diesem Grund sind in diesem Diagramm keine generellen Indikatoren eingesetzt.	
Siehe auch: —	
Spezielle Indikatoren	**Erläuterungen**
Fehlende (kritische) Medikamente	Fehlende Medikamente aus der regulären Medikation des Patienten wie Insulin o.ä., die bei weiterer Verzögerung zu einer Verschlimmerung des Zustands oder einem Rückfall führen können.
Frage nach Pille danach bei GV binnen 66-72h	Das Zeitfenster für die postkoitale Empfängnisverhütung liegt bei 66-72h mit den besten Belegen für eine Wirksamkeit.
Entzugsgefahr	Eine Situation, in der das Fehlen einer Medikation zu Symptomen von Drogen-/ Substanzentzug oder anderen unerwünschten Effekten führt.
Frage nach Pille danach bei GV binnen 0-65h	Grundsätzlich besteht Bedarf an der postkoitalen Empfängnisverhütung, allerdings ist noch ein ausreichendes Zeitfenster vorhanden (66-72h).

Nackenschmerz

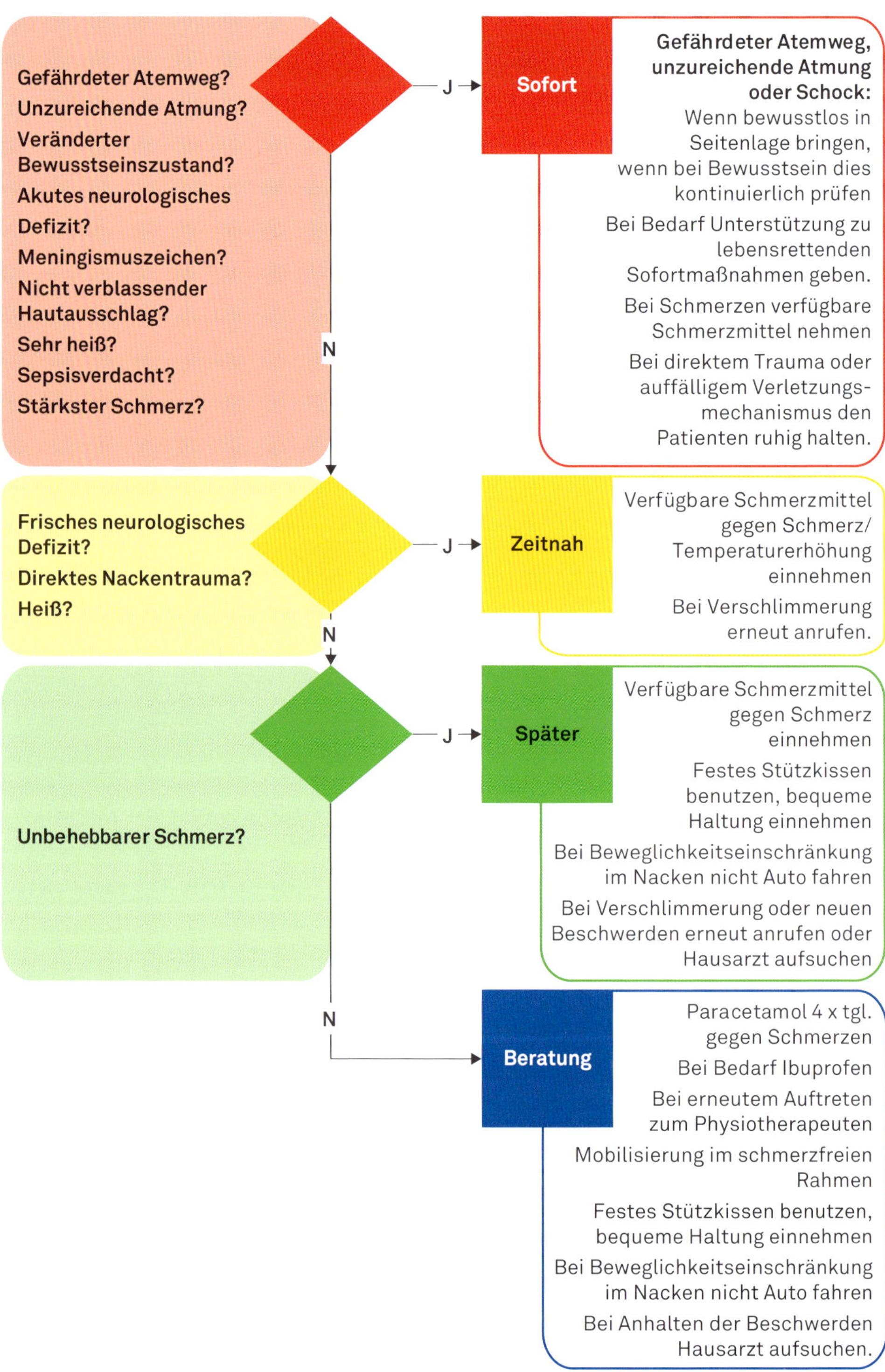

Tabelle 7-34: Anmerkungen zu Nackenschmerz

Hinweise zum Diagramm	
Dieses Diagramm ist auf die Präsentation eines Patienten mit Nackenschmerzen beliebiger Art bezogen. Die Ursache für Nackenschmerzen kann lokal sein oder in einer meningealen Reizung liegen. Dieses Diagramm soll die zügige Identifikation von Patienten ermöglichen, die Zeichen oder Symptomen einer dringlicher behandlungsbedürftigen Erkrankung aufweisen. Die generellen Indikatoren beinhalten Lebensgefahr, Schmerz und Temperatur. Die speziellen Indikatoren, die auf eine Meningitis hinweisen, sind in der Dringlichkeitsstufe ROT wiederzufinden.	
Siehe auch: Kopfschmerz, Rückenschmerz	
Spezielle Indikatoren	**Erläuterungen**
Akutes neurologisches Defizit	Jeder Verlust neurologischer Funktionen, der innerhalb der letzten 24 Stunden aufgetreten ist. Dies kann Veränderung oder Verlust der Sensibilität, Extremitätenschwäche (entweder vorübergehend oder permanent), sowie Veränderungen in der Fähigkeit, Urin- oder Stuhlabgang zu kontrollieren, beinhalten.
Meningismuszeichen	Klassisch Nackensteifigkeit in Verbindung mit Kopfschmerzen und Photophobie (lichtscheu). Bei Säuglingen typisches Zeichen ist ein auffällig schrilles Schreien und ggf. eine geschwollene Fontanelle bei gleichzeitig gezeigten Dehydrationszeichen.
Nicht verblassender Ausschlag	Ein Ausschlag, der auch bei Ausübung von Druck auf die Stelle nicht verblasst (Petechien). Zum Testen kann ein Trinkglas oder Glasspatel auf die Haut gepresst werden, durch den Boden kann eine eventuelle Farbveränderung beobachtet werden.
Sepsisverdacht	Bei Patienten (mit Anzeichen einer Infektion wie Rötung/Schwellung/erhöhter Temperatur) kann das Vorhandensein von zwei der drei folgenden Symptome auf ein Sepsisrisiko hinweisen: frisch aufgetretene Verwirrtheit, erhöhte Atemfrequenz (über 22/min), niedriger Blutdruck (unter 100 mmHg systolisch). Für Kinder sind die physiologischen Werte dem Alter anzupassen.
Frisches neurologisches Defizit	Jeder Verlust neurologischer Funktionen, der vor mehr als 24 Stunden und weniger als 7 Tagen aufgetreten ist. Dies kann Veränderung oder Verlust der Sensibilität, Extremitätenschwäche (entweder vorübergehend oder permanent), sowie Veränderungen in der Fähigkeit, Urin- oder Stuhlabgang zu kontrollieren, beinhalten.
Direktes Nackentrauma	Mögliche Formen können sein: Stauchungstrauma (von oben nach unten, z. B. wenn etwas auf den Kopf fällt), Anpralltrauma (vorwärts, rückwärts oder seitwärts, z. B. beim Verkehrsunfall), Drehtrauma und Luxationstrauma (wie beim Hängen).

Ohrenprobleme

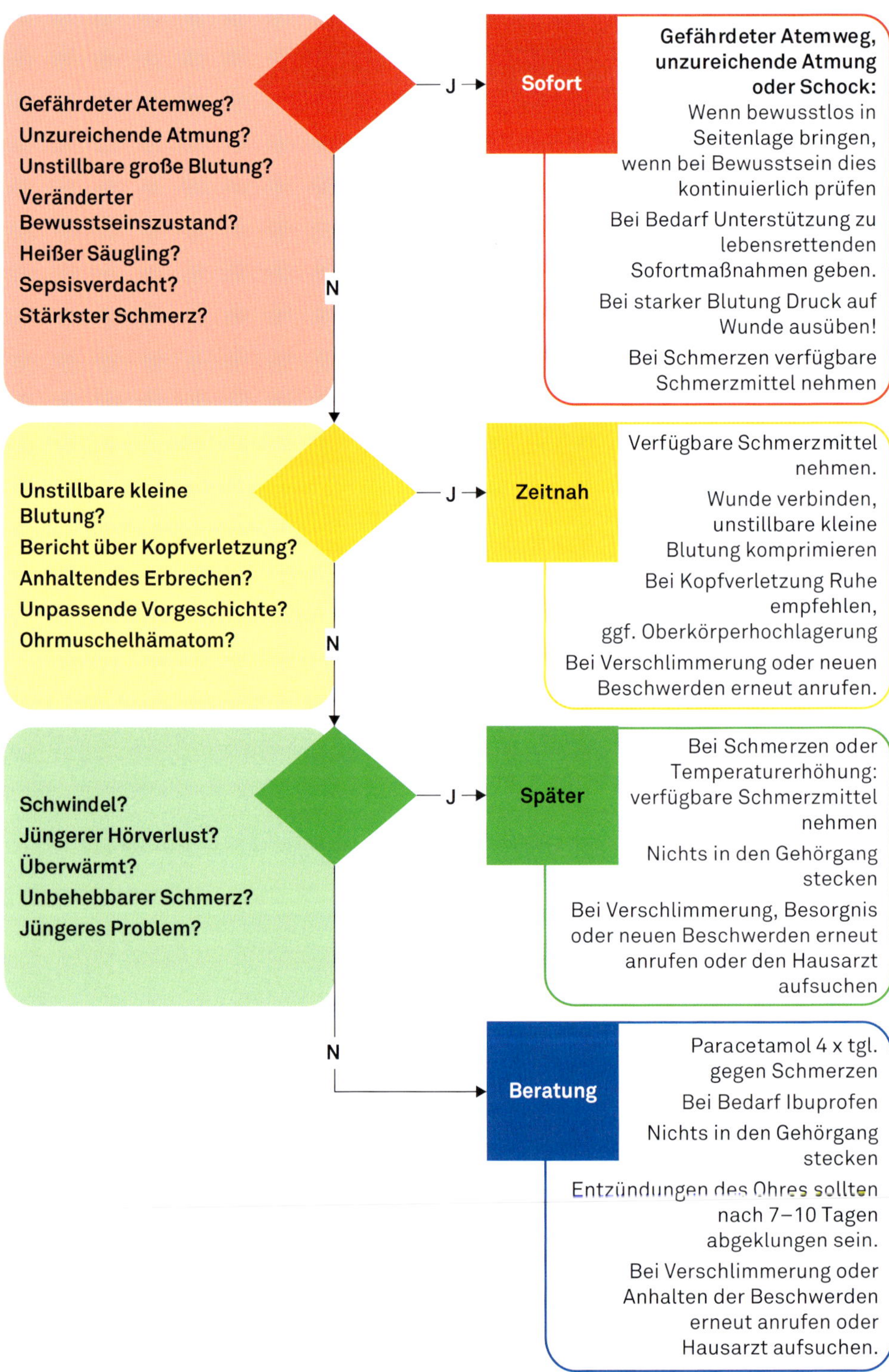

Tabelle 7-35: Anmerkungen zu Ohrenprobleme

Hinweise zum Diagramm	
Dieses Diagramm soll die zutreffende Priorisierung aller Patienten erlauben, die sich mit Problemen melden, die die Ohren betreffen. Die generellen Indikatoren beinhalten Lebensgefahr, Schmerz, Blutverlust und Temperatur. Bei Neugeborenen bis einschließlich der 4.Lebenswoche (28 Tage) sollte das Diagramm „Unwohlsein bei Neugeborenen“ eingesetzt werden.	
Siehe auch: Gesichtsprobleme, Kopfverletzung	
Spezielle Indikatoren	**Erläuterungen**
Sepsisverdacht	Bei Patienten (mit Anzeichen einer Infektion wie Rötung/Schwellung/erhöhter Temperatur) kann das Vorhandensein von zwei der drei folgenden Symptome auf ein Sepsisrisiko hinweisen: frisch aufgetretene Verwirrtheit, erhöhte Atemfrequenz (über 22/min), niedriger Blutdruck (unter 100 mmHg systolisch). Für Kinder sind die physiologischen Werte dem Alter anzupassen.
Bericht über Kopfverletzung	Eine Vorgeschichte über ein jüngeres traumatisches Ereignis unter Beteiligung des Kopfes. Normalerweise wird dies durch den Patienten berichtet werden, wenn dieser bewußtlos war, so sollte diese Vorgeschichte von einem verlässlichen Zeuge erhoben werden.
Anhaltendes Erbrechen	Erbrechen, das kontinuierlich oder ohne Ruhepause auftritt.
Unpassende Vorgeschichte	Wenn die berichtete Vorgeschichte (Krankengeschichte) das physische Bild des Patienten nicht erklärt, wird die Vorgeschichte als unpassend bezeichnet. Dies kann ein wichtiger Sicherheitshinweis sowohl für Erwachsenen als auch Kinder sein.
Ohrmuschelhämatom	Ein pralles Hämatom (normalerweise nach einem Trauma) im/am äußeren Ohr.
Schwindel	Ein akutes Dreh-/Schwindelgefühl, teilweise begleitet von Übelkeit und Erbrechen.
Jüngerer Hörverlust	Verlust des Hörvermögens auf einem oder beiden Ohren innerhalb der letzten Woche.

Psychiatrische Erkrankung

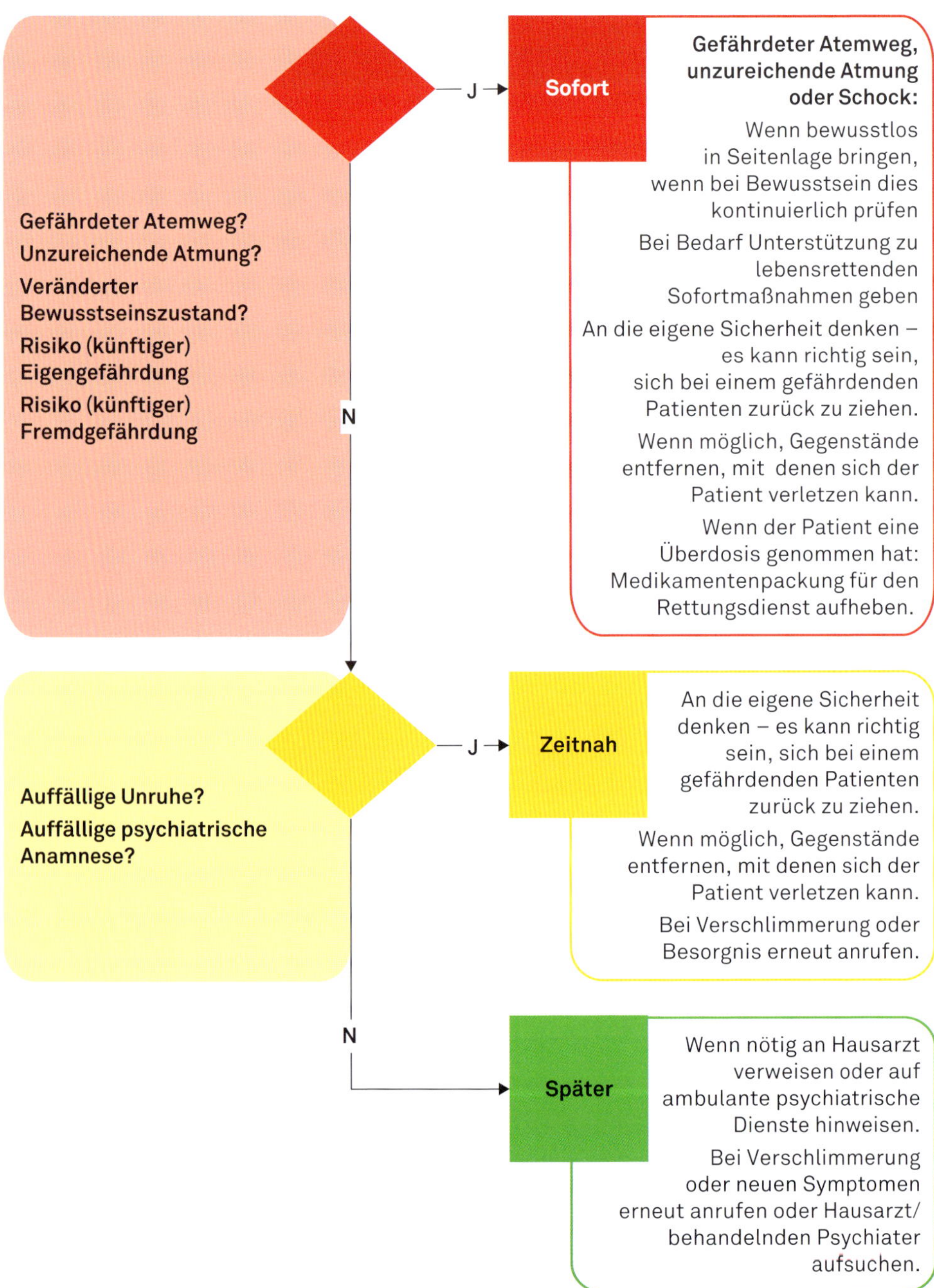

Tabelle 7-36: Anmerkungen zu Psychiatrische Erkrankung

Hinweise zum Diagramm	
Dieses Diagramm soll die zutreffende Priorisierung aller Patienten erlauben, die sich mit einer bekannten oder neu erkannten psychiatrischen Erkrankung vorstellen. Es werden eine Reihe genereller Indikatoren wie Lebensgefahr und Bewusstsein benutzt. Dieses Diagramm deckt dabei sowohl die somatischen wie die psychiatrischen Aspekte der Präsentation ab. Die speziellen Indikatoren erlauben die zutreffende Priorisierung von Patienten mit einer bekannten auffälligen psychiatrischen Anamnese und solche mit unterschiedlichen Graden der Fremd- und Eigengefährdung. Störende oder auffällig unruhige Patienten werden als zeitah behandlungsbedürftig eingestuft.	
Siehe auch: Auffälliges Verhalten, Betrunkener Eindruck	
Spezielle Indikatoren	**Erläuterungen**
Risiko (künftiger) Eigengefährdung	Eine erste Beurteilung des Risikos der Eigengefährdung des Patienten. Im Zweifelsfall von einem hohen Risiko ausgehen.
Risiko (künftiger) Fremdgefährdung	Das Vorhandensein eines potentiellen Risikos Andere zu schädigen. Kann durch eine Betrachtung der Körperhaltung (Anspannung und Verkrampfung), des verbalen Verhaltens (lautes und bedrohliches Reden) und des motorischen Verhaltens (unruhig, auf und ab laufen) beurteilt werden. Im Zweifelsfall von einem hohen Risiko ausgehen.
Auffällige Unruhe	Patienten, die eine deutliche physische oder emotionale Erregung aufweisen, erfüllen dieses Kriterium.
Auffällige psychiatrische Anamnese	Eine in der Vorgeschichte durchgemachte schwere psychiatrische Erkrankung oder ein entsprechendes Ereignis.

Rückenschmerz

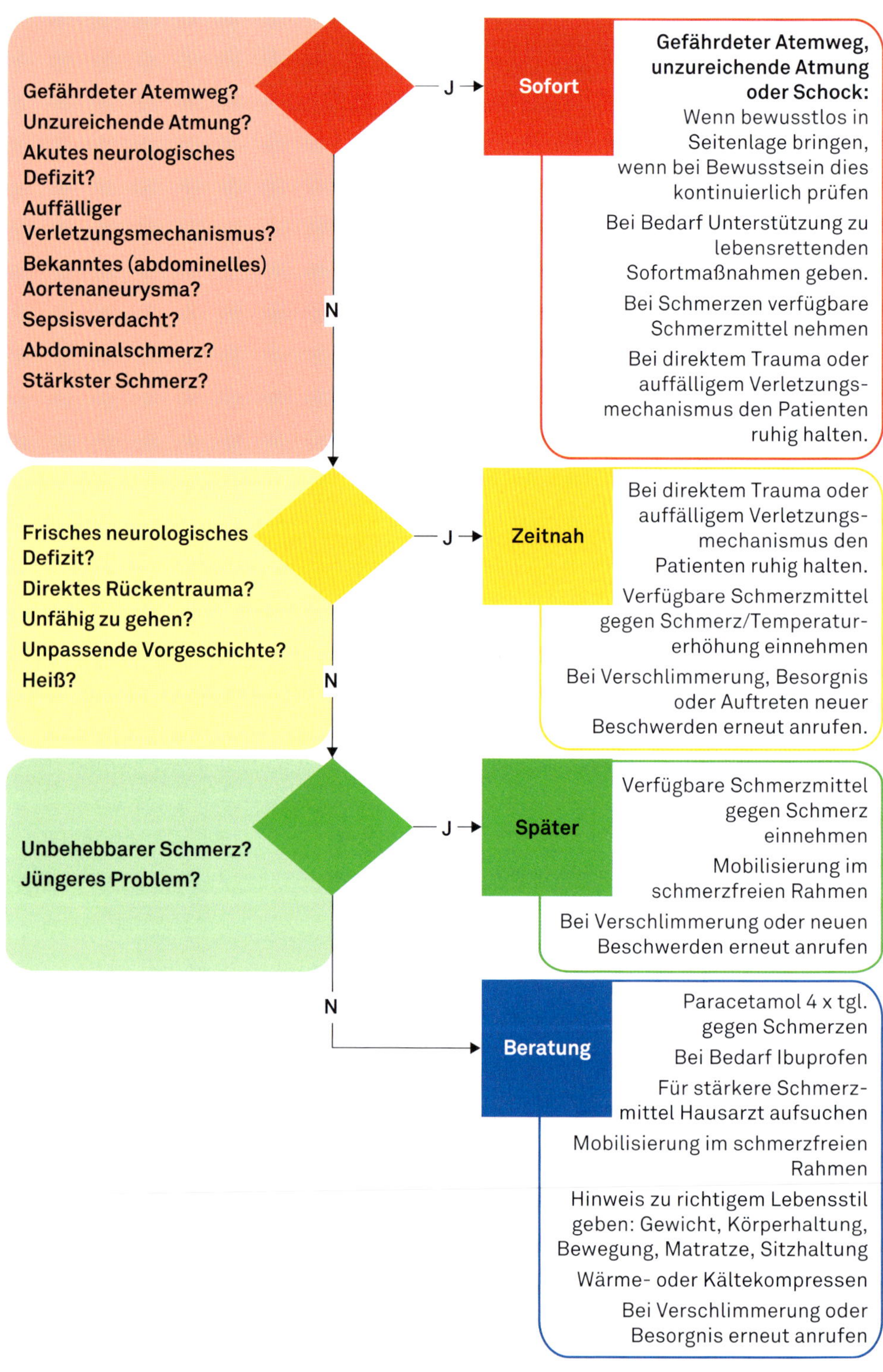

Tabelle 7-37: Anmerkungen zu Rückenschmerz

Hinweise zum Diagramm
Dieses Diagramm dient der Priorisierung von Patienten, die über Rückenschmerzen klagen. Sie präsentieren sich entweder als akutes Geschehen oder als Verschlechterung eines chronischen Geschehens. Es werden verschiedene generelle Indikatoren inklusive Lebensgefahr, Schmerz und Temperatur benutzt. Spezielle Indikatoren sollen die zutreffende Eingruppierung dringlicherer Erkrankungen ermöglichen. So sind Indikatoren enthalten, die die passende Eingruppierung des Aortenaneurysmas und von Patienten mit neurologischen Zeichen und Symptomen eines Bandscheibenvorfalls erlauben.
Siehe auch: Abdominelle Schmerzen bei Erwachsenen, Abdominelle Schmerzen bei Kindern, Nackenschmerz

Spezielle Indikatoren	**Erläuterungen**
Akutes neurologisches Defizit	Jeder Verlust neurologischer Funktionen, der innerhalb der letzten 24 Stunden aufgetreten ist. Dies kann Veränderung oder Verlust der Sensibilität, Extremitätenschwäche (entweder vorübergehend oder permanent), sowie Veränderungen in der Fähigkeit, Urin- oder Stuhlabgang zu kontrollieren, beinhalten.
Auffälliger Verletzungsmechanismus	Penetrierende Verletzungen (Stich- oder Schussverletzungen) und Verletzungen mit hoher Energiezuführung (bspw. wie schwere Verkehrsunfälle und Stürze aus großer Höhe, die bei Kindern schon ab zweifacher Körperhöhe angenommen werden).
Bekanntes (abdominelles) Aortenaneurysma	Der Anrufer/Patient berichtet über ein bekanntes (abdominelles) Aortenaneurysma.
Sepsisverdacht	Bei Patienten (mit Anzeichen einer Infektion wie Rötung/Schwellung/erhöhter Temperatur) kann das Vorhandensein von zwei der drei folgenden Symptome auf ein Sepsisrisiko hinweisen: frisch aufgetretene Verwirrtheit, erhöhte Atemfrequenz (über 22/min), niedriger Blutdruck (unter 100 mmHg systolisch). Für Kinder sind die physiologischen Werte dem Alter anzupassen.
Abdominalschmerz	Jeder im Abdomen empfundene Schmerz. Ein Abdominalschmerz, der mit Rückenschmerz einhergeht, kann auf ein Bauchaortenaneurysma hinweisen, in Verbindung mit vaginalen Blutungen kann er Zeichen einer extra-uterinen Schwangerschaft oder einer Fehlgeburt sein.
Frisches neurologisches Defizit	Jeder Verlust neurologischer Funktionen, der vor mehr als 24 Stunden und weniger als 7 Tagen aufgetreten ist. Dies kann Veränderung oder Verlust der Sensibilität, Extremitätenschwäche (entweder vorübergehend oder permanent), sowie Veränderungen in der Fähigkeit, Urin- oder Stuhlabgang zu kontrollieren, beinhalten.
Direktes Rückentrauma	Mögliche Formen können sein: Stauchungstrauma (von oben nach unten, z.B. wenn jemand stürzt und auf den Füssen landet), Anpralltrauma (vorwärts, rückwärts oder seitwärts, z.B. beim Verkehrsunfall) und Drehtrauma.
Unfähig zu gehen	Hier ist eine genaue Differenzierung nötig: Es gibt Patienten, die aufgrund ihrer Schmerzen Schwierigkeiten beim Gehen haben und es gibt Patienten, die nicht gehen können. Nur die letztere Gruppe wird mit „Unfähig zu Gehen" bezeichnet.
Unpassende Vorgeschichte	Wenn die berichtete Vorgeschichte (Krankengeschichte) das physische Bild des Patienten nicht erklärt, wird die Vorgeschichte als unpassend bezeichnet. Dies kann ein wichtiger Sicherheitshinweis sowohl für Erwachsenen als auch Kinder sein.

Schreiendes Baby

Gefährdeter Atemweg?
Unzureichende Atmung?
Schlaffes Kind?
Nicht verblassender Ausschlag?
Heißer Säugling?
Sehr heiß?
Sepsisverdacht?
(Anzeichen für) stärkste Schmerzen?
J
N
Sofort
Gefährdeter Atemweg, unzureichende Atmung oder Schock:
Wenn bewusstlos in Seitenlage bringen, wenn bei Bewusstsein dies kontinuierlich prüfen
Akute Atemnot oder kann nicht in ganzen Sätzen sprechen:
Wenn möglich leicht vornübergebeugt hinsetzen, vorhandenen Vernebler nutzen
Bei Bedarf Unterstützung zu lebensrettenden Sofortmaßnahmen geben
Bei Schmerzen: verfügbare Schmerzmittel geben
Bericht über Bewusstlosigkeit?
Keine Nahrungsaufnahme möglich?
Untröstbar durch die Eltern?
Langanhaltendes oder ununterbrochenes Schreien?
Unpassende Vorgeschichte?
Heiß?
J
N
Zeitnah
Bei Schmerzen / Temperatur: verfügbare Schmerzmittel nehmen
Versuchen den Anrufer zu beruhigen – dies hilft dem Kind ruhiger zu werden.
Bei Verschlimmerung oder Besorgnis erneut anrufen.
Untypisches Verhalten?
Überwärmt?
Anzeichen für Schmerzen?
Jüngeres Problem?
J
N
Später
Bei Schmerzen: verfügbare Schmerzmittel nehmen
Den Anrufer für Warnzeichen der Meningitis sensibilisieren.
Besprechen Sie Gründe für das Schreien: Hunger, Müdigkeit, Koliken, Blähungen, nasse Windeln, Hitze oder Kälte, prüfen Sie die genannten Gründe ab.
Bei Neugeborenen die Hebamme informieren (lassen).
Bei Verschlimmerung, Besorgnis oder neuen Symptomen erneut anrufen.
Beratung
Den Anrufer für Warnzeichen der Meningitis sensibilisieren.
Besprechen Sie Gründe für das Schreien: Hunger, Müdigkeit, Koliken, Blähungen, nasse Windeln, Hitze oder Kälte, prüfen Sie die genannten Gründe ab.
Besprechen Sie den Umgang mit dem Kind und stellen Sie die gute Versorgung sicher.
Kinderarzt oder Hebamme kontaktieren.

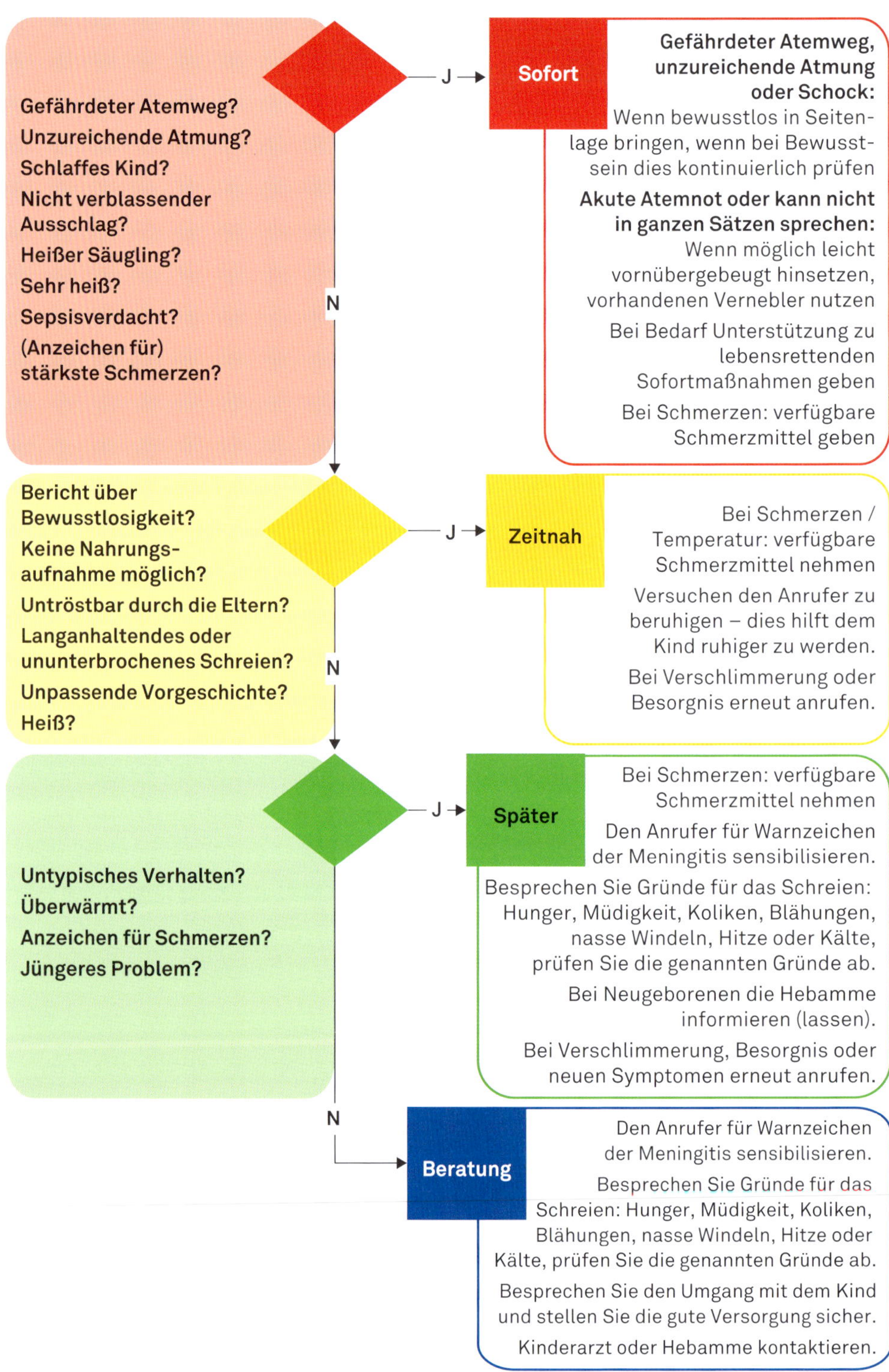

Tabelle 7-38: Anmerkungen zu Schreiendes Baby

Hinweise zum Diagramm	
Dieses Entscheidungsdiagramm soll die zutreffende Priorisierung von Kindern erlauben, deren Eltern wegen anhaltenden Schreiens anrufen. Es werden die generellen Indikatoren Lebensgefahr, Bewusstsein und Schmerz benutzt. Spezielle Indikatoren erlauben das Erkennen speziellerer Erkrankungen wie der Sepsis oder deuten darauf hin, dass eine ernstere Erkrankung vorliegen kann. Bei Neugeborenen bis einschließlich der 4.Lebenswoche (28 Tage) sollte das Diagramm „Unwohlsein bei Neugeborenen“ eingesetzt werden.	
Siehe auch: Besorgte Eltern, Unwohlsein bei Kindern, Unwohlsein bei Säuglingen	
Spezielle Indikatoren	**Erläuterungen**
Schlaffes Kind	Die Eltern mögen ihr Kind als schlaff beschreiben. Der Muskeltonus ist allgemein reduziert – am besten zu erkennen am schlaff hängenden Kopf.
Nicht verblassender Ausschlag	Ein Ausschlag, der auch bei Ausübung von Druck auf die Stelle nicht verblasst (Petechien). Zum Testen kann ein Trinkglas oder Glasspatel auf die Haut gepresst werden, durch den Boden kann eine eventuelle Farbveränderung beobachtet werden.
Sepsisverdacht	Bei Patienten (mit Anzeichen einer Infektion wie Rötung/Schwellung/erhöhter Temperatur) kann das Vorhandensein von zwei der drei folgenden Symptome auf ein Sepsisrisiko hinweisen: frisch aufgetretene Verwirrtheit, erhöhte Atemfrequenz (über 22/min), niedriger Blutdruck (unter 100 mmHg systolisch). Für Kinder sind die physiologischen Werte dem Alter anzupassen.
Keine Nahrungsaufnahme möglich	Dies wird normalerweise von den Eltern berichtet. Das Kind nimmt keine feste oder flüssige Nahrung (in passendem Ausmaß) zu sich.
Untröstbar durch die Eltern	Dieses Kriterium ist erfüllt, wenn das schreiende oder schmerzgeplagte Kind auf keinen Beruhigungsversuch seiner Eltern reagiert.
Langanhaltendes oder ununterbrochenes Schreien	Ein Kind, welches seit zwei Stunden oder mehr ununterbrochen geschrieen hat, erfüllt dieses Kriterium.
Unpassende Vorgeschichte	Wenn die berichtete Vorgeschichte (Krankengeschichte) das physische Bild des Patienten nicht erklärt, wird die Vorgeschichte als unpassend bezeichnet. Dies kann ein wichtiger Sicherheitshinweis sowohl für Erwachsenen als auch Kinder sein.
Untypisches Verhalten	Ein Kind, das sich auf eine Weise benimmt, die in der gegebenen Situation (bei ihm) nicht üblich ist. Diese Angabe wird oft von Betreuungspersonen gemacht. Solche Kinder werden oft als aufsässig oder „aus der Art geschlagen“ bezeichnet.

Schwangerschaftsproblem

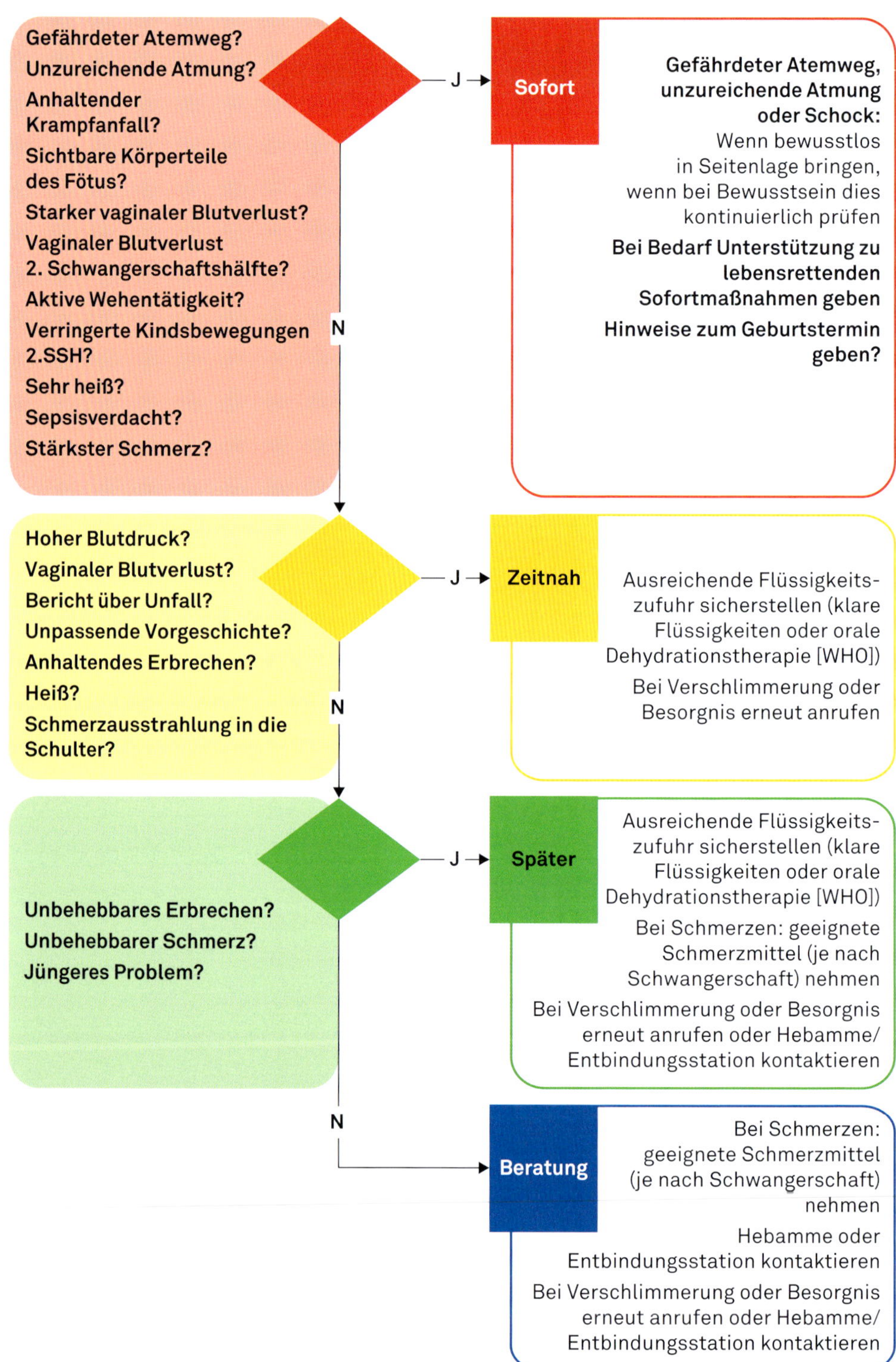

Tabelle 7-39: Anmerkungen zu Schwangerschaftsproblem

Hinweise zum Diagramm	
Dies ist ein auf die Präsentation des Patienten bezogenes Diagramm. Schwangere Frauen können die Notfallversorgung in allen Stadien der Schwangerschaft und mit einer großen Bandbreite an Beschwerden in Anspruch nehmen. Es kann sogar sein, dass sie noch nicht von ihrer Schwangerschaft wissen, auch wenn sie schon weiter fortgeschritten ist. Die generellen Indikatoren beinhalten Schmerz und Bewusstsein, die speziellen Indikatoren sollen ein rechtzeitiges Erkennen von Komplikationen in jeder Schwangerschaftsphase ermöglichen.	
Siehe auch: Vaginale Blutung	
Spezielle Indikatoren	**Erläuterungen**
Sichtbare Körperteile des Fötus	Hervortreten des Kopfes oder jedes anderen Körperteils des Fötus in die Vagina.
Starker vaginaler Blutverlust	Ein vaginaler Blutverlust ist sehr schlecht zu beurteilen. Das Vorhandensein großer Blutkoagel oder ein anhaltender Blutfluss erfüllt dieses Kriterium. Der Verbrauch größerer Mengen von Binden kann ein Hinweis sein.
Vaginaler Blutverlust zweite Schwangerschaftshälfte	Jeder Blutverlust aus der Vagina bei einer Frau, die die 20. Schwangerschaftswoche überschritten hat.
Aktive Wehentätigkeit	Jede Schwangere mit regelmäßigen schmerzhaften Kontraktionen erfüllt dieses Kriterium.
Verringerte Kindsbewegungen 2.SSH	Verringerte oder fehlende Kindsbewegungen in der zweiten Schwangerschaftshälfte (über 20. SSW) während der letzten 12 Stunden.
Sepsisverdacht	Bei Patienten (mit Anzeichen einer Infektion wie Rötung/Schwellung/erhöhter Temperatur) kann das Vorhandensein von zwei der drei folgenden Symptome auf ein Sepsisrisiko hinweisen: frisch aufgetretene Verwirrtheit, erhöhte Atemfrequenz (über 22/min), niedriger Blutdruck (unter 100 mmHg systolisch). Für Kinder sind die physiologischen Werte dem Alter anzupassen.
Hoher Blutdruck	Eine Vorgeschichte mit Bluthochdruck oder Bluthochdruck während der Untersuchung.
Vaginaler Blutverlust	Jeder Blutverlust aus bzw. durch die Vagina.
Bericht über Unfall	Bericht über ein vorangegangenes physisches Traumaereignis.
Unpassende Vorgeschichte	Wenn die berichtete Vorgeschichte (Krankengeschichte) das physische Bild des Patienten nicht erklärt, wird die Vorgeschichte als unpassend bezeichnet. Dies kann ein wichtiger Sicherheitshinweis sowohl für Erwachsenen als auch Kinder sein.
Anhaltendes Erbrechen	Erbrechen, das kontinuierlich oder ohne Ruhepause auftritt.
Schmerzausstrahlung in die Schulter	Wenn in der Schulterspitze Schmerzen empfunden werden, ist dies oft ein Zeichen für eine Zwerchfellreizung.
Unbehebbares Erbrechen	Ein Erbrechen, das auch durch geeignete Maßnahmen nicht behoben werden kann.

Schweres Trauma

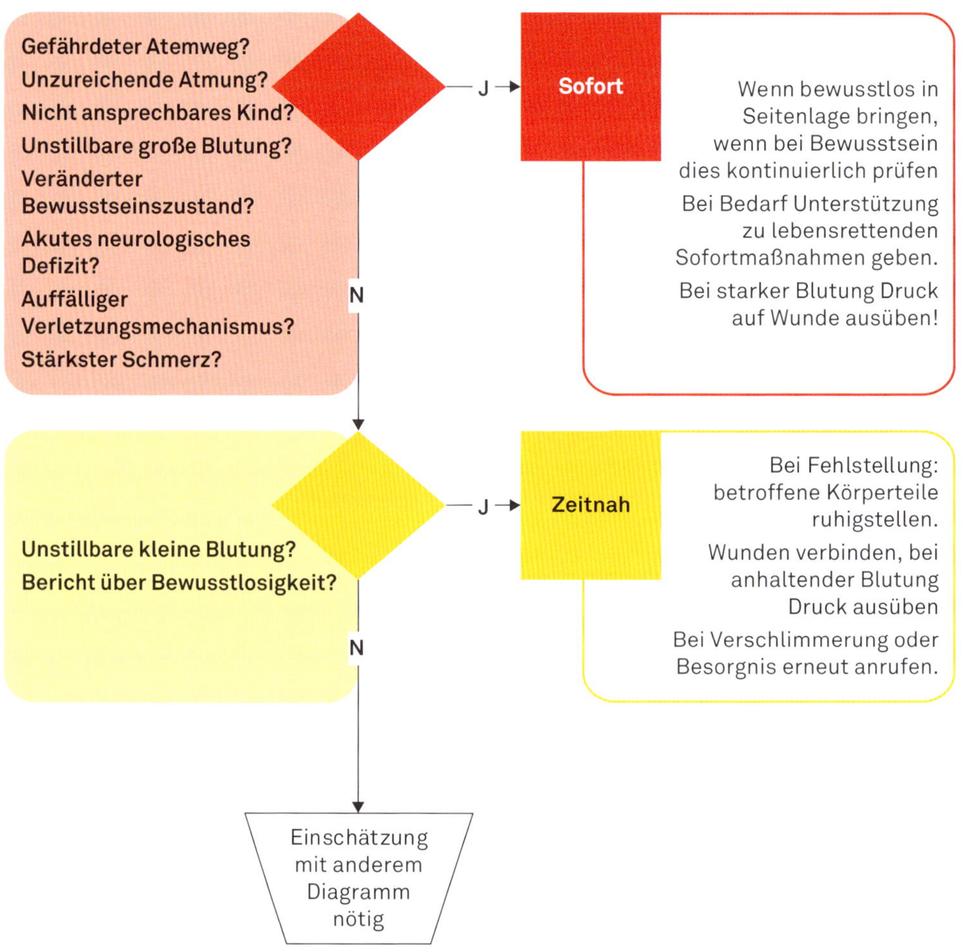

Tabelle 7-40: Anmerkungen zu Schweres Trauma

Hinweise zum Diagramm	
Mit dem Begriff „Schweres Trauma“ oder „Polytrauma“ kann eigentlich jeder Mitarbeiter aus der Notfallmedizin etwas anfangen. Das Charakterisierende dieses Krankheitsbild ist, dass es nicht durch den Patienten oder seine Verletzungen, sondern durch die Wertung der Verletzungen durch den Behandler definiert ist. Aus diesem Grund ist es nicht möglich, einen Patienten mit dieser Präsentation niedriger als „Zeitnah“ (GELB) einzugruppieren. Sollte dies dennoch nötig sein, so muss bewusst entschieden werden, dass die Annahme verkehrt war, dieser Patient habe ein schweres Trauma erlitten. Der Patient muss dann unter Anwendung eines anderen Präsentationsdiagramms neu beurteilt werden. Die generellen Indikatoren beinhalten Lebensgefahr, Blutverlust, Bewusstsein (sowohl bei Erwachsenen als auch bei Kindern) und Schmerz. Die speziellen Indikatoren sollen sicherstellen, dass Patienten mit einem auffälligen Verletzungsmechanismus eine genügend hohe Dringlichkeit erhalten.	
Siehe auch: —	
Spezielle Indikatoren	**Erläuterungen**
Akutes neurologisches Defizit	Jeder Verlust neurologischer Funktionen, der innerhalb der letzten 24 Stunden aufgetreten ist. Dies kann Veränderung oder Verlust der Sensibilität, Extremitätenschwäche (entweder vorübergehend oder permanent), sowie Veränderungen in der Fähigkeit, Urin- oder Stuhlabgang zu kontrollieren, beinhalten.
Auffälliger Verletzungsmechanismus	Penetrierende Verletzungen (Stich- oder Schussverletzungen) und Verletzungen mit hoher Energiezuführung (bspw. wie schwere Verkehrsunfälle und Stürze aus großer Höhe, die bei Kindern schon ab zweifacher Körperhöhe angenommen werden).
Bericht über Bewusstlosigkeit	Unter Umständen gibt es Zeugen, die Aussagen zu einer eventuellen Bewusstlosigkeit (und ihrer Länge) machen können. Sollte dies nicht der Fall sein, so sollte bei Patienten, die sich nicht an das Vorgefallene erinnern können, von einem Zustand nach Bewusstlosigkeit ausgegangen werden.

Selbstverletzung

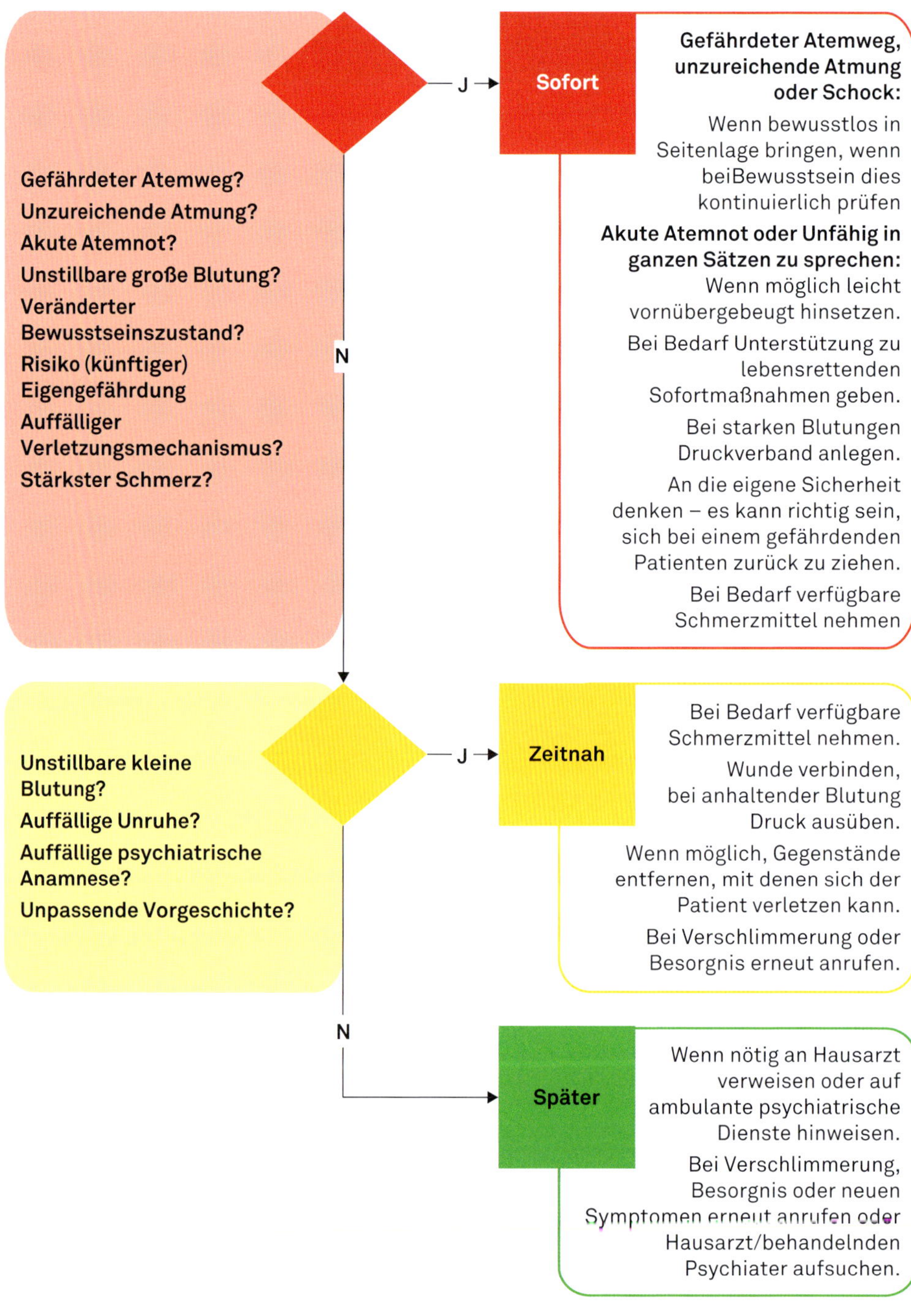

Tabelle 7-41: Anmerkungen zu Selbstverletzung

Hinweise zum Diagramm	
Dieses Präsentationsdiagramm wurde entwickelt, um Patienten zutreffend einschätzen zu können, die sich selber einen körperlichen Schaden zugefügt haben. Dieses Diagramm deckt dabei sowohl die somatischen wie die psychiatrischen Aspekte der Präsentation ab. Es werden mehrere generelle Indikatoren inklusive Lebensgefahr, Blutverlust, Bewusstsein und Schmerz benutzt. Enthalten sind spezielle Indikatoren, die es ermöglichen, Patienten mit einem auffälligem Verletzungsmechanismus oder dem Risiko künftiger Eigengefährdung zu identifizieren. **Siehe auch:** Psychiatrische Erkrankung, Überdosierung und Vergiftung	
Spezielle Indikatoren	**Erläuterungen**
Akute Atemnot	Plötzliches Einsetzen einer Dyspnoe oder plötzliche Verschlechterung einer chronischen Dyspnoe.
Risiko (künftiger) Eigengefährdung	Eine erste Beurteilung des Risikos der Eigengefährdung des Patienten. Im Zweifelsfall von einem hohen Risiko ausgehen.
Auffälliger Verletzungsmechanismus	Penetrierende Verletzungen (Stich- oder Schussverletzungen) und Verletzungen mit hoher Energiezuführung (bspw. wie schwere Verkehrsunfälle und Stürze aus großer Höhe, die bei Kindern schon ab zweifacher Körperhöhe angenommen werden).
Auffällige Unruhe	Patienten, die eine deutliche physische oder emotionale Erregung aufweisen, erfüllen dieses Kriterium.
Auffällige psychiatrische Anamnese	Eine in der Vorgeschichte durchgemachte schwere psychiatrische Erkrankung oder ein entsprechendes Ereignis.
Unpassende Vorgeschichte	Wenn die berichtete Vorgeschichte (Krankengeschichte) das physische Bild des Patienten nicht erklärt, wird die Vorgeschichte als unpassend bezeichnet. Dies kann ein wichtiger Sicherheitshinweis sowohl für Erwachsenen als auch Kinder sein.

Sexualinfektion

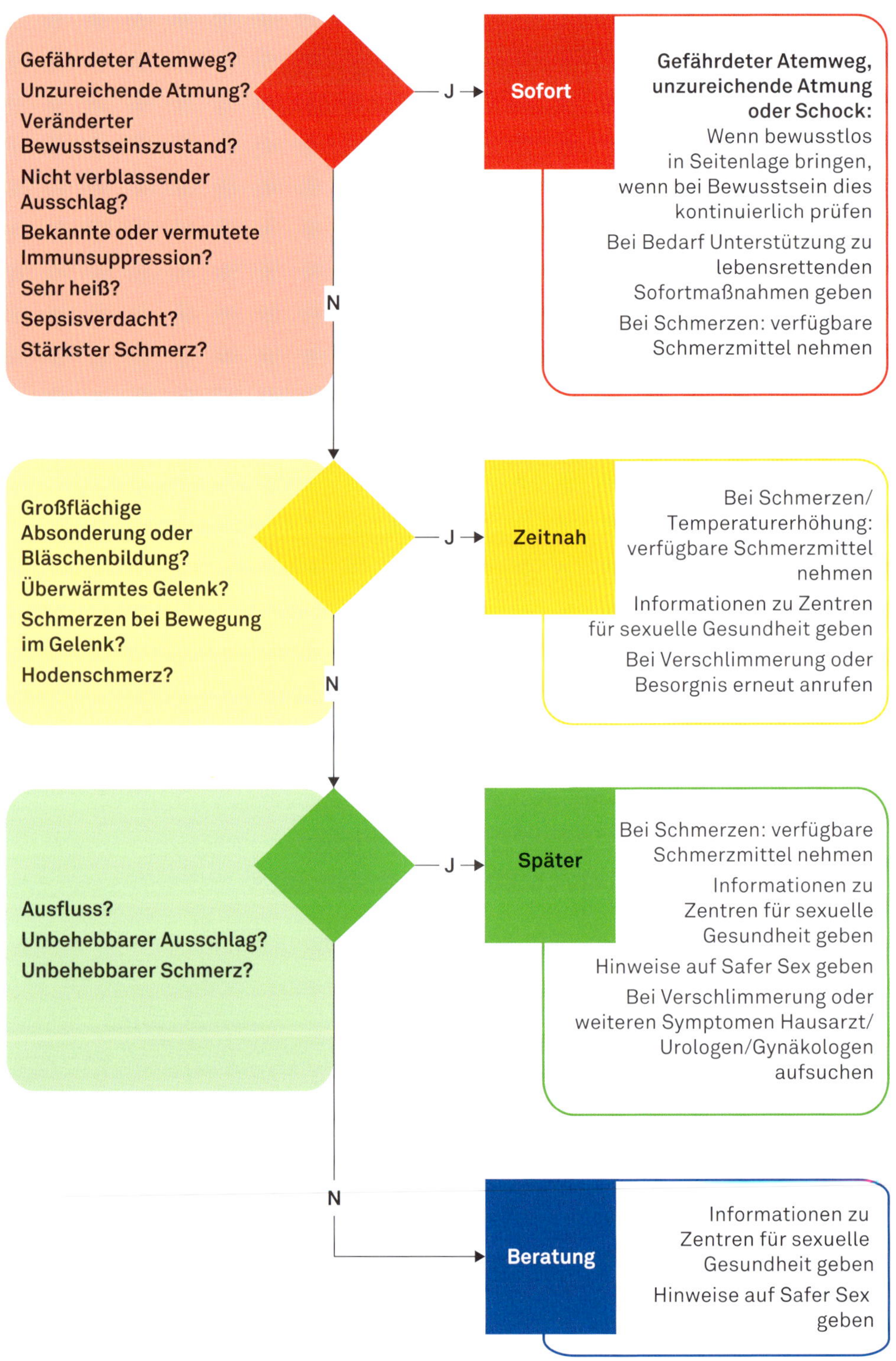

Tabelle 7-42: Anmerkungen zu Sexualinfektion

Hinweise zum Diagramm	
Dieses Diagramm wurde aufgenommen, um die Priorisierung von Patienten zu ermöglichen, die eine bekannte oder vermutete Sexualinfektion aufweisen. Die benutzten generellen Indikatoren umfassen Lebensgefahr, Schmerz und Temperatur. Die speziellen Indikatoren sollen die adäquate Eingruppierung von Patienten ermöglichen, die wegen dringlicherer Krankheitsbilder wie der Gonokokkensepsis die Notaufnahme aufsuchen. Es muss unbedingt sichergestellt werden, dass vorgefasste Meinungen und Vorurteile zur Versorgung von Patienten mit derartigen Beschwerden nicht die Durchführung einer angemessenen Ersteinschätzung verhindern.	
Siehe auch: —	
Spezielle Indikatoren	**Erläuterungen**
Nicht verblassender Ausschlag	Ein Ausschlag, der auch bei Ausübung von Druck auf die Stelle nicht verblasst (Petechien). Zum Testen kann ein Trinkglas oder Glasspatel auf die Haut gepresst werden, durch den Boden kann eine eventuelle Farbveränderung beobachtet werden.
Bekannte oder vermutete Immunsuppression	Hierzu zählt jeder Patient, bei dem eine Immunsuppression bekannt oder anzunehmen ist, hierzu zählt auch die Einnahme immunsuppressiver Medikamente (inklusive Langzeitsteroidtherapie) in hoher Dosis.
Sepsisverdacht	Bei Patienten (mit Anzeichen einer Infektion wie Rötung/Schwellung/erhöhter Temperatur) kann das Vorhandensein von zwei der drei folgenden Symptome auf ein Sepsisrisiko hinweisen: frisch aufgetretene Verwirrtheit, erhöhte Atemfrequenz (über 22/min), niedriger Blutdruck (unter 100 mmHg systolisch). Für Kinder sind die physiologischen Werte dem Alter anzupassen.
Großflächige Absonderungen oder Bläschenbildungen	Jede Absonderung oder Bläschenbildung, die mehr als 10 % der Körperoberfläche betrifft.
Überwärmtes Gelenk	Jede Überwärmung im Bereich des Gelenkes gilt. Geht oft mit einer lokalen Rötung einher.
Schmerzen bei Bewegung im Gelenk	Bewegungsschmerz im Gelenk kann sowohl bei aktiven (Patient) wie bei passiven (Untersucher) Bewegungen auftreten.
Hodenschmerz	Schmerzen in den Hoden.
Ausfluss	Dies beinhaltet bei einer Sexualinfektion jede Absonderung aus dem Penis oder jeden unnormalen Ausfluss aus der Vagina.
Unbehebbarer Ausschlag	Ein Hautausschlag, der auch durch eine angemessene Wartezeit oder die Durchführung geeigneter Maßnahmen nicht behoben wird.

Stürze

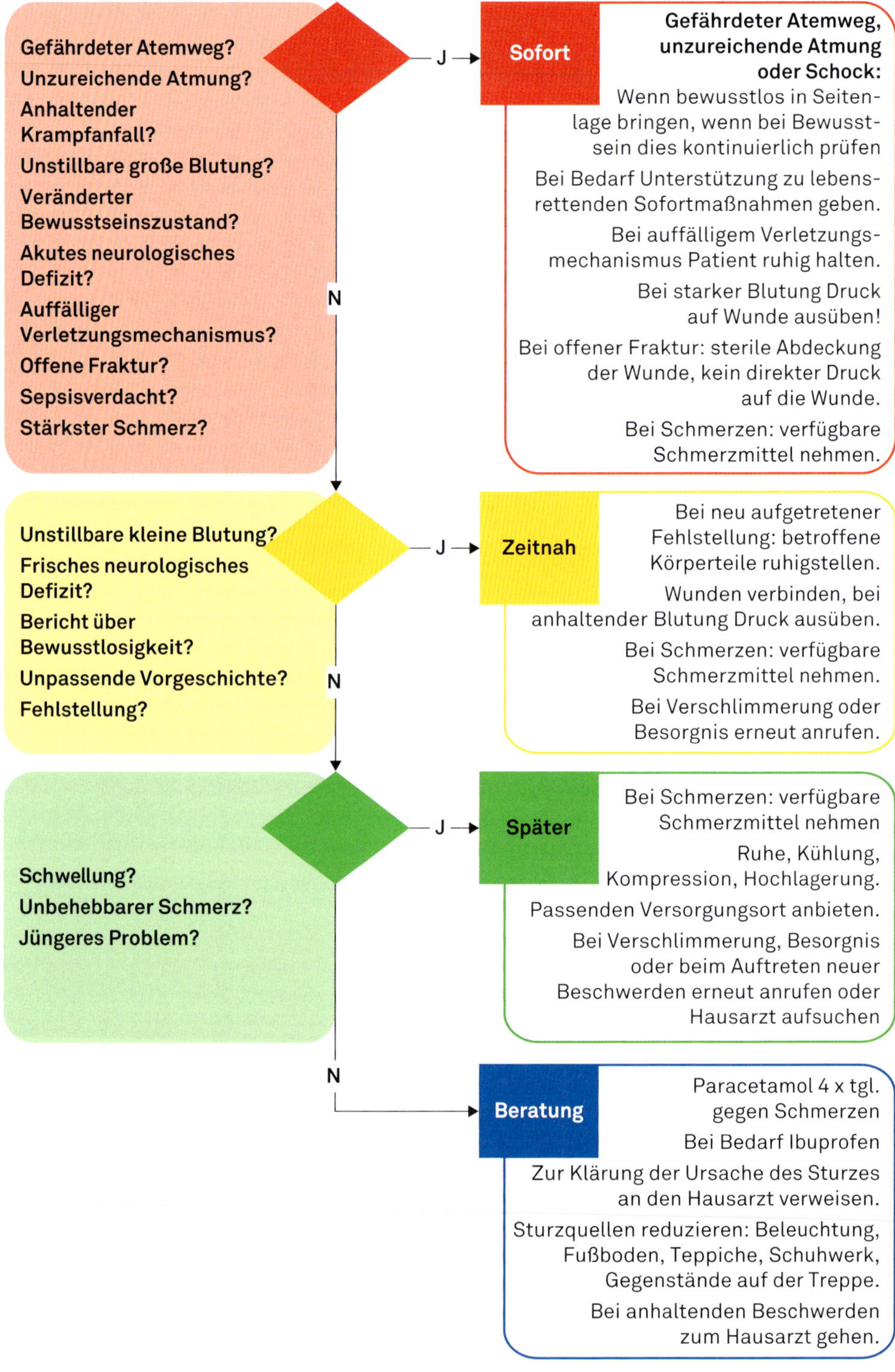
Gefährdeter Atemweg?
Unzureichende Atmung?
Anhaltender Krampfanfall?
Unstillbare große Blutung?
Veränderter Bewusstseinszustand?
Akutes neurologisches Defizit?
Auffälliger Verletzungsmechanismus?
Offene Fraktur?
Sepsisverdacht?
Stärkster Schmerz?
J
N
Sofort
Gefährdeter Atemweg, unzureichende Atmung oder Schock:
Wenn bewusstlos in Seitenlage bringen, wenn bei Bewusstsein dies kontinuierlich prüfen
Bei Bedarf Unterstützung zu lebensrettenden Sofortmaßnahmen geben.
Bei auffälligem Verletzungsmechanismus Patient ruhig halten.
Bei starker Blutung Druck auf Wunde ausüben!
Bei offener Fraktur: sterile Abdeckung der Wunde, kein direkter Druck auf die Wunde.
Bei Schmerzen: verfügbare Schmerzmittel nehmen.
Unstillbare kleine Blutung?
Frisches neurologisches Defizit?
Bericht über Bewusstlosigkeit?
Unpassende Vorgeschichte?
Fehlstellung?
J
N
Zeitnah
Bei neu aufgetretener Fehlstellung: betroffene Körperteile ruhigstellen.
Wunden verbinden, bei anhaltender Blutung Druck ausüben.
Bei Schmerzen: verfügbare Schmerzmittel nehmen.
Bei Verschlimmerung oder Besorgnis erneut anrufen.
Schwellung?
Unbehebbarer Schmerz?
Jüngeres Problem?
J
Später
Bei Schmerzen: verfügbare Schmerzmittel nehmen
Ruhe, Kühlung, Kompression, Hochlagerung.
Passenden Versorgungsort anbieten.
Bei Verschlimmerung, Besorgnis oder beim Auftreten neuer Beschwerden erneut anrufen oder Hausarzt aufsuchen
N
Beratung
Paracetamol 4 x tgl. gegen Schmerzen
Bei Bedarf Ibuprofen
Zur Klärung der Ursache des Sturzes an den Hausarzt verweisen.
Sturzquellen reduzieren: Beleuchtung, Fußboden, Teppiche, Schuhwerk, Gegenstände auf der Treppe.
Bei anhaltenden Beschwerden zum Hausarzt gehen.

Tabelle 7-43: Anmerkungen zu Stürze

Hinweise zum Diagramm	
Dieses Diagramm bezieht sich auf die Präsentation des Patienten. Viele Patienten haben im Rahmen des Sturzes Verletzungen erlitten, durch die sich ihre Behandlungsdringlichkeit bestimmt. Bei einigen kann allerdings eine andere ernsthafte Krankheit dem Sturz zugrunde liegen oder sie entwickeln in Folge des Sturzes Komplikationen. Dieses Diagramm soll eine zutreffende Beurteilung der Behandlungsdringlichkeit erlauben, unabhängig davon, ob die Verletzungen oder eine zu Grunde liegende Krankheit schwerwiegender sind. Es wurden verschiedene (generelle) Indikatoren eingefügt, die sicherstellen sollen, dass Patienten mit schwerwiegenden Grunderkrankungen oder Extremitäten bedrohenden Verletzungen eine hohe Dringlichkeitsstufe zugewiesen bekommen.	
Siehe auch: Kollaps	
Spezielle Indikatoren	**Erläuterungen**
Akutes neurologisches Defizit	Jeder Verlust neurologischer Funktionen, der innerhalb der letzten 24 Stunden aufgetreten ist. Dies kann Veränderung oder Verlust der Sensibilität, Extremitätenschwäche (entweder vorübergehend oder permanent), sowie Veränderungen in der Fähigkeit, Urin- oder Stuhlabgang zu kontrollieren, beinhalten.
Auffälliger Verletzungsmechanismus	Penetrierende Verletzungen (Stich- oder Schussverletzungen) und Verletzungen mit hoher Energiezuführung (bspw. wie schwere Verkehrsunfälle und Stürze aus großer Höhe, die bei Kindern schon ab zweifacher Körperhöhe angenommen werden).
Offene Fraktur	Alle Wunden in der Nähe einer Fraktur sollten zu diesem Verdacht führen. Wenn es irgendeine Möglichkeit einer Verbindung zwischen einer Wunde und der Fraktur gibt, dann sollte von einer offenen Fraktur ausgegangen werden.
Sepsisverdacht	Bei Patienten (mit Anzeichen einer Infektion wie Rötung/Schwellung/erhöhter Temperatur) kann das Vorhandensein von zwei der drei folgenden Symptome auf ein Sepsisrisiko hinweisen: frisch aufgetretene Verwirrtheit, erhöhte Atemfrequenz (über 22/min), niedriger Blutdruck (unter 100 mmHg systolisch). Für Kinder sind die physiologischen Werte dem Alter anzupassen.
Frisches neurologisches Defizit	Jeder Verlust neurologischer Funktionen, der vor mehr als 24 Stunden und weniger als 7 Tagen aufgetreten ist. Dies kann Veränderung oder Verlust der Sensibilität, Extremitätenschwäche (entweder vorübergehend oder permanent), sowie Veränderungen in der Fähigkeit, Urin- oder Stuhlabgang zu kontrollieren, beinhalten.
Unpassende Vorgeschichte	Wenn die berichtete Vorgeschichte (Krankengeschichte) das physische Bild des Patienten nicht erklärt, wird die Vorgeschichte als unpassend bezeichnet. Dies kann ein wichtiger Sicherheitshinweis sowohl für Erwachsenen als auch Kinder sein.
Fehlstellung	Hierbei handelt es sich um den subjektiven Eindruck. Gemeint sind unnormale Winkel oder Rotationen.
Schwellung	Unnormale Größenzunahme.

Thoraxschmerz

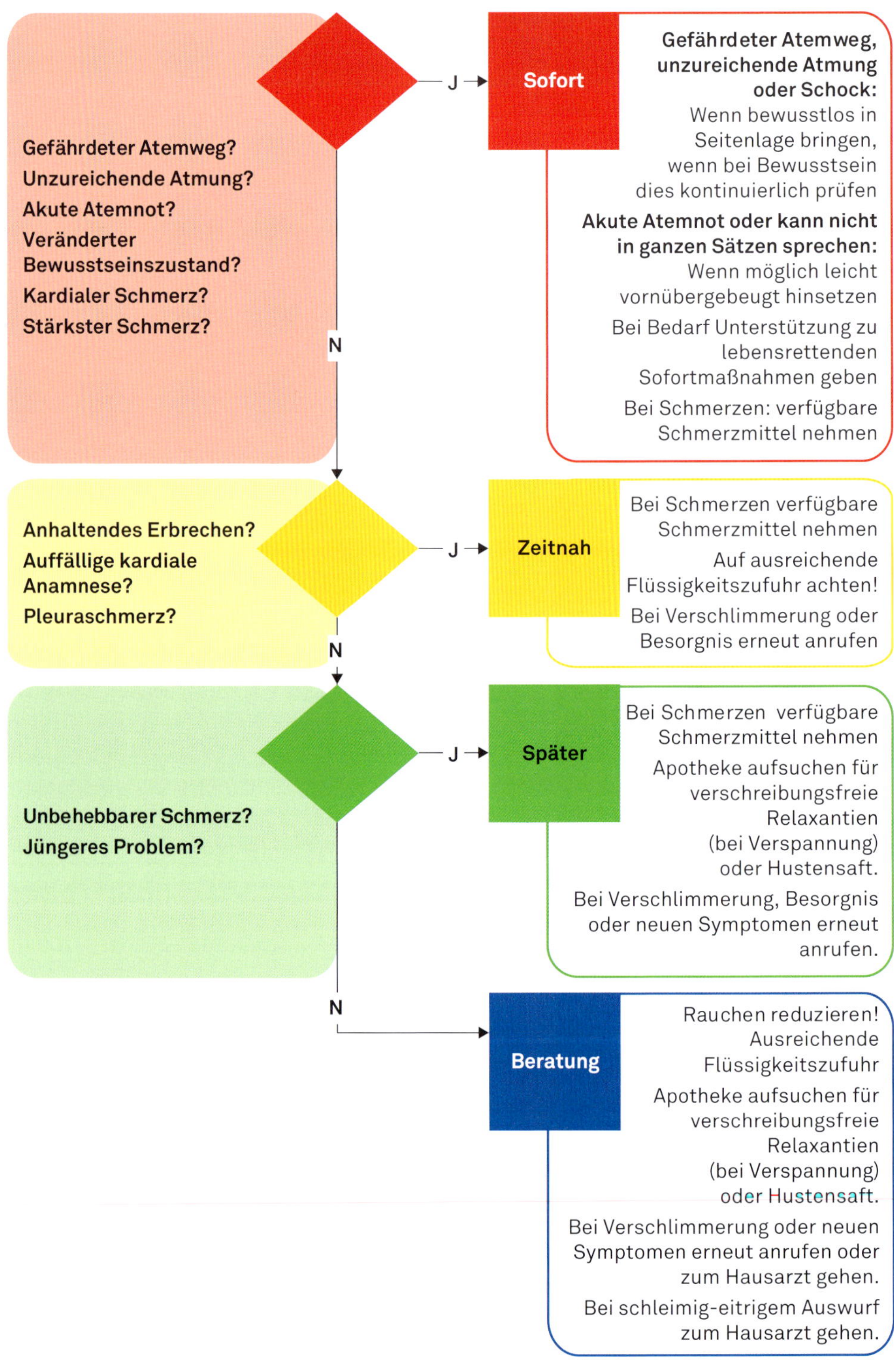

Tabelle 7-44: Anmerkungen zu Thoraxschmerz

Hinweise zum Diagramm	
Dieses Diagramm erlaubt die Eingruppierung eines Patienten, der unter dem sehr häufigen Problem des Thoraxschmerzes leidet. Die Gründe für derartige Beschwerden reichen vom Myokardinfarkt bis zur muskulären Reizung, eine zuverlässige Eingruppierung ist daher unerlässlich. Von den generellen Indikatoren werden Lebensgefahr und Schmerz benutzt. Die speziellen Indikatoren bilden die Art und Stärke des Schmerzes (kardial oder pleural) ab.	
Siehe auch: —	
Spezielle Indikatoren	**Erläuterungen**
Akute Atemnot	Plötzliches Einsetzen einer Dyspnoe oder plötzliche Verschlechterung einer chronischen Dyspnoe.
Kardialer Schmerz	Wird klassisch als intensives dumpfes Engegefühl oder heftigster Schmerz retrosternal mit Ausstrahlung in den linken Arm oder den Hals beschrieben. Kann mit Schweißausbrüchen oder Erbrechen einhergehen. Seltenere Symptome sind Schmerzausstrahlung in den Rücken, Hals oder Oberbauch – in solchen Fällen entscheidet der Gesamteindruck des Patienten.
Anhaltendes Erbrechen	Erbrechen, das kontinuierlich oder ohne Ruhepause auftritt.
Auffällige kardiale Anamnese	Als auffällige kardiale Anamnesen gelten bei dem Patienten bekannte wiederkehrende Rhythmusstörung mit lebensbedrohlichen Auswirkungen, sowie alle anderen bekannten kardialen Störungen, die zu schneller Verschlechterung neigen.
Pleuraschmerz	Ein scharfer, örtlich begrenzter Schmerz im Thorax, der sich durch Atmen, Husten oder Niesen verschlimmert.

Überdosierung und Vergiftung

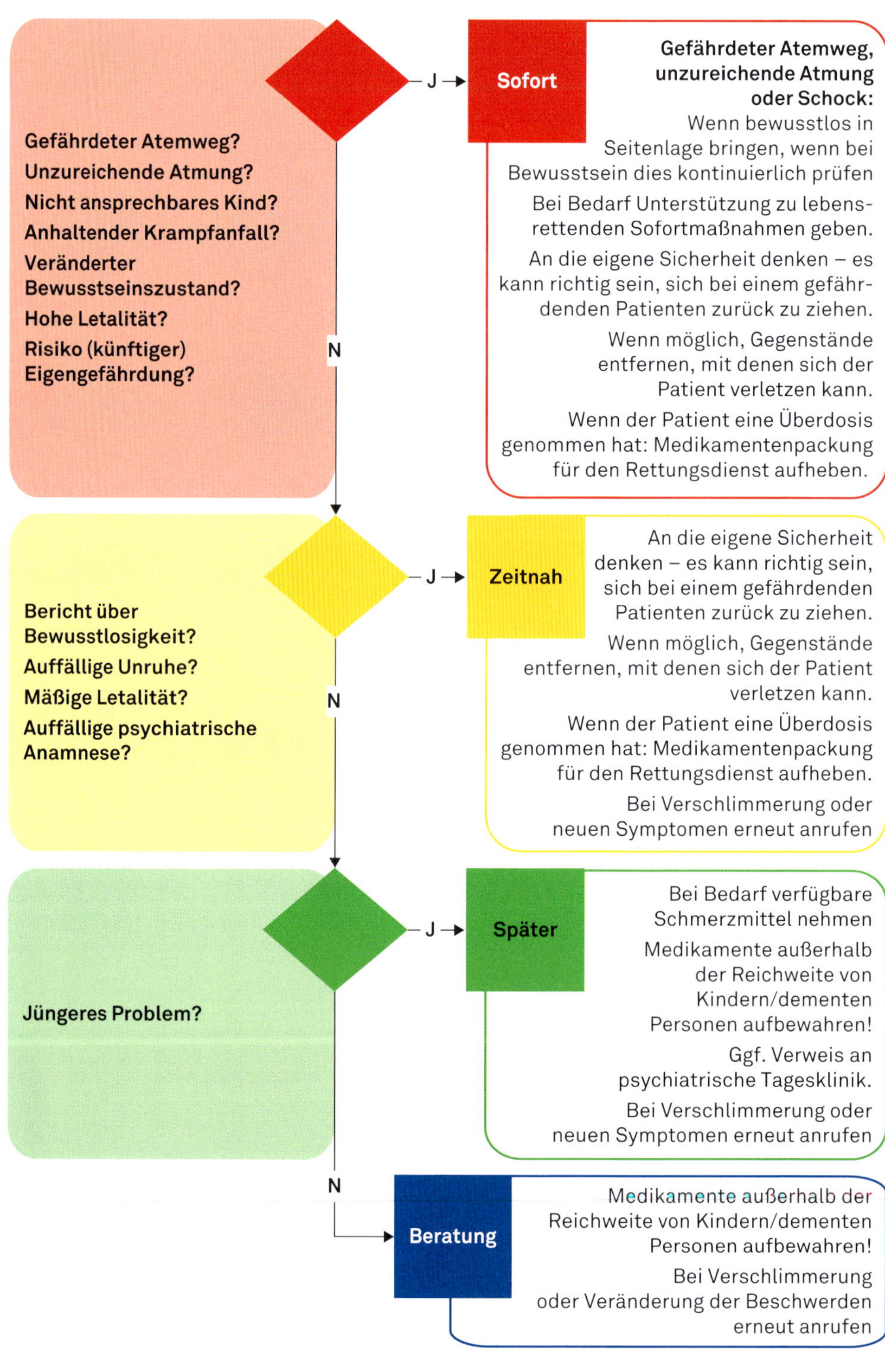

Tabelle 7-45: Anmerkungen zu Überdosierung und Vergiftung

Hinweise zum Diagramm	
Dieses Diagramm ist durch die Präsentation des Patienten definiert. Es ist so aufgebaut, dass es sowohl die physischen Wirkungen wie die psychischen Aspekte einer Überdosierung berücksichtigt und die zutreffende Priorisierung der Patienten aus beiden Sichtweisen ermöglicht. Es erlaubt auch die Priorisierung von Patienten, die versehentlich (oder absichtlich) durch andere vergiftet wurden. Die generellen Indikatoren beinhalten Lebensgefahr und Bewusstsein (sowohl bei Erwachsenen als auch bei Kindern). Die speziellen Indikatoren decken die Einschätzung zur Letalität der Dosis (hierzu kann die Rücksprache mit einer Giftzentrale nötig sein) und des Risikos künftiger Eigengefährdungen ab. **Siehe auch:** Selbstverletzung	
Spezielle Indikatoren	**Erläuterungen**
Hohe Letalität	Letalität ist das Potential einer aufgenommenen Substanz Schaden zu verursachen. Zur Beurteilung des Risikos der Mortalität kann es erforderlich sein, Kontakt zu einer Giftnotrufzentrale aufzunehmen. Im Zweifelsfall sollte von einem hohen Risiko ausgegangen werden.
Risiko (künftiger) Eigengefährdung	Eine erste Beurteilung des Risikos der Eigengefährdung des Patienten. Im Zweifelsfall von einem hohen Risiko ausgehen.
Auffällige Unruhe	Patienten, die eine deutliche physische oder emotionale Erregung aufweisen, erfüllen dieses Kriterium.
Mäßige Letalität	Letalität ist das Potential einer eingenommenen Substanz, Krankheit oder Tod zu verursachen. Zur Beurteilung kann es erforderlich sein, Kontakt zu einer Giftnotrufzentrale aufzunehmen.
Auffällige psychiatrische Anamnese	Eine in der Vorgeschichte durchgemachte schwere psychiatrische Erkrankung oder ein entsprechendes Ereignis.

Unwohlsein bei Erwachsenen

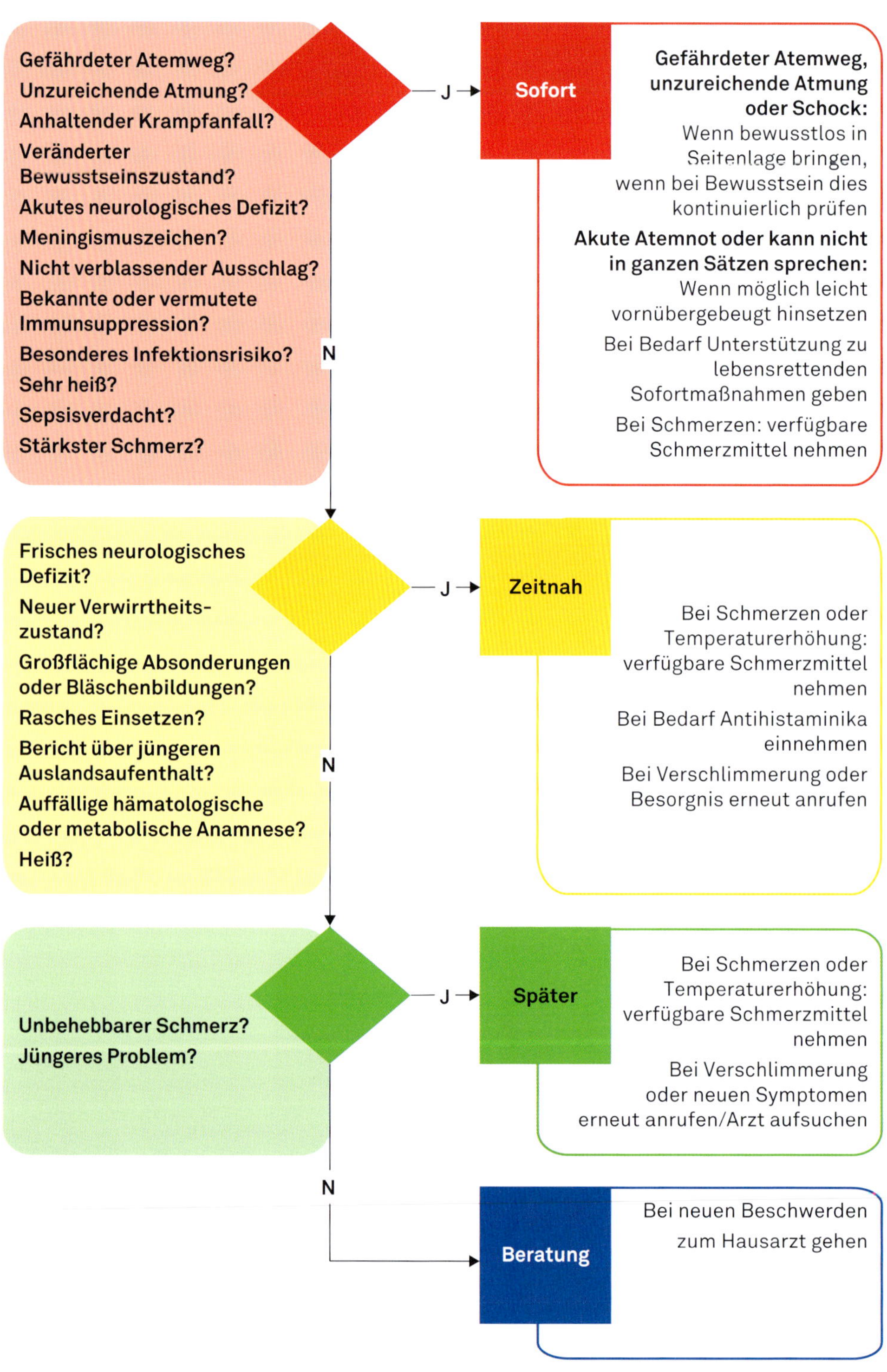

Tabelle 7-46: Anmerkungen zu Unwohlsein bei Erwachsenen

Hinweise zum Diagramm
Dies ist ein durch eine unspezifische Präsentation des Patienten definiertes Diagramm. Es sind verschiedene generelle Indikatoren wie Lebensgefahr, Bewusstsein, Schmerz und Temperatur beinhaltet. Die speziellen Indikatoren sollen sicherstellen, dass Patienten, die beispielsweise an einer Meningokokkensepsis leiden, in die richtige Dringlichkeitsstufe eingeordnet werden.
Siehe auch: Kollaps

Spezielle Indikatoren	Erläuterungen
Akutes neurologisches Defizit	Jeder Verlust neurologischer Funktionen, der innerhalb der letzten 24 Stunden aufgetreten ist. Dies kann Veränderung oder Verlust der Sensibilität, Extremitätenschwäche (entweder vorübergehend oder permanent), sowie Veränderungen in der Fähigkeit, Urin- oder Stuhlabgang zu kontrollieren, beinhalten.
Meningismuszeichen	Klassisch Nackensteifigkeit in Verbindung mit Kopfschmerzen und Photophobie (lichtscheu). Bei Säuglingen typisches Zeichen ist ein auffällig schrilles Schreien und ggf. eine geschwollene Fontanelle bei gleichzeitig gezeigten Dehydrationszeichen.
Nicht verblassender Ausschlag	Ein Ausschlag, der auch bei Ausübung von Druck auf die Stelle nicht verblasst (Petechien). Zum Testen kann ein Trinkglas oder Glasspatel auf die Haut gepresst werden, durch den Boden kann eine eventuelle Farbveränderung beobachtet werden.
Bekannte oder vermutete Immunsuppression	Hierzu zählt jeder Patient, bei dem eine Immunsuppression bekannt oder anzunehmen ist, hierzu zählt auch die Einnahme immunsuppressiver Medikamente (inklusive Langzeitsteroidtherapie) in hoher Dosis.
Besonderes Infektionsrisiko	Bekannter Kontakt mit einem gefährlichen Krankheitserreger oder Reise in ein Gebiet mit einem bekannten, bestehenden, ernsthaften Infektionsrisiko.
Sepsisverdacht	Bei Patienten (mit Anzeichen einer Infektion wie Rötung/Schwellung/erhöhter Temperatur) kann das Vorhandensein von zwei der drei folgenden Symptome auf ein Sepsisrisiko hinweisen: frisch aufgetretene Verwirrtheit, erhöhte Atemfrequenz (über 22/min), niedriger Blutdruck (unter 100 mmHg systolisch). Für Kinder sind die physiologischen Werte dem Alter anzupassen.
Frisches neurologisches Defizit	Jeder Verlust neurologischer Funktionen, der vor mehr als 24 Stunden und weniger als 7 Tagen aufgetreten ist. Dies kann Veränderung oder Verlust der Sensibilität, Extremitätenschwäche (entweder vorübergehend oder permanent), sowie Veränderungen in der Fähigkeit, Urin- oder Stuhlabgang zu kontrollieren, beinhalten.
Neuer Verwirrtheitszustand	Patienten mit einem neu aufgetretenen Verwirrtheitszustand, bei denen kein Sepsisverdacht besteht.
Großflächige Absonderungen oder Bläschenbildungen	Jede Absonderung oder Bläschenbildung, die mehr als 10 % der Körperoberfläche betrifft.
Rasches Einsetzen	Einsetzen innerhalb der letzten 12 Stunden.
Bericht über vorangegangenen Auslandsaufenthalt	Vorangegangene größere Auslandsreise (innerhalb zwei Wochen).
Auffällige hämatologische oder metabolische Anamnese	Ein Patient mit einer Bluterkrankung oder metabolischen Erkrankung, die sich bekanntermaßen schnell verschlechtert.

Unwohlsein bei Kindern

Gefährdeter Atemweg?
Unzureichende Atmung?
Anhaltender Krampfanfall?
Veränderter Bewusstseinszustand?
Keine Reaktion auf Eltern?
Meningismuszeichen?
Nicht verblassender Ausschlag?
Bekannte oder vermutete Immunsuppression?
Sehr heiß?
Sepsisverdacht?
Stärkster Schmerz?
J
Sofort
Gefährdeter Atemweg, unzureichende Atmung oder Schock:
Wenn bewusstlos in Seitenlage bringen, wenn bei Bewusstsein dies kontinuierlich prüfen
Fiebernde Kinder nur leichter bekleiden, nicht überhitzen.
Bei Bedarf Unterstützung zu lebensrettenden Sofortmaßnahmen geben
Bei Schmerzen: verfügbare Schmerzmittel nehmen
N
Keine Nahrungsaufnahme möglich?
Keine Urinausscheidung?
Unpassende Vorgeschichte?
Auffällige hämatologische oder metabolische Anamnese?
Heiß?
J
Zeitnah
Bei Schmerzen oder Temperaturerhöhung: verfügbare Schmerzmittel nehmen
Auf ausreichende Flüssigkeitszufuhr achten.
Bei Verschlimmerung oder Besorgnis erneut anrufen
N
Überwärmt?
Unbehebbarer Schmerz?
Jüngeres Problem?
J
Später
Bei Schmerzen: verfügbare Schmerzmittel nehmen
Auf ausreichende Flüssigkeitszufuhr achten.
Den Anrufer für Warnzeichen der Meningitis sensibilisieren.
Besprechen Sie Gründe für das Schreien: Hunger, Müdigkeit, Koliken, Blähungen, nasse Windeln, Hitze oder Kälte.
Bei Verschlimmerung oder neuen Symptomen erneut anrufen/ Arzt aufsuchen
N
Beratung
Den Anrufer für Warnzeichen der Meningitis sensibilisieren.
Besprechen Sie Gründe für das Schreien: Hunger, Müdigkeit, Koliken, Blähungen, nasse Windeln, Hitze oder Kälte.
Gehen Sie die Gründe durch.
Bei anhaltenden Beschwerden zum Hausarzt/Kinderarzt gehen

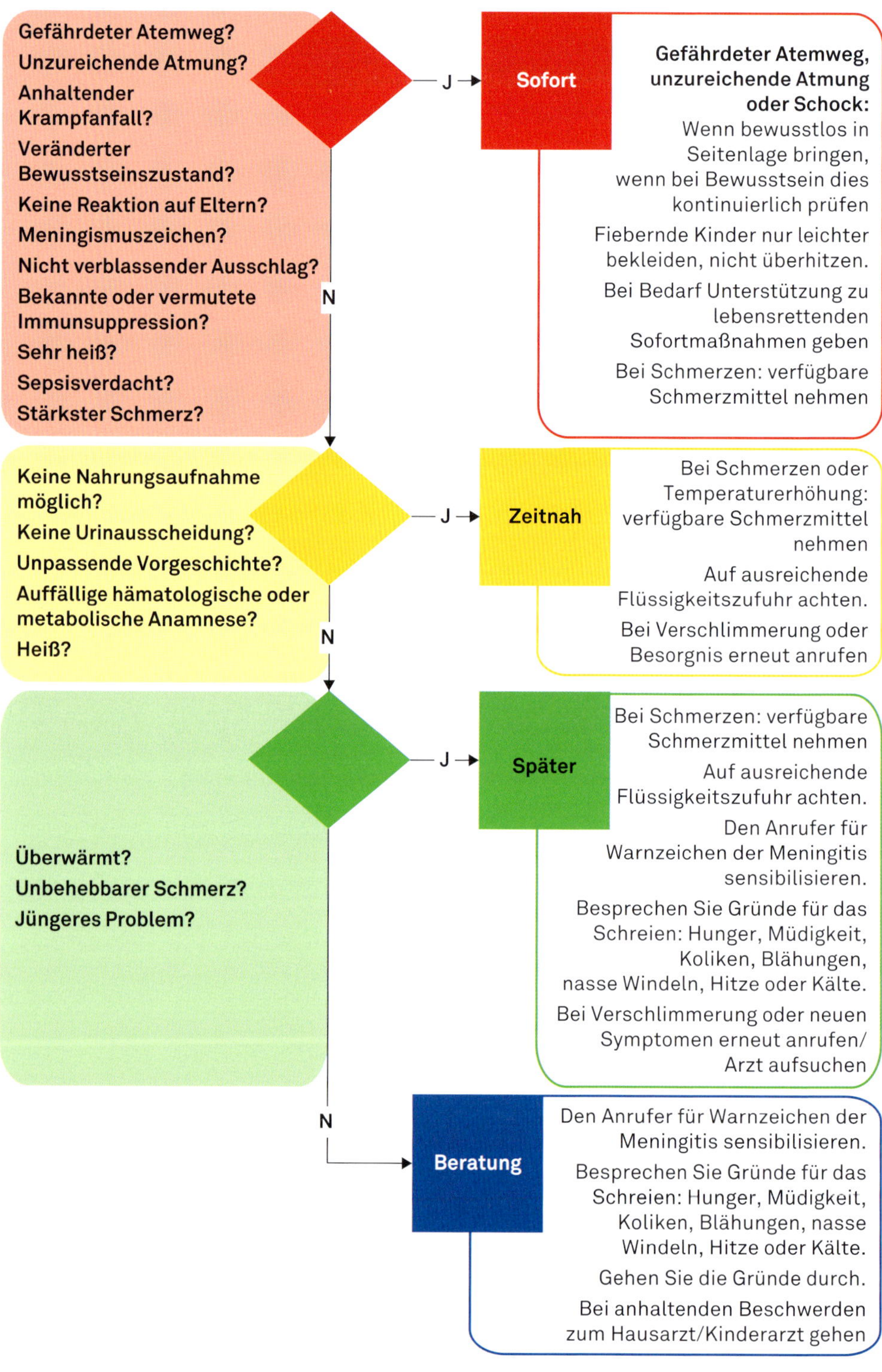

Tabelle 7-47: Anmerkungen zu Unwohlsein bei Kindern

Hinweise zum Diagramm

Dieses durch das Beschwerdebild definierte Diagramm soll die zutreffende Priorisierung von Kindern älter als 12 Monate erlauben, die mit unspezifischen Beschwerden in die Notaufnahme gebracht werden. Bei einem Neugeborenen bis einschließlich der vierten Lebenswoche sollte das Diagramm „Unwohlsein beim Neugeborenen“ eingesetzt werden, für den Säugling ab Vollendung der vierten Lebenswoche bis zur Vollendung des ersten Lebensjahrs das Diagramm „Unwohlsein beim Säugling“.
Es werden die generellen Indikatoren Lebensgefahr, Bewusstsein, Schmerz und Temperatur benutzt. Verschiedene spezielle Indikatoren erlauben das Erkennen besonders schwerer Erkrankungen wie z. B. einer Meningokokkensepsis.

Siehe auch: Besorgte Eltern, Irritables (erregtes/gereiztes) Kind, Schreiendes Baby

Spezielle Indikatoren	Erläuterungen
Keine Reaktion auf die Eltern	Gemeint ist jedes Fehlen einer Reaktion auf Gesicht oder Stimme der Eltern. Abnorme Reaktionen oder scheinbares Nichterkennen sind ebenfalls alarmierende Zeichen.
Meningismuszeichen	Klassisch Nackensteifigkeit in Verbindung mit Kopfschmerzen und Photophobie (lichtscheu). Bei Säuglingen typisches Zeichen ist ein auffällig schrilles Schreien und ggf. eine geschwollene Fontanelle bei gleichzeitig gezeigten Dehydrationszeichen.
Nicht verblassender Ausschlag	Ein Ausschlag, der auch bei Ausübung von Druck auf die Stelle nicht verblasst (Petechien). Zum Testen kann ein Trinkglas oder Glasspatel auf die Haut gepresst werden, durch den Boden kann eine eventuelle Farbveränderung beobachtet werden.
Bekannte oder vermutete Immunsuppression	Hierzu zählt jeder Patient, bei dem eine Immunsuppression bekannt oder anzunehmen ist, hierzu zählt auch die Einnahme immunsuppressiver Medikamente (inklusive Langzeitsteroidtherapie) in hoher Dosis.
Sepsisverdacht	Bei Patienten (mit Anzeichen einer Infektion wie Rötung/Schwellung/erhöhter Temperatur) kann das Vorhandensein von zwei der drei folgenden Symptome auf ein Sepsisrisiko hinweisen: frisch aufgetretene Verwirrtheit, erhöhte Atemfrequenz (über 22/min), niedriger Blutdruck (unter 100 mmHg systolisch). Für Kinder sind die physiologischen Werte dem Alter anzupassen.
Keine Nahrungsaufnahme	Das Kind nimmt keine feste oder flüssige (je nach Alter) Nahrung (im normalen Maße!) zu sich. Wenn ein Kind zwar Nahrung zu sich nimmt, aber regelmäßig sofort wieder erbricht, kann es dieses Kriterium auch erfüllen.
Keine Urinausscheidung	Unvermögen zur Produktion und Ausscheidung von Urin. Diese Beurteilung kann bei Kindern (und Senioren) schwierig sein, die Zahl der verbrauchten Windeln oder Vorlagen kann einen Anhalt geben.
Unpassende Vorgeschichte	Wenn die berichtete Vorgeschichte (Krankengeschichte) das physische Bild des Patienten nicht erklärt, wird die Vorgeschichte als unpassend bezeichnet. Dies kann ein wichtiger Sicherheitshinweis sowohl für Erwachsenen als auch Kinder sein.
Auffällige hämatologische oder metabolische Anamnese	Ein Patient mit einer Bluterkrankung oder metabolischen Erkrankung, die sich bekanntermaßen schnell verschlechtert.

Unwohlsein bei Neugeborenen

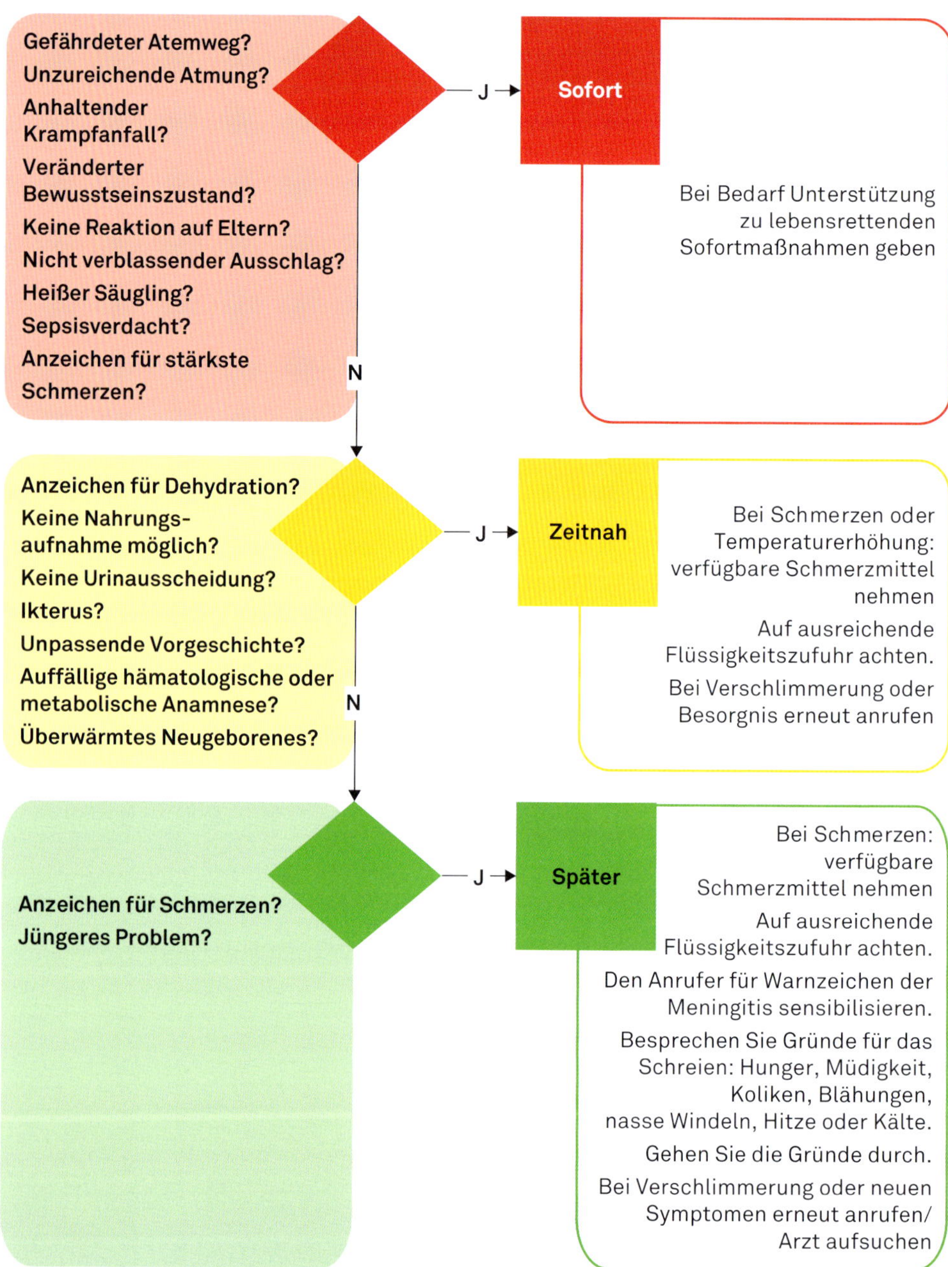

Tabelle 7-48: Anmerkungen zu Unwohlsein bei Neugeborenen

Hinweise zum Diagramm

Dieses durch das Beschwerdebild definierte Diagramm soll die zutreffende Priorisierung von Neugeborenen bis einschließlich der vierten Lebenswoche (28. Lebenstag) erlauben, die mit unspezifischen Beschwerden in die Notaufnahme gebracht werden. Es werden die generellen Indikatoren Lebensgefahr, Bewusstsein, Schmerz und Temperatur benutzt. Verschiedene spezielle Indikatoren erlauben das Erkennen besonders schwerer Erkrankungen wie z. B. einer Meningokokkensepsis.

Siehe auch: —

Spezielle Indikatoren	Erläuterungen
Keine Reaktion auf die Eltern	Gemeint ist jedes Fehlen einer Reaktion auf Gesicht oder Stimme der Eltern. Abnorme Reaktionen oder scheinbares Nichterkennen sind ebenfalls alarmierende Zeichen.
Nicht verblassender Ausschlag	Ein Ausschlag, der auch bei Ausübung von Druck auf die Stelle nicht verblasst (Petechien). Zum Testen kann ein Trinkglas oder Glasspatel auf die Haut gepresst werden, durch den Boden kann eine eventuelle Farbveränderung beobachtet werden.
Sepsisverdacht	Bei Patienten (mit Anzeichen einer Infektion wie Rötung/Schwellung/erhöhter Temperatur) kann das Vorhandensein von zwei der drei folgenden Symptome auf ein Sepsisrisiko hinweisen: frisch aufgetretene Verwirrtheit, erhöhte Atemfrequenz (über 22/min), niedriger Blutdruck (unter 100 mmHg systolisch). Für Kinder sind die physiologischen Werte dem Alter anzupassen.
Anzeichen für Dehydration	Die Zeichen umfassen trockene Zunge, eingesunkene Augen, reduzierte Hautspannung und (bei kleinen Babys) eine eingesunkene vordere Fontanelle. Normalerweise einhergehend mit geringer Urinausscheidung.
Keine Nahrungsaufnahme	Das Kind nimmt keine feste oder flüssige (je nach Alter) Nahrung (im normalen Maße!) zu sich. Wenn ein Kind zwar Nahrung zu sich nimmt, aber regelmäßig sofort wieder erbricht, kann es dieses Kriterium auch erfüllen.
Keine Urinausscheidung	Unvermögen zur Produktion und Ausscheidung von Urin. Diese Beurteilung kann bei Kindern (und Senioren) schwierig sein, die Zahl der verbrauchten Windeln oder Vorlagen kann einen Anhalt geben.
Ikterus	Hiermit ist ausschließlich der Ikterus beim Neugeborenen gemeint.
Unpassende Vorgeschichte	Wenn die berichtete Vorgeschichte (Krankengeschichte) das physische Bild des Patienten nicht erklärt, wird die Vorgeschichte als unpassend bezeichnet. Dies kann ein wichtiger Sicherheitshinweis sowohl für Erwachsenen als auch Kinder sein.
Auffällige hämatologische oder metabolische Anamnese	Ein Patient mit einer Bluterkrankung oder metabolischen Erkrankung, die sich bekanntermaßen schnell verschlechtert.

Unwohlsein bei Säuglingen

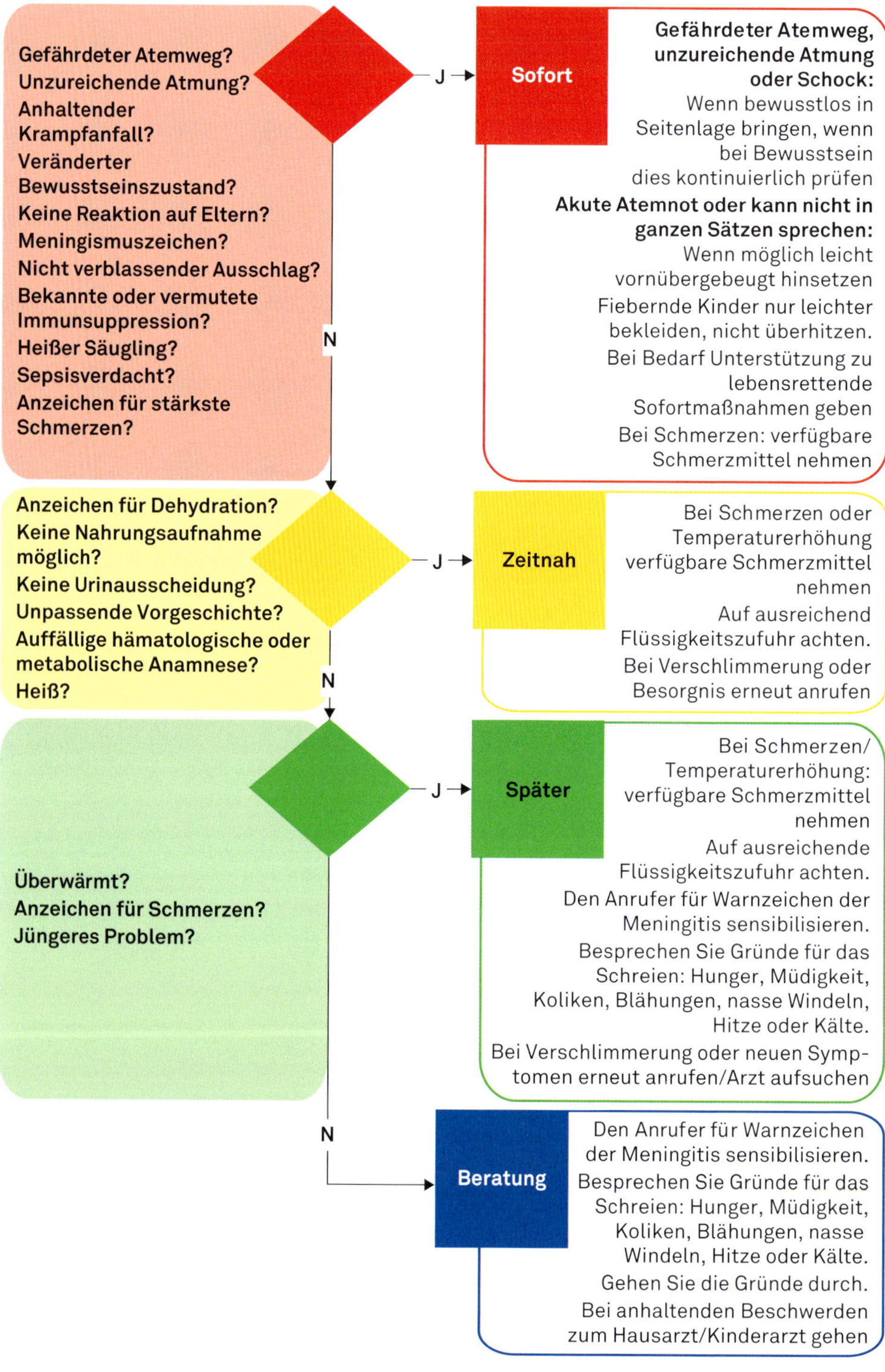

Tabelle 7-49: Anmerkungen zu Unwohlsein bei Säuglingen

Hinweise zum Diagramm

Dieses durch das Beschwerdebild definierte Diagramm soll die zutreffende Priorisierung von Säuglingen bis zum vollendeten 12 Lebensmonat erlauben, die mit unspezifischen Beschwerden in die Notaufnahme gebracht werden. Bei einem Neugeborenen bis einschließlich der vierten Lebenswoche sollte das Diagramm „Unwohlsein beim Neugeborenen" eingesetzt werden, für Kinder ab Vollendung des ersten Lebensjahrs das Diagramm „Unwohlsein beim Kind".
Es werden die generellen Indikatoren Lebensgefahr, Bewusstsein, Schmerz und Temperatur benutzt. Verschiedene spezielle Indikatoren erlauben das Erkennen besonders schwerer Erkrankungen wie z. B. einer Meningokokkensepsis.

Siehe auch: Besorgte Eltern, Schreiendes Baby

Spezielle Indikatoren	**Erläuterungen**
Keine Reaktion auf die Eltern	Gemeint ist jedes Fehlen einer Reaktion auf Gesicht oder Stimme der Eltern. Abnorme Reaktionen oder scheinbares Nichterkennen sind ebenfalls alarmierende Zeichen.
Meningismuszeichen	Klassisch Nackensteifigkeit in Verbindung mit Kopfschmerzen und Photophobie (lichtscheu). Bei Säuglingen typisches Zeichen ist ein auffällig schrilles Schreien und ggf. eine geschwollene Fontanelle bei gleichzeitig gezeigten Dehydrationszeichen.
Nicht verblassender Ausschlag	Ein Ausschlag, der auch bei Ausübung von Druck auf die Stelle nicht verblasst (Petechien). Zum Testen kann ein Trinkglas oder Glasspatel auf die Haut gepresst werden, durch den Boden kann eine eventuelle Farbveränderung beobachtet werden.
Bekannte oder vermutete Immunsuppression	Hierzu zählt jeder Patient, bei dem eine Immunsuppression bekannt oder anzunehmen ist, hierzu zählt auch die Einnahme immunsuppressiver Medikamente (inklusive Langzeitsteroidtherapie) in hoher Dosis.
Sepsisverdacht	Bei Patienten (mit Anzeichen einer Infektion wie Rötung/Schwellung/erhöhter Temperatur) kann das Vorhandensein von zwei der drei folgenden Symptome auf ein Sepsisrisiko hinweisen: frisch aufgetretene Verwirrtheit, erhöhte Atemfrequenz (über 22/min), niedriger Blutdruck (unter 100 mmHg systolisch). Für Kinder sind die physiologischen Werte dem Alter anzupassen.
Anzeichen für Dehydration	Die Zeichen umfassen trockene Zunge, eingesunkene Augen, reduzierte Hautspannung und (bei kleinen Babys) eine eingesunkene vordere Fontanelle. Normalerweise einhergehend mit geringer Urinausscheidung.
Keine Nahrungsaufnahme	Das Kind nimmt keine feste oder flüssige (je nach Alter) Nahrung (im normalen Maße!) zu sich. Wenn ein Kind zwar Nahrung zu sich nimmt, aber regelmäßig sofort wieder erbricht, kann es dieses Kriterium auch erfüllen.
Keine Urinausscheidung	Unvermögen zur Produktion und Ausscheidung von Urin. Diese Beurteilung kann bei Kindern (und Senioren) schwierig sein, die Zahl der verbrauchten Windeln oder Vorlagen kann einen Anhalt geben.
Unpassende Vorgeschichte	Wenn die berichtete Vorgeschichte (Krankengeschichte) das physische Bild des Patienten nicht erklärt, wird die Vorgeschichte als unpassend bezeichnet. Dies kann ein wichtiger Sicherheitshinweis sowohl für Erwachsenen als auch Kinder sein.
Auffällige hämatologische oder metabolische Anamnese	Ein Patient mit einer Bluterkrankung oder metabolischen Erkrankung, die sich bekanntermaßen schnell verschlechtert.

Urologisches Problem

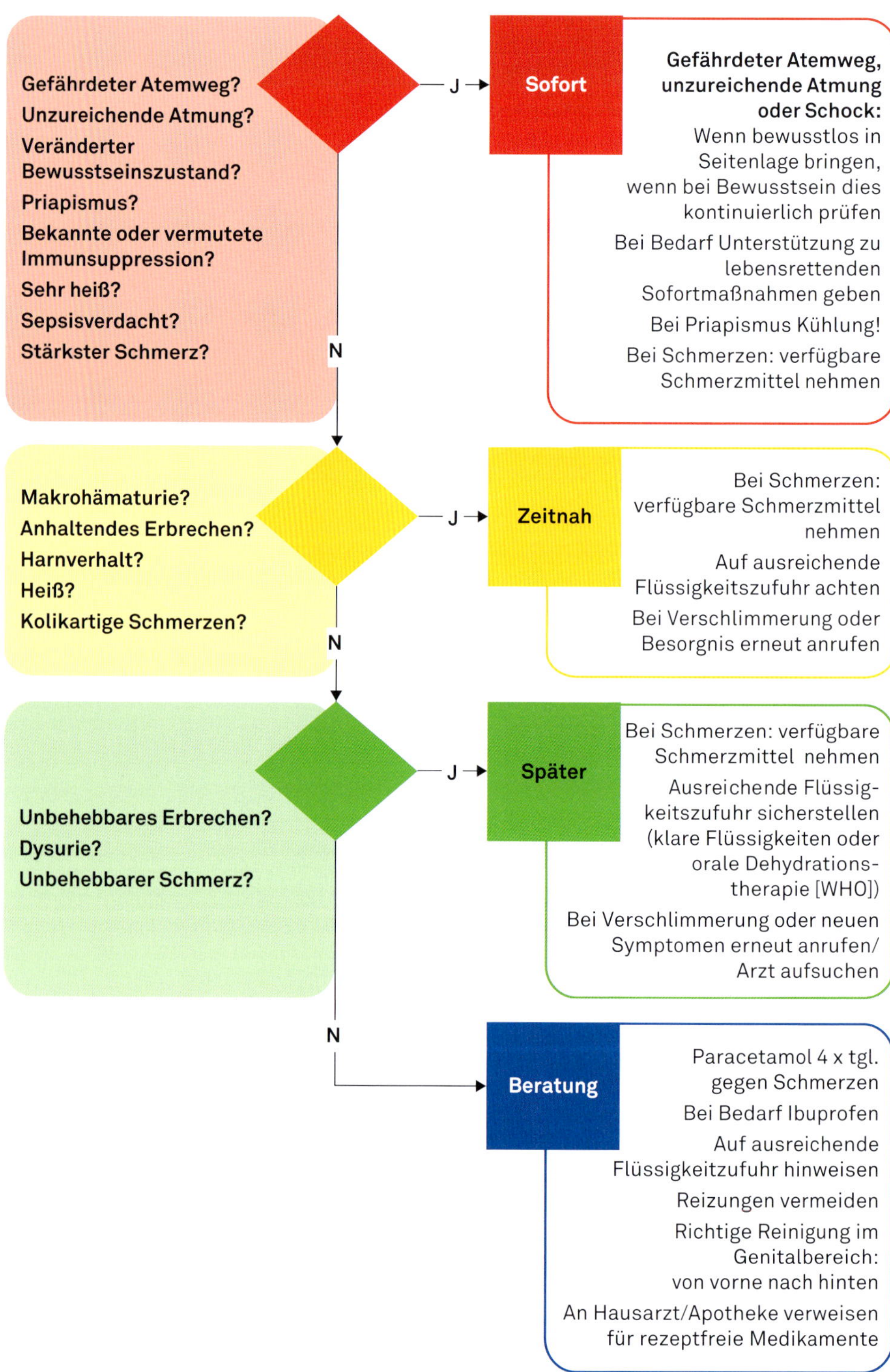

Tabelle 7-50: Anmerkungen zu Urologisches Problem

Hinweise zum Diagramm

Dieses Entscheidungsdiagramm ist für die Einschätzung von Patienten, die sich mit einem urologischen Problem präsentieren. Bei Neugeborenen bis einschließlich der vierten Lebenswoche sollte das Diagramm „Unwohlsein beim Neugeborenen" eingesetzt werden.
Viele Patienten mit urologischen Problemen haben Schmerzen, bei einigen von ihnen liegen schwere Erkrankungen zugrunde. Die generellen Indikatoren beinhalten Lebensgefahr, Schmerz und Temperatur. Die speziellen Indikatoren sollen sicherstellen, dass Patienten mit Harnverhalt und solche mit Infektionen der richtigen Dringlichkeitsstufe zugewiesen werden.

Siehe auch: Hodenschmerz, Sexualinfektion

Spezielle Indikatoren	Erläuterungen
Priapismus	Eine anhaltende Dauererektion des Penis.
Bekannte oder vermutete Immunsuppression	Hierzu zählt jeder Patient, bei dem eine Immunsuppression bekannt oder anzunehmen ist, hierzu zählt auch die Einnahme immunsuppressiver Medikamente (inklusive Langzeitsteroidtherapie) in hoher Dosis.
Sepsisverdacht	Bei Patienten (mit Anzeichen einer Infektion wie Rötung/Schwellung/erhöhter Temperatur) kann das Vorhandensein von zwei der drei folgenden Symptome auf ein Sepsisrisiko hinweisen: frisch aufgetretene Verwirrtheit, erhöhte Atemfrequenz (über 22/min), niedriger Blutdruck (unter 100 mmHg systolisch). Für Kinder sind die physiologischen Werte dem Alter anzupassen.
Makrohämaturie	Mit bloßem Auge als Rotfärbung erkennbares Blut im Urin.
Anhaltendes Erbrechen	Erbrechen, das kontinuierlich oder ohne Ruhepause auftritt.
Harnverhalt	Es kann kein Urin durch die Harbröhre abgelassen werden, die Blase ist prall überdehnt. Dies ist normalerweise, bis auf seltenere Fälle einer Empfindungsstörung, sehr schmerzhaft.
Kolikartige Schmerzen	Schmerzen, die wellenförmig auftreten und abklingen. Nierenkoliken treten in Intervallen von etwa 20 Minuten auf.
Unbehebbares Erbrechen	Ein Erbrechen, das auch durch geeignete Maßnahmen nicht behoben werden kann.
Dysurie	Schmerzen oder Schwierigkeiten beim Wasserlassen. Der Schmerz wird als stechend oder brennend beschrieben.

Vaginale Blutung

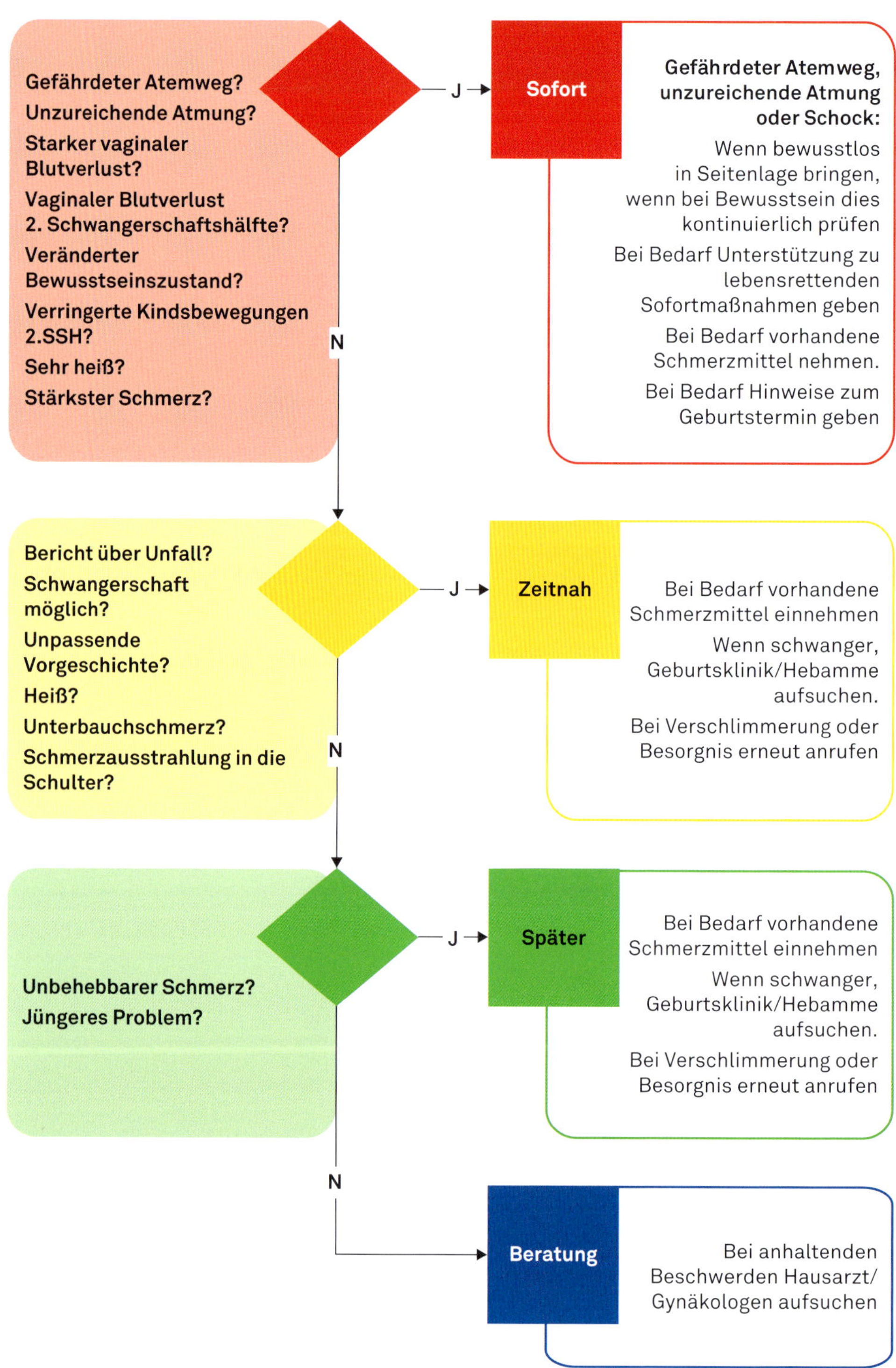

Tabelle 7-51: Anmerkungen zu Vaginale Blutung

Hinweise zum Diagramm	
Dieses Diagramm ist durch die Beschwerden bei der Präsentation der Patientin definiert. Vaginale Blutungen können sowohl während einer Schwangerschaft, als auch außerhalb einer Schwangerschaft auftreten und können viele unspezifische Gründe haben. Es werden verschiedene generelle Indikatoren inklusive Lebensgefahr, Blutverlust und Schmerz eingesetzt. **Siehe auch:** Abdominelle Schmerzen bei Erwachsenen, Abdominelle Schmerzen bei Kindern, Schwangerschaftsproblem	
Spezielle Indikatoren	**Erläuterungen**
Starker vaginaler Blutverlust	Ein vaginaler Blutverlust ist sehr schlecht zu beurteilen. Das Vorhandensein großer Blutkoagel oder ein anhaltender Blutfluss erfüllt dieses Kriterium. Der Verbrauch größerer Mengen von Binden kann ein Hinweis sein.
Vaginaler Blutverlust zweite Schwangerschaftshälfte	Jeder Blutverlust aus der Vagina bei einer Frau, die die 20. Schwangerschaftswoche überschritten hat.
Verringerte Kindsbewegungen 2.SSH	Verringerte oder fehlende Kindsbewegungen in der zweiten Schwangerschaftshälfte (über 20. SSW) während der letzten 12 Stunden.
Bericht über Unfall	Bericht über ein vorangegangenes physisches Traumaereignis.
Schwangerschaft möglich	Jede Frau, deren normale Menstruation ausgeblieben ist, gilt als möglicherweise schwanger. Außerdem sollte bei jeder Frau in gebährfähigem Alter, die ungeschützten Geschlechtsverkehr hatte, die Möglichkeit einer Schwangerschaft in Betracht gezogen weden.
Unpassende Vorgeschichte	Wenn die berichtete Vorgeschichte (Krankengeschichte) das physische Bild des Patienten nicht erklärt, wird die Vorgeschichte als unpassend bezeichnet. Dies kann ein wichtiger Sicherheitshinweis sowohl für Erwachsenen als auch Kinder sein.
Unterbauchschmerz	Jeder im Unterbauch empfundene Schmerz. In Verbindung mit vaginalen Blutungen kann er Zeichen einer extra-uterinen Schwangerschaft oder einer Fehlgeburt sein.
Schmerzausstrahlung in die Schulter	Wenn in der Schulterspitze Schmerzen empfunden werden, ist dies oft ein Zeichen für eine Zwerchfellreizung.

Verbrennungen und Verbrühungen

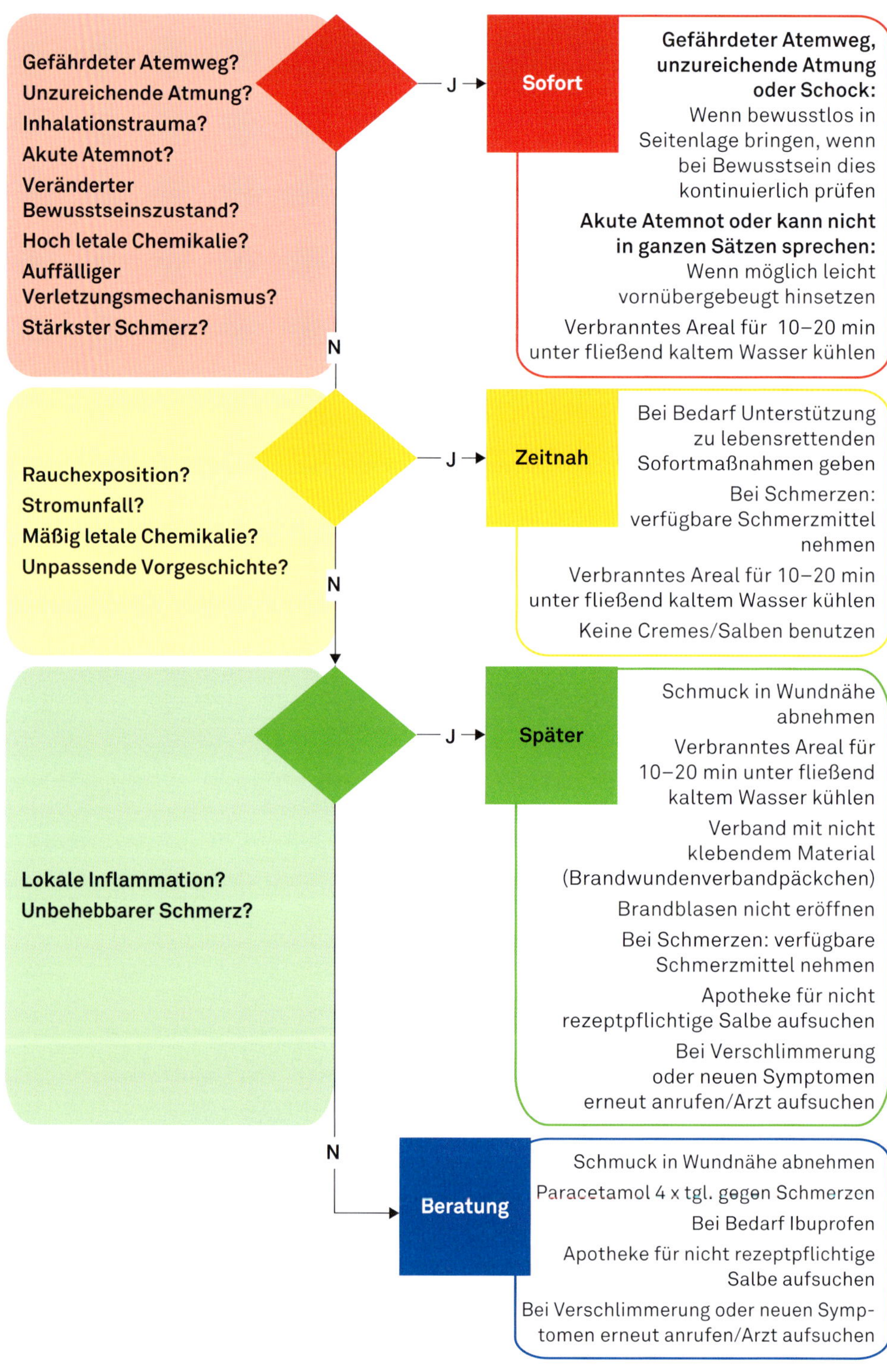

Tabelle 7-52: Anmerkungen zu Verbrennungen und Verbrühungen

Hinweise zum Diagramm
Dies ist ein durch die Präsentation des Patienten definiertes Diagramm. Das Krankheitsbild umfasst die ganze Bandbreite der Schweregrade, dieses Diagramm soll die präzise Zuordnung der Patienten aller Kategorien erlauben. Es werden mehrere generelle Indikatoren inklusive Lebensgefahr, Bewusstsein und Schmerz benutzt. Es wurden spezielle Indikatoren hinzugefügt, die es erlauben, Patienten mit einem Inhalationstrauma zu identifizieren, sowie solche, bei denen der Unfallhergang weitergehende Untersuchung und Behandlung nötig scheinen lässt.
Siehe auch: —

Spezielle Indikatoren	**Erläuterungen**
Inhalationstrauma	Der beste Hinweis auf eine Rauchgasinhalation ist der Aufenthalt des Patienten in einem verqualmten Raum. Um Mund und Nase können Rußpartikel abgelagert sein und die Stimme kann heiser sein. Die Inhalation von Chemikaliengasen lässt sich über die Vorgeschichte erschließen – hierbei muss es nicht zwingend irgendwelche spezifischen Zeichen geben. Bei derartigen Ereignissen muss auch an die Gefahr der Fremdgefährdung gedacht werden: u. U. atmet der Patient noch hinterher Rauchgase aus und gefährdet andere Personen in seiner Umgebung. Ausreichende Belüftung des Raumes ist essentiell.
Akute Atemnot	Plötzliches Einsetzen einer Dyspnoe oder plötzliche Verschlechterung einer chronischen Dyspnoe.
Hoch letale Chemikalie	Letalität ist das Potential der Letalität Schaden zu verursachen. Zur Beurteilung des Risikos kann es erforderlich sein, Rat einzuholen. Im Zweifelsfall sollte von einem hohen Risiko ausgegangen werden.
Auffälliger Verletzungsmechanismus	Penetrierende Verletzungen (Stich- oder Schussverletzungen) und Verletzungen mit hoher Energiezuführung (bspw. wie schwere Verkehrsunfälle und Stürze aus großer Höhe, die bei Kindern schon ab zweifacher Körperhöhe angenommen werden).
Rauchexposition	Von einer Rauchexposition sollte ausgegangen werden, wenn sich der Patient in einem verqualmten Raum aufgehalten hat. Physikalische Zeichen wie Ruß um Mund und Nasenlöcher sind wenig sichere Zeichen, wenn vorhanden aber wichtig, können dann aber auch auf den Indikator „Inhalationstrauma“ hinweisen.
Stromunfall	Jede Verletzung, die sicher oder möglicherweise durch elektrischen Strom verursacht wurde, unabhängig ob Gleich- oder Wechselstrom, natürliche oder künstliche Ursache (Blitzschlag oder Steckdose). Bei Haushaltsstrom (230V) kann die Strommarke fehlen.
Mäßig letale Chemikalie	Letalität ist das Potential der Letalität Schaden zu verursachen. Zur Beurteilung des Risikos kann es erforderlich sein, Rat einzuholen. Im Zweifelsfall sollte von einem hohen Risiko (d. h. Indikator Hoch letale Chemikalie) ausgegangen werden.
Unpassende Vorgeschichte	Wenn die berichtete Vorgeschichte (Krankengeschichte) das physische Bild des Patienten nicht erklärt, wird die Vorgeschichte als unpassend bezeichnet. Dies kann ein wichtiger Sicherheitshinweis sowohl für Erwachsenen als auch Kinder sein.
Lokale Inflammation	Die lokale Inflammation beinhaltet Schmerz, Schwellung und Rötung eines bestimmten Gebietes oder einer bestimmten Stelle.

Wunden

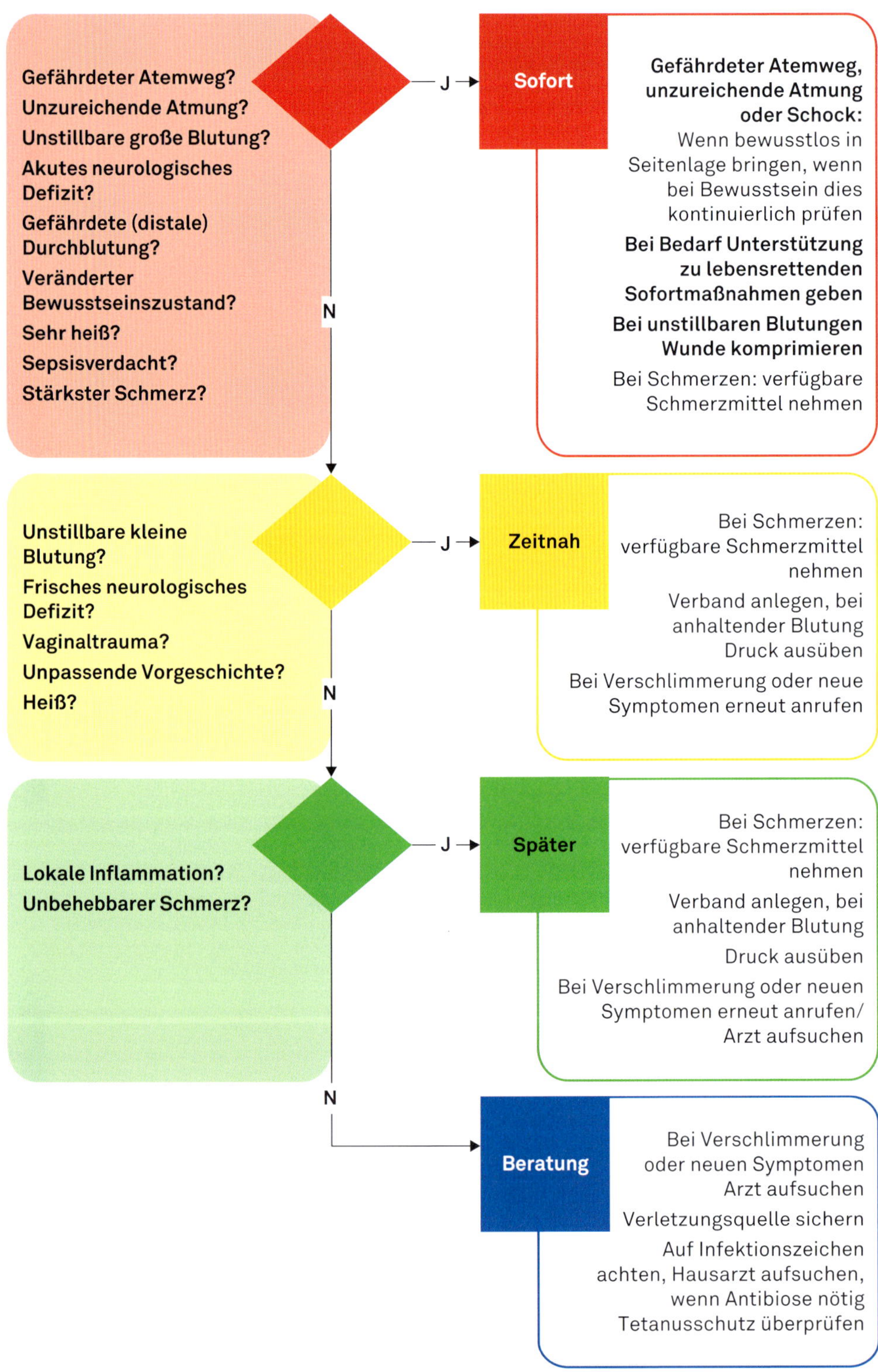
Gefährdeter Atemweg?
Unzureichende Atmung?
Unstillbare große Blutung?
Akutes neurologisches Defizit?
Gefährdete (distale) Durchblutung?
Veränderter Bewusstseinszustand?
Sehr heiß?
Sepsisverdacht?
Stärkster Schmerz?
J
Sofort
Gefährdeter Atemweg, unzureichende Atmung oder Schock:
Wenn bewusstlos in Seitenlage bringen, wenn bei Bewusstsein dies kontinuierlich prüfen
Bei Bedarf Unterstützung zu lebensrettenden Sofortmaßnahmen geben
Bei unstillbaren Blutungen Wunde komprimieren
Bei Schmerzen: verfügbare Schmerzmittel nehmen
N
Unstillbare kleine Blutung?
Frisches neurologisches Defizit?
Vaginaltrauma?
Unpassende Vorgeschichte?
Heiß?
J
Zeitnah
Bei Schmerzen: verfügbare Schmerzmittel nehmen
Verband anlegen, bei anhaltender Blutung Druck ausüben
Bei Verschlimmerung oder neue Symptomen erneut anrufen
N
Lokale Inflammation?
Unbehebbarer Schmerz?
J
Später
Bei Schmerzen: verfügbare Schmerzmittel nehmen
Verband anlegen, bei anhaltender Blutung Druck ausüben
Bei Verschlimmerung oder neuen Symptomen erneut anrufen/ Arzt aufsuchen
N
Beratung
Bei Verschlimmerung oder neuen Symptomen Arzt aufsuchen
Verletzungsquelle sichern
Auf Infektionszeichen achten, Hausarzt aufsuchen, wenn Antibiose nötig
Tetanusschutz überprüfen

Tabelle 7-53: Anmerkungen zu Wunden

Hinweise zum Diagramm	
Dies ist ein auf die Präsentation des Patienten bezogenes Diagramm. Zahlreiche Patienten erleiden Wunden verschiedenster Art: sie reichen von schwersten lebensbedrohlichen Fleischwunden bis hin zu kleinen oberflächlichen Abschürfungen. Das Diagramm ist so gestaltet, dass es die genaue Priorisierung von all diesen Patienten erlaubt. Es werden verschiedene generelle Indikatoren inklusive Lebensgefahr, Bewusstsein und Schmerz benutzt. Die speziellen Indikatoren erlauben die Identifikation von Patienten mit Verletzungen, die möglicherweise eine Körperfunktion bedrohen können. **Siehe auch:** Angriff (Zustand nach)	
Spezielle Indikatoren	**Erläuterungen**
Akutes neurologisches Defizit	Jeder Verlust neurologischer Funktionen, der innerhalb der letzten 24 Stunden aufgetreten ist. Dies kann Veränderung oder Verlust der Sensibilität, Extremitätenschwäche (entweder vorübergehend oder permanent), sowie Veränderungen in der Fähigkeit, Urin- oder Stuhlabgang zu kontrollieren, beinhalten.
Gefährdete (distale) Durchblutung	Hierbei handelt es sich um eine Kombination aus Blässe, Kälte, veränderter Sensibilität und Schmerzen, bei vorhandenem oder fehlendem Puls distal der Verletzung.
Sepsisverdacht	Bei Patienten (mit Anzeichen einer Infektion wie Rötung/Schwellung/erhöhter Temperatur) kann das Vorhandensein von zwei der drei folgenden Symptome auf ein Sepsisrisiko hinweisen: frisch aufgetretene Verwirrtheit, erhöhte Atemfrequenz (über 22/min), niedriger Blutdruck (unter 100 mmHg systolisch). Für Kinder sind die physiologischen Werte dem Alter anzupassen.
Frisches neurologisches Defizit	Jeder Verlust neurologischer Funktionen, der vor mehr als 24 Stunden und weniger als 7 Tagen aufgetreten ist. Dies kann Veränderung oder Verlust der Sensibilität, Extremitätenschwäche (entweder vorübergehend oder permanent), sowie Veränderungen in der Fähigkeit, Urin- oder Stuhlabgang zu kontrollieren, beinhalten.
Vaginaltrauma	Jede Vorgeschichte oder jeder andere Hinweis auf ein direktes Trauma der Vagina.
Unpassende Vorgeschichte	Wenn die berichtete Vorgeschichte (Krankengeschichte) das physische Bild des Patienten nicht erklärt, wird die Vorgeschichte als unpassend bezeichnet. Dies kann ein wichtiger Sicherheitshinweis sowohl für Erwachsenen als auch Kinder sein.
Lokale Inflammation	Die lokale Inflammation beinhaltet Schmerz, Schwellung und Rötung eines bestimmten Gebietes oder einer bestimmten Stelle.

Zahnprobleme

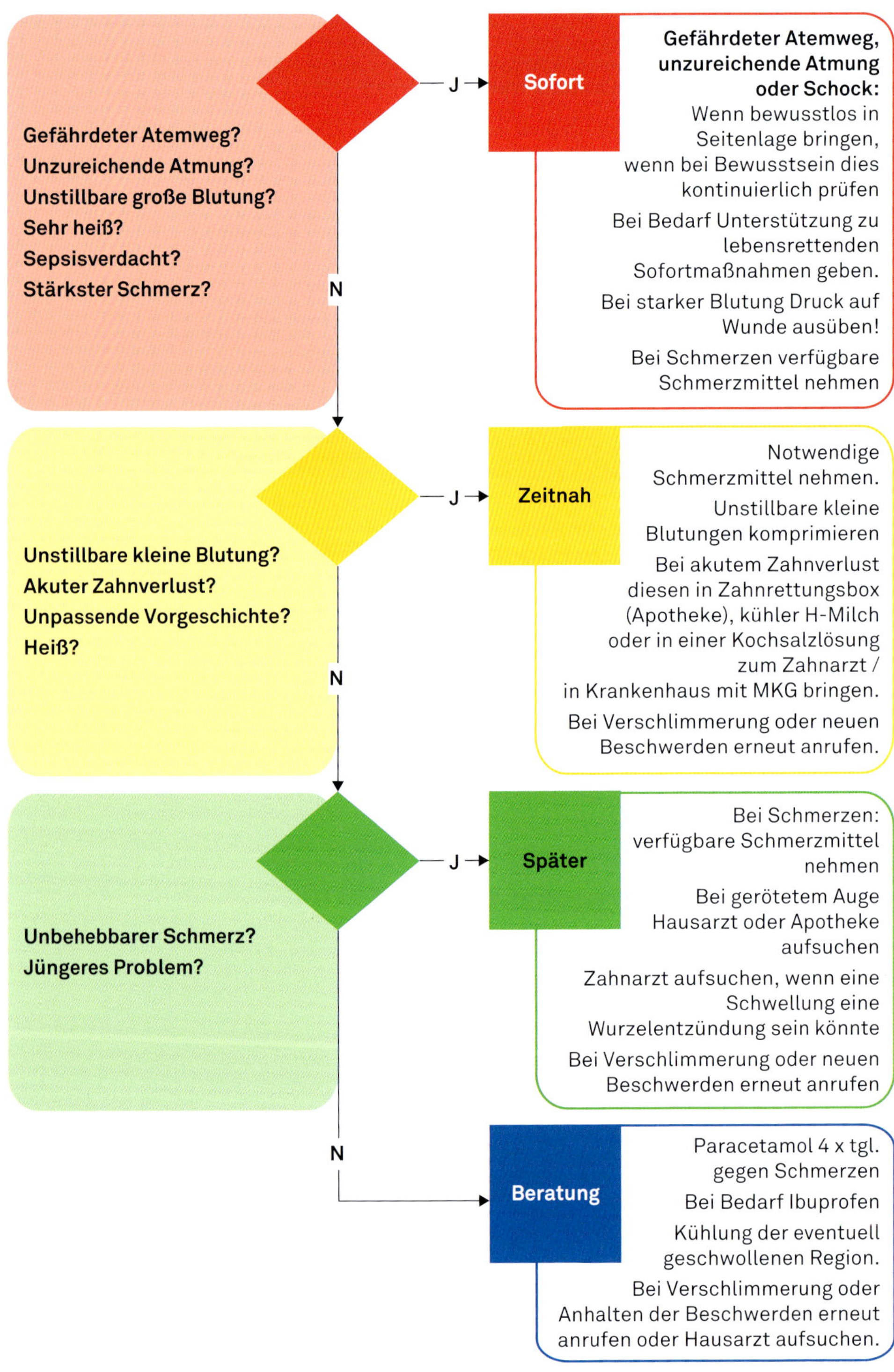

Tabelle 7-54: Anmerkungen zu Zahnprobleme

Hinweise zum Diagramm	
Dieses Präsentationsdiagramm soll die zutreffende Priorisierung von Patienten erlauben, die wegen Zahn- oder Gaumenproblemen anrufen. Die generellen Indikatoren decken Lebensgefahr, Schmerz, Blutverlust und Temperatur ab. Der frische Zahnverlust ist der Kategorie „Zeitnah" (GELB) zugeordnet, da eine zügige Reimplantation das Behandlungsergebnis beeinflusst.	
Siehe auch: Gesichtsprobleme	
Spezielle Indikatoren	**Erläuterungen**
Sepsisverdacht	Bei Patienten (mit Anzeichen einer Infektion wie Rötung/Schwellung/erhöhter Temperatur) kann das Vorhandensein von zwei der drei folgenden Symptome auf ein Sepsisrisiko hinweisen: frisch aufgetretene Verwirrtheit, erhöhte Atemfrequenz (über 22/min), niedriger Blutdruck (unter 100 mmHg systolisch). Für Kinder sind die physiologischen Werte dem Alter anzupassen.
Akuter Zahnverlust	Innerhalb der letzten 24 Stunden ist ein Zahn komplett luxiert.
Unpassende Vorgeschichte	Wenn die berichtete Vorgeschichte (Krankengeschichte) das physische Bild des Patienten nicht erklärt, wird die Vorgeschichte als unpassend bezeichnet. Dies kann ein wichtiger Sicherheitshinweis sowohl für Erwachsenen als auch Kinder sein.

Generelle Indikatoren

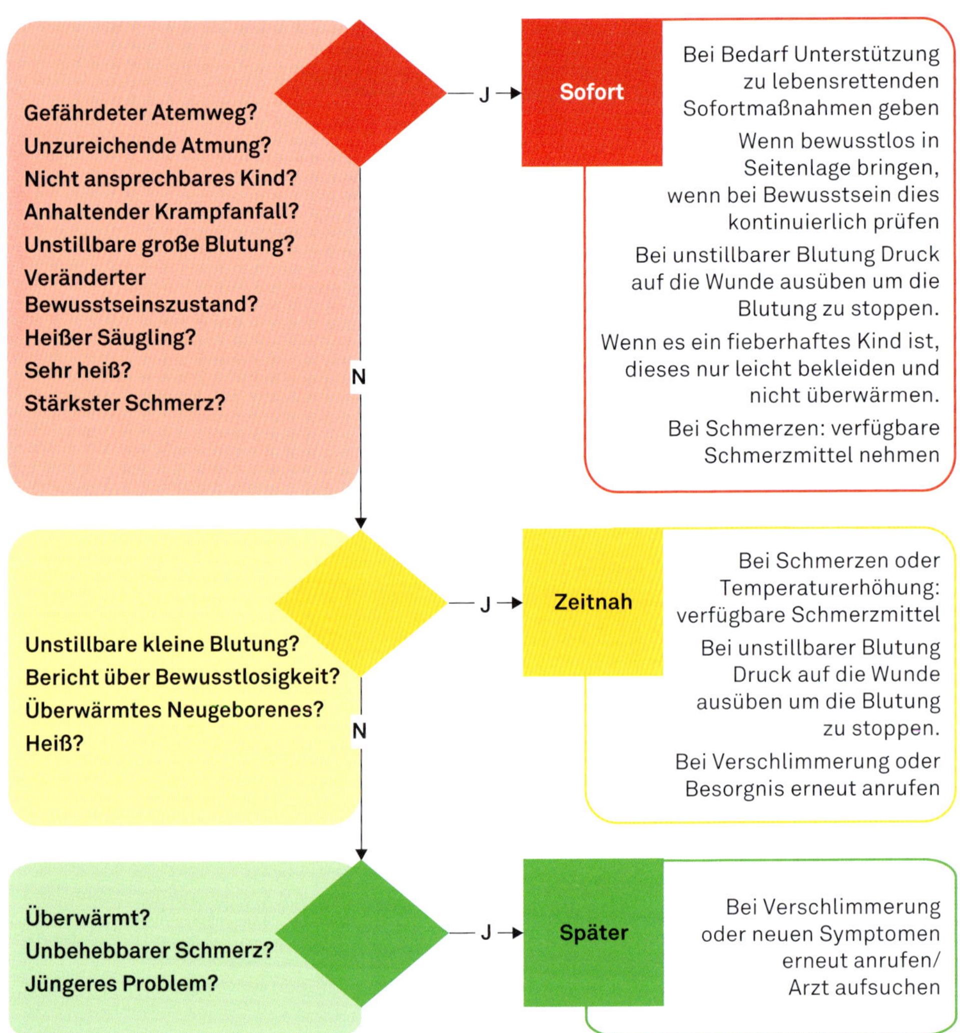

Tabelle 7-55: Anmerkungen zu Generelle Indikatoren

Hinweise zum Diagramm	
Dieses Präsentationsdiagramm stellt die generellen Indikatoren dar. Es sollte im Normalfall nicht eingesetzt werden, da es die Gefährdung nur sehr unspezifisch darstellt. Lediglich in den Ausnahmefällen, wenn die Dringlichkeit des Patienten anderweitig nicht festzustellen ist, kann hierauf zurückgegriffen werden.	
Siehe auch: —	
Spezielle Indikatoren	**Erläuterungen**
Gefährdeter Atemweg	Ein Atemweg kann gefährdet sein, weil er entweder nicht offengehalten werden kann oder weil die Schutzreflexe (die ein Aspirieren verhindern) fehlen. Das Unvermögen, den Atemweg offen zu halten, wird entweder zu einem intermittierenden vollständigen oder einem partiellen Verschluss führen. Dies wird sich als Schnarch- oder Blubbergeräusch beim Atmen äußern. Speichelfluss und Stridor sind Konkretisierungen dieses Indikators.
Stridor	Hierbei kann es sich um ein inspiratorisches und/oder ein exspiratorisches Geräusch handeln. Am besten zu hören ist er, wenn durch den offenen Mund geatmet wird.
Speichelfluss	Speichelfluss aus dem Mund, weil durch eine Schwellung im Bereich Kehlkopf, Kehldeckel oder Zunge ein Schlucken nicht möglich ist.
Unzureichende Atmung	Alle Patienten, die nicht dazu in der Lage sind, eine ausreichende Sauerstoffversorgung aufrechtzuerhalten, haben eine unzureichende Atmung. Dies kann sich in einer erhöhten Atemarbeit, in Zeichen unzureichender Atmung oder einem Erschöpfungszustand äußern.
Nicht ansprechbares Kind	Ein Kind, das weder auf Ansprache noch Schmerzreize reagiert, ist nicht ansprechbar.
Anhaltender Krampfanfall	Patienten in einem tonischen oder klonischen Zustand eines Grand-Mal-Anfalls und Patienten die gerade einen partiellen Krampfanfall erleiden.
Unstillbare große Blutung	Eine Blutung, die auch unter anhaltendem Druck nicht zügig unter Kontrolle zu bekommen ist, sondern stark weiterblutet oder dicke Verbände durchdringt.
Veränderter Bewusstseinszustand	Nicht vollständig erweckbar, reagiert nur auf Ansprache, Rufen, Schmerz oder ist nicht ansprechbar.
Heißer Säugling	Wenn sich die Haut heiß anfühlt, gilt der Säugling als heiß. Als Säugling gilt ein Kind im ersten Lebensjahr. Eine Temperaturmessung sollte zeitnah erfolgen – eine Temperatur von 38,5 °C und höher gilt als heiß.
Sehr heiß	Wenn sich die Haut sehr heiß anfühlt, gilt der Patient als sehr heiß. Diese Aussage sollte baldmöglichst durch eine Temperaturmessung bestätigt werden – die Temperatur von 41 °C und mehr gilt als sehr heiß.
Stärkster Schmerz	Ein Schmerz, der nicht zu ertragen ist, oft beschrieben „Schlimmer nicht vorstellbar". Bei allen Patienten, die auf Grund des Alters oder Gesundheitszustandes ihre Schmerzen nicht selber beurteilen können, werden im Rahmen einer Fremdeinschätzung durch den Anwender des Systems die Anzeichen für stärkste Schmerzen beurteilt werden.
Unstillbare kleine Blutung	Eine Blutung, die auch unter anhaltendem Druck nicht zügig unter Kontrolle zu bekommen ist, sondern leicht oder sickernd weiter blutet.
Bericht über Bewusstlosigkeit	Unter Umständen gibt es Zeugen, die Aussagen zu einer eventuellen Bewusstlosigkeit (und ihrer Länge) machen können. Sollte dies nicht der Fall sein, so sollte bei Patienten, die sich nicht an das Vorgefallene erinnern können, von einem Zustand nach Bewusstlosigkeit ausgegangen werden.
Überwärmtes Neugeborenes	Als „Überwärmtes Neugeborenes" wird jeder Säugling mit einem Alter von 28 Tagen und weniger und einer Temperatur über 37,5 °C bezeichnet. Die Temperaturmessung sollte zeitnah erfolgen.
Heiß	Wenn sich die Haut heiß anfühlt, gilt diese Person als heiß. Eine Temperaturmessung sollte zeitnah erfolgen werden – eine Temperatur von 38,5 °C und höher gilt als heiß.
Überwärmt	Wenn sich die Haut überwämt anfühlt, gilt der Patient als überwärmt. Diese Aussage sollte baldmöglichst durch eine Temperaturmessung bestätigt werden – die Temperatur von über 37,5 °C gilt als überwärmt.
Unbehebbarer Schmerz	Der Schmerz wird auch durch eine angemessene Wartezeit oder die Einnahme geeigneter Medikamente nicht behoben.
Jüngeres Problem	Ein innerhalb der letzten Woche aufgetretenes Problem wird als jüngeres Problem bezeichnet.

Glossar

A

Abdominalschmerz	Haben Sie Bauchschmerzen?	Jeder im Abdomen empfundene Schmerz. Ein Abdominalschmerz, der mit Rückenschmerz einhergeht, kann auf ein Bauchaortenaneurysma hinweisen.
Abruptes Einsetzen	Wann hat es angefangen? Wie lange geht es schon? Hat es plötzlich eingesetzt?	Einsetzen innerhalb von Sekunden oder Minuten. Kann zum Erwachen aus dem Schlaf führen.
Aktive Wehentätigkeit	Haben Sie Kontraktionen? Haben die Wehen angefangen?	Jede Schwangere mit regelmäßigen schmerzhaften Kontraktionen erfüllt dieses Kriterium.
Akute Atemnot	Ist Ihre Atemnot plötzlich aufgetreten? Sind Sie kurzatmiger als sonst?	Plötzliches Einsetzen einer Dyspnoe oder plötzliche Verschlechterung einer chronischen Dyspnoe.
Akute Augenverletzung mit Chemikalien	Was ist in das Auge gekommen? Wann ist es passiert? Was fühlen Sie? Haben Sie Schmerzen oder andere Beschwerden? Hat sich Ihr Sehvermögen (im Vergleich mit dem anderen Auge/vorher) verändert?	Bei jeder innerhalb der letzten 12 Stunden in das Auge gespritzten oder anders gelangten Substanz, die ein Stechen, Brennen oder eine Verschlechterung des Sehvermögens hervorruft, sollte von einer chemischen Verletzung des Auges ausgegangen werden.
Akuter vollständiger Visusverlust	Können Sie auf einem oder beiden Augen schlechter sehen als vorher? Seit wann ist das so?	Visusverlust eines oder beider Augen innerhalb der vorangegangenen 24 Stunden ohne Wiederherstellung des normalen Sehvermögens.
Akuter Zahnverlust	Wann haben Sie den Zahn verloren? Ist es durch einen Unfall passiert? Ist der Zahn vollständig mit Wurzeln?	Innerhalb der letzten 24 Stunden ist ein Zahn komplett luxiert.
Akutes Einsetzen nach einer Verletzung	Hat es mit dem Schlag/Sturz/Unfall/etc angefangen?	Einsetzen der Symptome innerhalb von 24 Stunden nach einem physischen Trauma.

Akutes neurologisches Defizit	Können Sie Ihre Arme und Beine bewegen? Haben Sie ein Taubheitsgefühl oder kribbelt es? Seit wann geht das so?	Jeder Verlust neurologischer Funktionen, der innerhalb der letzten 24 Stunden aufgetreten ist. Dies kann Veränderung oder Verlust der Sensibilität, Extremitätenschwäche (entweder vorübergehend oder permanent), sowie Veränderungen in der Fähigkeit, Urin- oder Stuhlabgang zu kontrollieren, beinhalten.
Alter unter 16 Jahren	Wie alt sind Sie/ist der Patient?	Patient ist jünger als 16 Jahre.
Alter unter 25 Jahren	Wie alt sind Sie?	Patient ist jünger als 25 Jahre.
Anhaltender Krampfanfall	Hat die betroffene Person einen Krampfanfall? Wie sieht sie gerade aus? Zucken oder Schütteln die Arme oder Beine?	Patienten in einem tonischen oder klonischen Zustand eines Grand-Mal-Anfalls und Patienten die gerade einen partiellen Krampfanfall erleiden.
Anhaltendes Erbrechen	Müssen Sie die ganze Zeit erbrechen? Hört das Erbrechen überhaupt mal auf?	Erbrechen, das kontinuierlich oder ohne Ruhepause auftritt.
Anhaltendes Herzklopfen	Rast Ihr Herz? Fühlen Sie den Herzschlag bis in den Hals?	Ein anhaltendes Gefühl des Herzrasens (oft auch als Flattern beschrieben).
Anzeichen für Dehydration	Hat die betroffene Person/Sie eine trockene Zunge? Sieht/sehen sie eingetrocknet aus? Lassen/Läßt Sie genauso viel Urin wie sonst auch?	Die Zeichen umfassen trockene Zunge, eingesunkene Augen, reduzierte Hautspannung und (bei kleinen Babys) eine eingesunkene vordere Fontanelle. Normalerweise einhergehend mit geringer Urinausscheidung.
Anzeichen für Schmerzen	Schreit das Kind immer wieder, besonders beim Anfassen/Bewegen? Verhält es sich anders als sonst?	Kleine Kinder und Säuglinge mit mäßigem Schmerz können dies nicht ausdrücken. Sie werden schreien und sich unnormal verhalten.
Anzeichen für stärkste Schmerzen	Sieht es so aus, als habe das Kind stärkste Schmerzen? Schreit es viel? Verzerrt es sein Gesicht? Zieht es seine Beine an?	Kleine Kinder und Säuglinge mit stärksten Schmerzen können dies nicht ausdrücken. Sie werden ununterbrochen schreien, untröstbar sein und tachykard. Sie können außerdem Zeichen wie Bläße und Schwitzen zeigen.
Auffällige Allergieanamnese	Hat die betroffene Person schon mal schwerste Reaktionen auf irgendwelche Substanzen gehabt?	Eine bekannte Sensibilität mit schweren allergischen Reaktionen (z. B. gegen Nüsse oder Bienenstiche) ist auffällig.
Auffällige Anamnese mit GI-Blutungen	Haben Sie in der Vergangenheit schon mal Magen-/Darmblutungen gehabt und mussten deshalb notfallmäßig behandelt werden?	Jede Anamnese mit massiven gastrointestinalen Blutungen oder alle gastrointestinalen Blutungen in Verbindung mit bekannten Oesophagusvarizen.

Auffällige hämatologische oder metabolische Anamnese	Ist bei Ihnen eine Bluterkrankung oder eine Stoffwechselstörung bekannt, die zu einer schnellen Verschlechterung Ihres Zustandes führen kann?	Ein Patient mit einer Bluterkrankung oder metabolischen Erkrankung, die sich bekanntermaßen schnell verschlechtert.
Auffällige kardiale Anamnese	Haben Sie in der Vergangenheit schon mal wegen Herzbeschwerden oder Pulsunregelmäßigkeiten auf einer Intensivstation behandelt werden müssen?	Als auffällige kardiale Anamnesen gelten bei dem Patienten bekannte wiederkehrende Rhythmusstörung mit lebensbedrohlichen Auswirkungen, sowie alle anderen bekannten kardialen Störungen, die zu schneller Verschlechterung neigen.
Auffällige psychiatrische Anamnese	Sind Sie in psychiatrischer Behandlung? Nehmen Sie Tabletten wie Tranquilizer oder andere ein?	Eine in der Vorgeschichte durchgemachte schwere psychiatrische Erkrankung oder ein entsprechendes Ereignis.
Auffällige respiratorische Anamnese	Haben Sie schon mal schwerste Probleme mit stationärer Behandlung wegen z. B. eines Asthma-Leidens oder einer COPD gehabt?	Eine Anamnese mit vorangegangenen lebensbedrohlichen Episoden im Zusammenhang mit der Atmung (z. B. COPD, Asthma Stufe IV) gehören hierzu.
Auffällige Unruhe	Wie fühlen Sie sich? Wie geht es Ihnen?	Patienten, die eine deutliche physische oder emotionale Erregung aufweisen, erfüllen dieses Kriterium.
Auffälliger Verletzungsmechanismus	Wie ist es zu der Verletzung gekommen?	Penetrierende Verletzungen (Stich- oder Schussverletzungen) und Verletzungen mit hoher Energiezuführung (bspw. wie schwere Verkehrsunfälle und Stürze aus großer Höhe, die bei Kindern schon ab zweifacher Körperhöhe angenommen werden).
Ausfluss	Haben Sie Ausfluß aus Penis/Vagina? Haben Sie gelbliche Verfärbungen in der Unterhose?	Dies beinhaltet bei einer Sexualinfektion jede Absonderung aus dem Penis oder jeden unnormalen Ausfluss aus der Vagina.

B

Bekannte oder vermutete Immunsuppression	Welche Medikamente nehmen Sie ein? Haben Sie irgendeine Erkrankung, die Ihre Abwehr beeinflußt?	Hierzu zählt jeder Patient, bei dem eine Immunsuppression bekannt oder anzunehmen ist, hierzu zählt auch die Einnahme immunsuppressiver Medikamente (inklusive Langzeitsteroidtherapie) in hoher Dosis.
Bekanntes (abdominelles) Aortenaneurysma	Ist die betroffene Person mal Untersuchungen wegen eines Aneurysmas im Bauch bekommen?	Der Anrufer/Patient berichtet über ein bekanntes (abdominelles) Aortenaneurysma.

Bericht über akutes Erbrechen von Blut	Haben Sie Blut erbrochen? Haben Sie irgendwelche braun verfärbten Flüssigkeiten oder Nahrungsmittel erbrochen?	Erbrechen von Blut, kaffeesatzartiges Erbrechen oder Blutbeimengungen beim Erbrochenen innerhalb der letzten 24 Stunden.
Bericht über Bewusstlosigkeit	War die betroffene Person bewußtlos? Ist sie k.o. geschlagen worden?	Unter Umständen gibt es Zeugen, die Aussagen zu einer eventuellen Bewusstlosigkeit (und ihrer Länge) machen können. Sollte dies nicht der Fall sein, so sollte bei Patienten, die sich nicht an das Vorgefallene erinnern können, von einem Zustand nach Bewusstlosigkeit ausgegangen werden.
Bericht über jüngeren Auslandsaufenthalt	Sind Sie in den letzten zwei Wochen im Ausland unterwegs gewesen?	Vorangegangene größere Auslandsreise (innerhalb zwei Wochen).
Bericht über Kopfverletzung	Haben Sie Ihren Kopf gestossen? Sind Sie auf den Kopf geschlagen worden?	Eine Vorgeschichte über ein jüngeres traumatisches Ereignis unter Beteiligung des Kopfes. Normalerweise wird dies durch den Patienten berichtet werden, wenn dieser bewußtlos war, so sollte diese Vorgeschichte von einem verlässlichen Zeuge erhoben werden.
Bericht über Überdosierung oder Vergiftung	Welche Substanzen hat die betroffene Person zu sich genommen? Wie viel hat sie davon genommen? Haben Sie einen Beipack-/Warnzettel zu der Substanz vor sich liegen?	Diese Information mag von Dritten stammen oder aus dem Fehlen von Medikamenten hergeleitet werden.
Bericht über Unfall	Haben Sie sich selbst verletzt? Sind Sie gestürzt oder in einen Verkehrsunfall verwickelt gewesen?	Bericht über ein vorangegangenes physisches Traumaereignis.
Besonderes Infektionsrisiko	Sind Sie/die betroffene Person mit einem gefährlichen Krankheitserreger in Kontakt gekommen? Waren Sie kürzlich in einem Gebiet, für das eine Reisewarnung wegen einer Krankheit oder einer Katastrophe ausgesprochen worden ist?	Bekannter Kontakt mit einem gefährlichen Krankheitserreger oder Reise in ein Gebiet mit einem bekannten, bestehenden, ernsthaften Infektionsrisiko.
Blutungsneigung	Wissen Sie einen Grund, warum Ihr Blut nicht normal gerinnt/verklumpt?	Angeborene oder erworbene Blutungsneigung.

D

Direktes Nackentrauma	Sind Sie im Nacken getroffen worden? Was genau ist passiert	Mögliche Formen können sein: Stauchungstrauma (von oben nach unten, z.B. wenn etwas auf den Kopf fällt), Anpralltrauma (vorwärts, rückwärts oder seitwärts, z.B. beim Verkehrsunfall), Drehtrauma und Luxationstrauma (wie beim Hängen).

Direktes Rücken-trauma	Sind Sie im Rücken getroffen worden? Was genau ist passiert	Mögliche Formen können sein: Stauchungstrauma (von oben nach unten, z. B. wenn jemand stürzt und auf den Füssen landet), Anpralltrauma (vorwärts, rückwärts oder seitwärts, z. B. beim Verkehrsunfall) und Drehtrauma.
Doppelbilder	Sehen Sie alles doppelt? Wenn Sie ein Auge schließen – sehen Sie dann wieder alles nur einmal?	Das Sehen doppelter Bilder, dass beim Schließen eines Auges aufhört.
Dysurie	Haben Sie beim Wasserlassen ein brennendes oder schmerzhaftes Gefühl?	Schmerzen oder Schwierigkeiten beim Wasserlassen. Der Schmerz wird als stechend oder brennend beschrieben.

E

Empfindliche Kopfhaut	Ist die Berührung der Schläfen für die betroffene Person unangenehm?	Empfindlichkeit beim Abtasten der Temporalregion (besonders über der Arteria temporalis).
Entzugsgefahr	Haben Sie durch seit dem Absetzen der Medikamente Probleme? Schwitzen Sie? Sind Sie besonders unruhig? Haben Sie den dringenden Wunsch, das Medikament wieder einzunehmen?	Eine Situation, in der das Fehlen einer Medikation zu Symptomen von Drogen-/Substanzentzug oder anderen unerwünschten Effekten führt.
Erbrechen	Haben Sie sich nach dem Ereignis erbrechen müssen?	Jedes Erbrechen.
Erbrechen von Blut	Haben Sie/die betroffene Person blutig erbrechen müssen? Wie sah das Erbrochene aus? Welche Farbe hatte es?	Erbrochenes Blut kann frischblutig (hell- oder dunkelrot) oder kaffeesatzartig auftreten.
Erschöpfungszustand	Sieht die betroffene Person erschöpft aus? Wird sie müde?	Ein erschöpfter Patient scheint seine Atemanstrengungen trotz anhaltender respiratorischer Insuffizienz zu reduzieren. Dies ist präterminal.

F

Fehlende (kritische) Medikamente	Welches Medikament fehlt Ihnen?	Fehlende Medikamente aus der regulären Medikation des Patienten wie Insulin o. ä., die bei weiterer Verzögerung zu einer Verschlimmerung des Zustands oder einem Rückfall führen können.
Fehlstellung	Sieht die Form des Arms/Beins normal/wie auf der anderen Seite aus?	Hierbei handelt es sich um den subjektiven Eindruck. Gemeint sind unnormale Winkel oder Rotationen.
Frage nach Pille danach bei GV binnen 0-65h	Wie lange ist der ungeschützte Geschlechtsverkehr her?	Grundsätzlich besteht Bedarf an der postkoitalen Empfängnisverhütung, allerdings ist noch ein ausreichendes Zeitfenster vorhanden (66-72h).

Frage nach Pille danach bei GV binnen 66-72h	Wie lange ist der ungeschützte Geschlechtsverkehr her?	Das Zeitfenster für die postkoitale Empfängnisverhütung liegt bei 66-72h mit den besten Belegen für eine Wirksamkeit.
Fremdkörpergefühl	Haben Sie das Gefühl, etwas im Auge zu haben? Kratzt oder juckt es im Auge?	Das Gefühl, etwas im Auge zu haben, oft beschrieben als Kratzen oder Jucken.
Frisch- oder altblutiger Stuhlgang	Wenn Sie zum Stuhlgang auf die Toilette gehen: war da gerade Blut im Stuhl? Welche Farbe hatte der Stuhlgang?	Bei einer aktiven starken gastrointestinalen Blutung wird dunkelroter Stuhlgang abgesetzt werden. Je länger die Passagezeit durch den Darmtrakt andauert, desto dunkler wird das Blut – bis hin zu Meläna (Teerstuhl).
Frische Blutauflagerung	Wie sieht der Stuhlgang aus? Welche Farbe hat er? Wie riecht er?	Johannisbeerfarbene dunkelrote Blutauflagerungen treten klassisch bei einem Invaginationsileus auf. Das Fehlen dieses Stuhltyps schließt die Diagnose aber nicht aus!
Frisches neurologisches Defizit	Können Sie Ihre Arme und Beine bewegen? Haben Sie ein Taubheitsgefühl oder kribbelt es? Seit wann geht das so?	Jeder Verlust neurologischer Funktionen, der vor mehr als 24 Stunden und weniger als 7 Tagen aufgetreten ist. Dies kann Veränderung oder Verlust der Sensibilität, Extremitätenschwäche (entweder vorübergehend oder permanent), sowie Veränderungen in der Fähigkeit, Urin- oder Stuhlabgang zu kontrollieren, beinhalten.

G

Gefährdete distale Durchblutung	Wenn Sie die beiden Arme/Beine vergleichen: hat die betroffene Seite eine andere Farbe? Ist der betroffene Arm/das Bein unterhalb der Stelle blau oder blass verfärbt?	Hierbei handelt es sich um eine Kombination aus Blässe, Kälte, veränderter Sensibilität und Schmerzen, bei vorhandenem oder fehlendem Puls distal der Verletzung.
Gefährdeter Atemweg	Ist die betroffene Person wach und ansprechbar? Ringt sie um Luft? Kann sie einatmen? Klingt das Atmen wie ein Gurgeln?	Ein Atemweg kann gefährdet sein, weil er entweder nicht offengehalten werden kann oder weil die Schutzreflexe (die ein Aspirieren verhindern) fehlen. Hierzu zählen auch beatmete Patienten. Das Unvermögen, den Atemweg offen zu halten, wird entweder zu einem intermittierenden vollständigen oder einem partiellen Verschluss führen. Dies wird sich als Schnarch- oder Blubbergeräusch beim Atmen äußern.

Gerötetes Auge	Haben Sie eine Rötung des Auges? Ist Ihr Augapfel eher rot als weiß?	Jede Rötung des Auges. Ein gerötetes Auge kann schmerzhaft oder schmerzfrei sein, die Rötung kann das ganze Auge oder nur einen Teil betreffen.
Gesichtsödem	Ist Ihr Gesicht geschwollen? Ist nur ein Teil oder das gesamte Gesicht geschwollen?	Ausgeprägte diffuse Schwellung des Gesichtes, meist mit Beteiligung der Lippen.
Gesichtsschwellung	Ist Ihr Gesicht geschwollen? Ist nur ein Teil oder das gesamte Gesicht geschwollen?	Schwellung im Gesichtsbereich, begrenzt oder diffus.
Grobe Fehlstellung	Steht das Bein oder der Arm schief? Wie groß ist die Fehlstellung?	Hierbei handelt es sich um einen subjektiven Eindruck. Gemeint sind grobe und abnorme Winkel oder Rotationen.
Großflächige Absonderungen oder Bläschenbildungen	Wo sind die Bläschen? Welche Flächen Ihres Körpers sind von den Bläschen bedeckt?	Jede Absonderung oder Bläschenbildung, die mehr als 10 % der Körperoberfläche betrifft.
Großflächiger Hautausschlag oder Bläschenbildung	Wo ist der Ausschlag/sind die Bläschen? Welche Flächen Ihres Körpers sind von dem Ausschlag bedeckt?	Jeder Hautausschlag oder Bläschenbildung, die mehr als 10 % der Körperoberfläche betrifft.

H

Harnverhalt	Können Sie Wasser lassen? Wann haben Sie das letzte Mal Wasser gelassen?	Es kann kein Urin durch die Harnröhre abgelassen werden, die Blase ist prall überdehnt. Dies ist normalerweise, bis auf seltenere Fälle einer Empfindungsstörung, sehr schmerzhaft.
Heiß	Haben Sie Temperatur gemessen? Wie hoch ist sie? Fühlen Sie sich heiß?	Wenn sich die Haut heiß anfühlt, gilt diese Person als heiß. Eine Temperaturmessung sollte zeitnah erfolgen werden – eine Temperatur von 38,5 °C und höher gilt als heiß.
Heißer Säugling	Wie alt ist das Kind? Haben Sie Temperatur gemessen? Wie hoch ist sie? Fühlen Sie sich heiß?	Wenn sich die Haut heiß anfühlt, gilt der Säugling als heiß. Als Säugling gilt ein Kind im ersten Lebensjahr. Eine Temperaturmessung sollte zeitnah erfolgen werden – eine Temperatur von 38,5 °C und höher gilt als heiß.
Hervortreten von Organen	Können Sie die Eingeweide/den Darm heraushängen sehen?	Hernienbildung oder offenes Hervortreten innerer Organe.
Hoch letale Chemikalie	Was haben Sie zu sich genommen? Haben Sie einen Beipackzettel vor sich? Wissen Sie, ob die Substanz etwas Gefährliches enthält?	Letalität ist das Potential der Chemikalie Schaden zu verursachen. Zur Beurteilung des Risikos kann es erforderlich sein, Rat einzuholen. Im Zweifelsfall sollte von einem hohen Risiko ausgegangen werden.

Hoch letaler Tierbiss	Wissen Sie, was für ein Tier Sie gebissen hat? Kennen Sie das Tier? Wissen Sie, ob sein Biß giftig ist?	Letalität ist das Potential des tierischen Giftes Schaden zu verursachen. Örtliches Wissen mag die Identifizierung des giftigen Tieres ermöglichen, trotzdem kann weiterer Ratschlag erforderlich sein. Im Zweifelsfall sollte von einem hohen Risiko ausgegangen werden.
Hodenschmerz	Haben Sie Schmerzen in den Hoden?	Schmerzen in den Hoden.
Hohe Letalität	Was haben Sie zu sich genommen? Haben Sie einen Beipackzettel vor sich? Wissen Sie, ob die Substanz etwas Gefährliches enthält?	Letalität ist das Potential einer aufgenommenen Substanz Schaden zu verursachen. Zur Beurteilung des Risikos der Mortalität kann es erforderlich sein, Kontakt zu einer Giftnotrufzentrale aufzunehmen. Im Zweifelsfall sollte von einem hohen Risiko ausgegangen werden.
Hoher Blutdruck	Haben Sie hohen Blutdruck? Nehmen Sie Medikamente gegen hohen Blutdruck?	Eine Vorgeschichte mit Bluthochdruck oder Bluthochdruck während der Untersuchung.
Hyperglykämie	Haben Sie den Blutzucker gemessen? Wann? Wie hoch ist er?	Ein Blutzuckerspiegel über 17 mmol/l bzw. 306 mg/dl.
Hyperglykämie mit Ketose	Haben Sie den Blutzucker gemessen? Wann? Wie hoch ist er? Haben Sie einen Urinstix gemacht? Wie ist der Ketonspiegel?	Ein Blutzuckerspiegel über 11 mmol/l bzw. 198 mg/dl mit Ketonurie oder Azidosezeichen (tiefe beschleunigte Atmung, etc.).
Hypoglykämie	Haben Sie den Blutzucker gemessen? Wann? Wie hoch ist er?	Ein Blutzuckerspiegel unter 3 mmol/l bzw. 54 mg/dl.

I

Ikterus	Wie alt ist das Baby? Welche Farbe hat seine Haut, hat sein Augapfel (nicht die Iris)?	Hiermit ist ausschließlich der Ikterus beim Neugeborenen gemeint.
Inhalationstrauma	Ist die betroffene Person in einem Raum voller Rauch? Ist Ruß in Mund oder Nase zu sehen?	Der beste Hinweis auf eine Rauchgasinhalation ist der Aufenthalt des Patienten in einem verqualmten Raum. Um Mund und Nase können Rußpartikel abgelagert sein und die Stimme kann heiser sein. Die Inhalation von Chemikaliengasen lässt sich über die Vorgeschichte erschließen – hierbei muss es nicht zwingend irgendwelche spezifischen Zeichen geben. Bei derartigen Ereignissen muss auch an die Gefahr der Fremdgefährdung gedacht werden: u.U. atmet der Patient noch hinterher Rauchgase aus und gefährdet andere Personen in seiner Umgebung. Ausreichende Belüftung des Raumes ist essentiell.

J

Jünger reduzierte Sehschärfe	Hat sich die Sehschärfe in der letzten Woche verschlechtert?	Jede Abnahme der (korrigierten) Sehschärfe innerhalb der letzten sieben Tage.
Jüngerer Hörverlust	Hören Sie auf einem oder beiden Ohren nichts mehr? Wie lange schon?	Verlust des Hörvermögens auf einem oder beiden Ohren innerhalb der letzten Woche.
Jüngeres Problem	Hat es in der letzten Woche angefangen? Hat es sich in der letzten Woche verschlechtert?	Ein innerhalb der letzten Woche aufgetretenes Problem wird als jüngeres Problem bezeichnet.

K

Kann nicht in ganzen Sätzen sprechen	Ist die betroffene Person so kurzatmig, dass sie sich nicht mit Ihnen oder mir unterhalten kann?	Dies trifft auf Patienten zu, die so kurzatmig sind, dass sie auch verhältnismäßig kurze Sätze nicht ohne Atemzug dazwischen aussprechen können.
Kardialer Schmerz	Wo schmerzt es? Haben Sie derartige Schmerzen schon mal gehabt? Wie fühlt es sich an? Strahlt der Schmerz irgendwo hin aus – zum Beispiel in Arm, Nacken oder Hals?	Wird klassisch als intensives dumpfes Engegefühl oder heftigster Schmerz retrosternal mit Ausstrahlung in den linken Arm oder den Hals beschrieben. Kann mit Schweißausbrüchen oder Erbrechen einhergehen. Seltenere Symptome sind Schmerzausstrahlung in den Rücken, Hals oder Oberbauch – in solchen Fällen entscheidet der Gesamteindruck des Patienten.
Kein Ansprechen auf eigene Asthmamedikation	Hat Ihnen Ihr normales Asthmamedikament geholfen?	Diese Informationen sollten vom Patienten zu erhalten sein. Das Ausbleiben einer Besserung nach Therapie mit Bronchodilatoren durch den Hausarzt oder den Rettungsdienst hat dieselbe Bedeutung.
Keine Nahrungsaufnahme	Isst oder trinkt das Kind in normalem Maße? Kann es irgendetwas trinken?	Das Kind nimmt keine feste oder flüssige (je nach Alter) Nahrung (im normalen Maße!) zu sich. Wenn ein Kind zwar Nahrung zu sich nimmt, aber regelmäßig sofort wieder erbricht, kann es dieses Kriterium auch erfüllen.
Keine Nahrungsaufnahme möglich	Nimmt das Kind normal Nahrung zu sich? Nimmt es irgendwelche Nahrung an?	Dies wird normalerweise von den Eltern berichtet. Das Kind nimmt keine feste oder flüssige Nahrung (in passendem Ausmaß) zu sich.

Keine Reaktion auf die Eltern	Reagiert das Kind überhaupt? Ist die Reaktion normal wie immer?	Gemeint ist jedes Fehlen einer Reaktion auf Gesicht oder Stimme der Eltern. Abnorme Reaktionen oder scheinbares Nichterkennen sind ebenfalls alarmierende Zeichen.
Keine Urinausscheidung	Scheidet das Kind Urin aus? Sind die Windeln nass? Wie viele Windeln macht es nass, ist das die normale Menge?	Unvermögen zur Produktion und Ausscheidung von Urin. Diese Beurteilung kann bei Kindern (und Senioren) schwierig sein, die Zahl der verbrauchten Windeln oder Vorlagen kann einen Anhalt geben.
Keuchen	Hört es sich wie ein Keuchen an, wenn Sie/der Betroffene atmet?	Dabei kann es sich um hör- oder fühlbares Pfeifen oder Keuchen handeln. Sehr schwerwiegende Atemwegverschlüsse sind still (es findet keine Luftbewegung statt).
Kolikartige Schmerzen	Haben Sie Schmerzen? Kommen und gehen sie wellenförmig?	Schmerzen, die wellenförmig auftreten und abklingen. Nierenkoliken treten in Intervallen von etwa 20 Minuten auf.
Kopfschmerzen	Haben Sie Kopfschmerzen?	Jeder Schmerz im Bereich des Kopfes, der sich nicht auf eine bestimmte anatomische Struktur bezieht. Gesichtsschmerz ist hier nicht beinhaltet.
Kopfverletzung	Haben Sie Ihren Kopf gestossen? Sind Sie auf den Kopf geschlagen worden?	Jedes physische traumatische Ereignis, bei dem der Kopf betroffen ist.
Kritischer Hautzustand	Sieht die Haut an der schmerzhaften Stelle anders aus, als ringsherum? Sehen Sie etwas Weißes wie Knochen unter der Hautoberfläche durchscheinen?	Durch eine Fraktur oder Luxation können Fragmente oder Knochenteile so stark gegen die Haut drücken, dass die Unversehrtheit der Haut gefährdet ist. Sie erscheint weiß und unter Spannung.

L

Langanhaltendes oder ununterbrochenes Schreien	Wie lange schreit das Kind schon? Hat es zwischendurch überhaupt mal aufgehört?	Ein Kind, welches seit zwei Stunden oder mehr ununterbrochen geschrieen hat, erfüllt dieses Kriterium.
Lebensbedrohliche Blutung	Ist die Blutung stark fließend? Können Sie die Blutung stoppen? Pulsiert die Blutung?	Eine Blutung, die so stark ist, dass ohne Blutstillung der Tod droht.
Letalität	Was haben Sie zu sich genommen? Haben Sie einen Beipackzettel vor sich? Wissen Sie, ob die Substanz etwas Gefährliches enthält?	Letalität ist das Potential einer aufgenommenen Substanz Schaden zu verursachen. Zur Beurteilung des Risikos der Mortalität kann es erforderlich sein, Kontakt zu einer Giftnotrufzentrale aufzunehmen. Im Zweifelsfall sollte von einem hohen Risiko (d.h. der Indikator Hohe Letalität wäre zutreffend) ausgegangen werden.

Lokale Inflammation	Ist es rot? Fühlt es sich bei Berührung warm an?	Die lokale Inflammation beinhaltet Schmerz, Schwellung und Rötung eines bestimmten Gebietes oder einer bestimmten Stelle.

M

Makrohämaturie	Haben Sie Blut im Urin? Ist Ihr Urin rot?	Mit bloßem Auge als Rotfärbung erkennbares Blut im Urin.
Mäßig letale Chemikalie	Was haben Sie zu sich genommen? Haben Sie einen Beipackzettel vor sich? Wissen Sie, ob die Substanz etwas Gefährliches enthält?	Letalität ist das Potential der Chemikalie Schaden zu verursachen. Zur Beurteilung des Risikos kann es erforderlich sein, Rat einzuholen. Im Zweifelsfall sollte von einem hohen Risiko (d. h. Indikator Hoch letale Chemikalie) ausgegangen werden.
Mäßig letaler Tierbiss	Wissen Sie, was für ein Tier Sie gebissen hat? Kennen Sie das Tier? Wissen Sie, ob sein Biß giftig ist?	Letalität ist das Potential des tierischen Giftes Schaden zu verursachen. Örtliches Wissen mag die Identifizierung des giftigen Tieres ermöglichen, trotzdem kann weiterer Ratschlag erforderlich sein.
Mäßige Letalität	Was haben Sie zu sich genommen? Haben Sie einen Beipackzettel vor sich? Wissen Sie, ob die Substanz etwas Gefährliches enthält?	Letalität ist das Potential einer eingenommenen Substanz, Krankheit oder Tod zu verursachen. Zur Beurteilung kann es erforderlich sein, Kontakt zu einer Giftnotrufzentrale aufzunehmen.
Meningismuszeichen	Hat die betroffene Person/Sie einen steifen Nacken? Tut das Licht Ihrem/Ihren Augen weh?	Klassisch Nackensteifigkeit in Verbindung mit Kopfschmerzen und Photophobie (lichtscheu). Bei Säuglingen typisches Zeichen ist ein auffällig schrilles Schreien und ggf. eine vorgewölbte Fontanelle bei gleichzeitig gezeigten Dehydrationszeichen.

N

Neuer unnormaler Puls	Wie schnell ihr Puls? Wieviel Schläge in der Minute? Ist er regelmäßig? Ist er immer so?	Eine neu aufgetretene Bradykardie, Tachykardie und/oder Arrhythmie. Die WHO definiert als normalen Puls alle Werte zwischen 60 und 100/Minute, hier müssen diese Werte aber an die Situation, Konstitution und das Alter des Patienten angepasst betrachtet werden (Stichwort Sportler, Kinder, ...).
Neuer Verwirrtheitszustand	Ist die Verwirrtheit neu aufgetreten? Seit wann geht das?	Patienten mit einem neu aufgetretenen Verwirrtheitszustand, bei denen kein Sepsisverdacht besteht.

Nicht ablenkbar	Können Sie das betroffene Kind beruhigen? Spielt es mit seinem Spielzeug? Nimmt es andere Dinge mit Interesse wahr?	Kinder, die aufgrund von Schmerzen oder aus anderen Gründen so unruhig sind, dass sie durch Gespräche oder Spielen nicht abgelenkt werden können.
Nicht ansprechbar	Reagiert die betroffene Person, wenn Sie sie ansprechen? Reagiert die betroffene Person, wenn Sie sie kneifen?	Ein Patient, die weder auf Ansprache noch Schmerzreize reagiert, ist nicht ansprechbar.
Nicht ansprechbares Kind	Reagiert das Kind überhaupt auf Sie? Können Sie es aufwecken?	Ein Kind, das weder auf Ansprache noch Schmerzreize reagiert, ist nicht ansprechbar.
Nicht verblassender Ausschlag	Wird der Ausschlag blasser, wenn Sie darauf drücken? Haben Sie ein Wasserglas, was Sie mit dem Boden darauf drücken können? Bleibt der Ausschlag unter dem darauf gepressten Glas rot?	Ein Ausschlag, der auch bei Ausübung von Druck auf die Stelle nicht verblasst (Petechien). Zum Testen kann ein Trinkglas oder Glasspatel auf die Haut gepresst werden, durch den Boden kann eine eventuelle Farbveränderung beobachtet werden.

O

Offene Fraktur	Ist eine Wunde in der Nähe des gebrochenen Knochens? Ragt ein Knochen aus der Wunde heraus?	Alle Wunden in der Nähe einer Fraktur sollten zu diesem Verdacht führen. Wenn es irgendeine Möglichkeit einer Verbindung zwischen einer Wunde und der Fraktur gibt, dann sollte von einer offenen Fraktur ausgegangen werden.
Ohrmuschelhämatom	Hatten Sie einen Schlag auf das Ohr? Ist das Ohr nach dem Schlag angeschwollen? Ist es schmerzhaft?	Ein pralles Hämatom (normalerweise nach einem Trauma) im/am äußeren Ohr.

P

Penetrationstrauma	Sind Sie angeschossen worden? Sind Sie mit einem Messer gestochen worden?	Ein jüngeres (physikalisches) Trauma mit abgrenzbarer Penetration irgendeines Körperteiles durch Messer, Kugel oder ein anderes Objekt.
Penetrationstrauma des Auges	Ist es in Ihr Auge eingedrungen? Hat irgendetwas in Ihrem Auge gesteckt?	Ein jüngeres (physikalisches) Trauma, bei dem der Bulbus penetriert wurde.
Pleuraschmerz	Ist der Schmerz scharf oder dumpf? Wird er beim Husten stärker? Wird er beim tiefen Luftholen stärker?	Ein scharfer, örtlich begrenzter Schmerz im Thorax, der sich durch Atmen, Husten oder Niesen verschlimmert.
Potentiell gefährlicher Fremdkörper	Hat sich die betroffene Person etwas in Nase, Ohren, Mund oder woanders hingesteckt? Hat sie Batterien, Magnete oder andere gefährliche Gegenstände heruntergeschluckt?	Inkorporation eines gefährlichen oder potentiell gefährlichen Fremdkörpers. Hierzu gehören beispielsweise Knopfzellen, Magnete, Rasierklingen, Nadeln – aber auch inkorporierte Erdnüsse oder Perlen.

Priapismus	Haben Sie eine länger andauernde Erektion, die nicht weggeht? Ist sie schmerzhaft? Ist Ihr Penis rot oder blau verfärbt?	Eine anhaltende Dauererektion des Penis.
Produktiver Husten	Spuckt der Patient beim Husten Schleim aus? Wie sieht der Schleim aus? Ist er irgendwie verfärbt?	Ein Husten mit schleimigem Auswurf, dieser kann jede Ausprägung/Farbe haben.
Purpura	Wird der Ausschlag blasser, wenn Sie darauf drücken? Haben Sie ein Wasserglas, was Sie mit dem Boden darauf drücken können? Bleibt der Ausschlag unter dem darauf gepressten Glas rot?	Ein Ausschlag an jedem Körperteil, der durch Mikroblutungen unter die Haut hervorgerufen wird. Ein solcher Ausschlag verblasst bei Druck auf die Stelle nicht. (Flächiger als "Nicht verblassender Ausschlag")

R

Rasches Einsetzen	Wie schnell hat es angefangen? Entstanden die Beschwerden schnell? Wie schnell?	Einsetzen innerhalb der letzten 12 Stunden.
Rauchexposition	Haben Sie/die betroffene Person sich in einem rauchgefüllten Bereich aufgehalten?	Von einer Rauchexposition sollte ausgegangen werden, wenn sich der Patient in einem verqualmten Raum aufgehalten hat. Physikalische Zeichen wie Ruß um Mund und Nasenlöcher sind wenig sichere Zeichen, wenn vorhanden aber wichtig, können dann aber auch auf den Indikator "Inhalationstrauma" hinweisen.
Reagiert auf Ansprache	Öffnet die Person die Augen, spricht sie oder bewegt sie sich, wenn Sie sie laut ansprechen?	Reaktion auf einen vokalen Reiz. Es ist nicht nötig, den Namen des Patienten laut zu rufen. Kinder reagieren unter Umständen aus Angst nicht.
Reagiert auf Schmerzreiz	Reagiert die betroffene Person noch, wenn Sie sie kneifen?	Reaktion auf einen Schmerzreiz. Es sollten die Standardschmerzreize benutzt werden – mit einem Stift wird Druck auf das Nagelbett ausgeübt. Dieses Stimulus sollte nicht an den Zehen ausgeübt werden, hier kann ein Spinalreflex auch bei Hirntod noch eine Reaktion vortäuschen. Ein supraorbitaler Druckreiz sollte nicht ausgeübt werden, weil er einen Grimassenreflex auslösen kann.
Risiko anhaltender Kontamination	Welcher Substanz sind Sie ausgesetzt gewesen? Sind Sie anschließend vollständig entkleidet und dekontaminiert worden? Haben Sie anschließend komplett neue (unbenutzte) Kleidung angezogen?	Wenn der Patient weiterhin mit einer Chemikalie behaftet ist (normalerweise durch das Fehlen einer angemessenen Dekontamination), dann ist dieser Indikator anzuwenden. Wenn diese Situation vorkommt, dürfen die Risiken für die Hilfskräfte nicht vergessen werden.

Risiko (künftiger) Eigengefährdung	Was hat die betroffene Person/haben Sie vor? Wollen Sie sich selbst verletzen oder töten?	Eine erste Beurteilung des Risikos der Eigengefährdung des Patienten. Im Zweifelsfall von einem hohen Risiko ausgehen.
Risiko (künftiger) Fremdgefährdung	Was will die betroffene Person/ wollen Sie machen? Verhält sie sich bedrohend? Was sagt sie? Was macht sie? Hat sie eine Waffe?	Das Vorhandensein eines potentiellen Risikos Andere zu schädigen. Kann durch eine Betrachtung der Körperhaltung (Anspannung und Verkrampfung), des verbalen Verhaltens (lautes und bedrohliches Reden) und des motorischen Verhaltens (unruhig, auf und ab laufen) beurteilt werden. Im Zweifelsfall von einem hohen Risiko ausgehen.

S

Schlaffes Kind	Ist das Kind schlaff? Hängt sein Kopf schlaff und es kann ihn nicht heben?	Die Eltern mögen ihr Kind als schlaff beschreiben. Der Muskeltonus ist allgemein reduziert – am besten zu erkennen am schlaff hängenden Kopf.
Schmerzausstrahlung in den Rücken	Zieht der Schmerz in den Rücken? Kommt und geht er oder zieht er konstant in den Rücken?	Schmerz, der auch (konstant oder intermittierend) im Rücken empfunden wird.
Schmerzausstrahlung in die Schulter	Haben Sie irgendwelche Schmerzen in der Schulter?	Wenn in der Schulterspitze Schmerzen empfunden werden, ist dies oft ein Zeichen für eine Zwerchfellreizung.
Schmerzen bei Bewegung im Gelenk	Wenn Sie das Gelenk bewegen – ist das schmerzhaft?	Bewegungsschmerz im Gelenk kann sowohl bei aktiven (Patient) wie bei passiven (Untersucher) Bewegungen auftreten.
Schwangerschaft möglich	Kann es sein, dass sie schwanger sind? Wann hatten Sie Ihre letzte Periode?	Jede Frau, deren normale Menstruation ausgeblieben ist, gilt als möglicherweise schwanger. Außerdem sollte bei jeder Frau in gebärfähigem Alter, die ungeschützten Geschlechtsverkehr hatte, die Möglichkeit einer Schwangerschaft in Betracht gezogen werden.
Schwellung	Ist das betreffende Gebiet angeschwollen?	Unnormale Größenzunahme.
Schwindel	Ist Ihnen schwindelig? Ist Ihnen übel? Müssen Sie erbrechen?	Ein akutes Dreh-/Schwindelgefühl, teilweise begleitet von Übelkeit und Erbrechen.

Sehr heiß	Hat die betroffene Person Schüttelfrost? Ist die Temperatur gemessen worden? Wie hoch ist sie? Wie heiß fühlt sie sich an, wenn Sie sie berühren? Sagt die betroffene Person, dass sie friert?	Wenn sich die Haut sehr heiß anfühlt, gilt der Patient als sehr heiß. Diese Aussage sollte baldmöglichst durch eine Temperaturmessung bestätigt werden – die Temperatur von 41 °C und mehr gilt als sehr heiß.
Sepsisverdacht	Hat die betroffene Person eine gerötete/geschwollene Stelle? Fühlt sie sich warm oder heiß an? Ist sie neuerdings verwirrt? Atmet sie sehr schnell? Wissen Sie den aktuellen Blutdruck der betroffenen Person oder können sie ihn messen?	Bei Patienten mit vermuteter Infektion besteht bei Vorhandensein von mindestens zwei der drei folgenden Symptome ein erhöhtes Sepsisrisiko (Mortalität): neu aufgetretene Verwirrtheit, erhöhte Atemfrequenz (über 22/min), niedriger Blutdruck (unter 100 mmHg systolisch). Für Kinder sind die physiologischen Werte dem Alter anzupassen.
Sichtbare abdominelle Massierung	Sehen Sie unter der Bauchdecke eine harte Schwellung?	Bei Beobachtung von Außen erkennbare Massierung.
Sichtbare Körperteile des Fötus	Können Sie irgendwelche Köperteile des Babys sehen? Kommt das Baby schon heraus?	Hervortreten des Kopfes oder jedes anderen Körperteils des Fötus in die Vagina.
Skrotalgangrän	Ist das Skrotum schwarz verfärbt, blass oder weiß mit Hautabschliferungen?	Abgestorbene schwarze Haut im Bereich des Skrotums und der Leiste. Ein beginnendes Gangrän kann anfänglich wie eine Verbrennung 2° bis 3° mit oder ohne Hautabschilferungen wirken.
Skrotaltrauma	Haben Sie einen Schlag oder Tritt in die Hoden bekommen?	Jedes physische Trauma der letzten 7 Tage mit Beteiligung des Skrotums.
Skrotumschwellung/-rötung	Ist irgendeine Rötung oder Überwärmung des Skrotums zu sehen/fühlen?	Eine Rötung und Schwellung im Bereich des Skrotums.
Speichelfluss	Läuft der Speichel aus dem Mund?	Speichelfluss aus dem Mund, weil durch eine Schwellung im Bereich Kehlkopf, Kehldeckel oder Zunge ein Schlucken nicht möglich ist.
Starker vaginaler Blutverlust	Wie viel Blut verlieren Sie? Wie viele Handtücher/Vorlagen haben Sie zum Auffangen benutzt? Ist das bei Ihnen häufiger so stark?	Ein vaginaler Blutverlust ist sehr schlecht zu beurteilen. Das Vorhandensein großer Blutkoagel oder ein anhaltender Blutfluss erfüllt dieses Kriterium. Der Verbrauch größerer Mengen von Binden kann ein Hinweis sein.
Stärkster Juckreiz	Ist der Juckreiz sehr schlimm? Wie stark ist der Juckreiz?	Ein unerträglicher Juckreiz.
Stärkster Schmerz	Können Sie/die betroffene Person beschreiben, wie stark der Schmerz ist?	Ein Schmerz, der nicht zu ertragen ist, oft beschrieben "Schlimmer nicht vorstellbar".

Störend	Verhält sich die betroffene Person störend?	Störendes Verhalten ist ein Verhalten, welches den gordneten Ablauf der Notversorgungsprozesse beeinträchtigt. Es kann bedrohliche Formen annehmen.
Stridor	Macht die betroffene Person beim Ein- oder Ausatmen ein Geräusch? Wie hört es sich an?	Hierbei kann es sich um ein inspiratorisches und/oder ein exspiratorisches Geräusch handeln. Am besten zu hören ist er, wenn durch den offenen Mund geatmet wird.
Stromunfall	Haben Sie einen elektrischen Schlag bekommen?	Jede Verletzung, die sicher oder möglicherweise durch elektrischen Strom verursacht wurde, unabhängig ob Gleich- oder Wechselstrom, natürliche oder künstliche Ursache (Blitzschlag oder Steckdose). Bei Haushaltsstrom (230V) kann die Strommarke fehlen.

T

Teerstuhl	Wie sieht der Stuhlgang aus? Welche Farbe hat er? Wie riecht er?	Jede Form schwarzen Stuhlganges erfüllt dieses Kriterium.
Thoraxverletzung	Haben Sie Ihren Brustkorb/Thorax verletzt?	Jede Verletzung des Bereiches zwischen den Claviceln und den untersten Rippen. Eine Verletzung des unteren Thoraxbereiches kann Ursache für die Verletzung abdominaler Organe sein.

U

Überwärmt	Haben Sie Temperatur gemessen? Wie hoch ist sie? Fühlt sich der Betroffene wärmer als normal an?	Wenn sich die Haut überwämt anfühlt, gilt der Patient als überwärmt. Diese Aussage sollte baldmöglichst durch eine Temperaturmessung bestätigt werden – die Temperatur von über 37,5°C gilt als überwärmt.
Überwärmtes Gelenk	Fühlen sich die betroffenen Gelenk(e) bei Berührung heiß an? Sind sie gerötet?	Jede Überwärmung im Bereich des Gelenkes gilt. Geht oft mit einer lokalen Rötung einher.
Überwärmtes Neugeborenes	Haben Sie Temperatur gemessen? Wie hoch ist sie? Fühlen sich das Neugeborene wärmer als normal an?	Als "Überwärmtes Neugeborenes" wird jeder Säugling mit einem Alter von 28 Tagen und weniger und einer Temperatur über 37,5°C bezeichnet. Die Temperaturmessung sollte zeitnah erfolgen.
Unbehebbarer Ausschlag	Hat sich der Hautausschlag in den letzten Stunden gebessert? Haben Salben/Kühlung geholfen?	Ein Hautausschlag, der auch durch eine angemessene Wartezeit oder die Durchführung geeigneter Maßnahmen nicht behoben wird.

Unbehebbarer Juckreiz	Hat sich der Juckreiz in den letzten Stunden gebessert? Haben Salben/ Medikamente geholfen?	Der Juckreiz wird auch durch eine angemessene Wartezeit oder die Einnahme geeigneter Medikamente nicht behoben.
Unbehebbarer Kopfschmerz	Hat sich der Kopfschmerz in den letzten Stunden gebessert? Haben Medikamente geholfen?	Der Kopfschmerz wird auch durch eine angemessene Wartezeit oder die Einnahme geeigneter Medikamente nicht behoben.
Unbehebbarer Schmerz	Hat sich der Schmerz in den letzten Stunden gebessert? Haben Medikamente geholfen?	Der Schmerz wird auch durch eine angemessene Wartezeit oder die Einnahme geeigneter Medikamente nicht behoben.
Unbehebbares Erbrechen	Was haben Sie gegen das Erbrechen unternommen? Wie häufig tritt es auf? Hat sich etwas gebessert?	Ein Erbrechen, das auch durch geeignete Maßnahmen nicht behoben werden kann.
Unfähig zu Gehen	Kann die Person gehen? Humpelt sie? Ist das Gehen schmerzhaft?	Hier ist eine genaue Differenzierung nötig: Es gibt Patienten, die aufgrund ihrer Schmerzen Schwierigkeiten beim Gehen haben und es gibt Patienten, die nicht gehen können. Nur die letztere Gruppe wird mit "Unfähig zu Gehen" bezeichnet.
Unpassende Vorgeschichte	[Hierzu gibt es keine Standardfragen. Diese entscheidung fällt aus der Situation und den Schilderungen heraus.]	Wenn die berichtete Vorgeschichte (Krankengeschichte) das physische Bild des Patienten nicht erklärt, wird die Vorgeschichte als unpassend bezeichnet. Dies kann ein wichtiger Sicherheitshinweis sowohl für Erwachsenen als auch Kinder sein.
Unstillbare große Blutung	Blutet es sehr stark. Wo kommt das Blut her? Spritzt die Blutung? Hört die Blutung auf, wenn Sie eine Kompresse auf sie pressen?	Eine Blutung, die auch unter anhaltendem Druck nicht zügig unter Kontrolle zu bekommen ist, sondern stark weiterblutet oder dicke Verbände durchdringt.
Unstillbare kleine Blutung	Blutet es sehr stark. Wo kommt das Blut her? Hört die Blutung auf, wenn Sie eine Kompresse auf sie pressen?	Eine Blutung, die auch unter anhaltendem Druck nicht zügig unter Kontrolle zu bekommen ist, sondern leicht oder sickernd weiter blutet.
Unterbauchschmerz	Wo genau sind die Schmerzen? Haben Sie Blutungen? Könnten Sie schwanger sein?	Jeder im Unterbauch empfundene Schmerz. In Verbindung mit vaginalen Blutungen kann er Zeichen einer extrauterinen Schwangerschaft oder einer Fehlgeburt sein.
Unterkühlt	Wie ist die Temperatur der betroffenen Person? Fühlt sie sich kalt an?	Wenn sich die Haut kalt anfühlt, gilt der Patient als unterkühlt. Die Temperaturmessung sollte zeitnah erfolgen – eine Kerntemperatur von weniger als 35°C gilt als unterkühlt.

Untröstbar durch die Eltern	Können Sie das Kind letztlich doch beruhigen? Hilft es, wenn Sie mit ihm Schmusen?	Dieses Kriterium ist erfüllt, wenn das schreiende oder schmerzgeplagte Kind auf keinen Beruhigungsversuch seiner Eltern reagiert.
Untypisches Verhalten	Verhält sich das Kind wie immer? Ist es lustlos? Ist es "außer Kontrolle"?	Ein Kind, das sich auf eine Weise benimmt, die in der gegebenen Situation (bei ihm) nicht üblich ist. Diese Angabe wird oft von Betreuungspersonen gemacht. Solche Kinder werden oft als aufsässig oder "außer Kontrolle" bezeichnet.
Unzureichende Atmung	Atmet die betroffene Person? Wie ist die Farbe ihrer Lippen und der Zunge.	Alle Patienten, die nicht dazu in der Lage sind, eine ausreichende Sauerstoffversorgung aufrechtzuerhalten, haben eine unzureichende Atmung. Dies kann sich in einer erhöhten Atemarbeit, in Zeichen unzureichender Atmung oder einem Erschöpfungszustand äußern. Solche Patienten benötigen u.U. baldigst einen Tubus oder eine Larynxmaske.

V

Vaginaler Blutverlust	Verlieren Sie Blut aus der Vagina?	Jeder Blutverlust aus bzw. durch die Vagina.
Vaginaler Blutverlust zweite Schwangerschaftshälfte	Sind Sie schwanger? In der wievielten Woche sind sie schwanger? Verlieren Sie Blut aus der Vagina?	Jeder Blutverlust aus der Vagina bei einer Frau, die die 20. Schwangerschaftswoche überschritten hat.
Veränderte Sensibilität im Gesicht	Hat sich Ihr Gefühl im Gesicht verändert? Haben Sie Veränderungen in der Muskulatur?	Jede Veränderung des Empfindens im Gesichtsbereich.
Veränderter Bewusstseinszustand	Öffnet die betroffene Person ihre Augen oder bewegt sie sich, wenn sie sie ansprechen oder vorsichtig an der Schulter schütteln?	Nicht vollständig erweckbar, reagiert nur auf Ansprache, Rufen, Schmerz oder ist nicht ansprechbar.
Veränderter Bewusstseinszustand nicht vollständig durch Alkoholgenuss erklärbar	Öffnet die betroffene Person ihre Augen oder bewegt sie sich, wenn sie sie ansprechen oder vorsichtig an der Schulter schütteln? Wissen Sie, warum sie krank ist? Hat die Person Diabetes/ Zucker? Hat sie einen Schlag auf den Kopf bekommen? Hat sie Alkohol getrunken?	Ein nicht voll erweckbarer Patient mit einer Vorgeschichte der Alkoholaufnahme, bei dem auch andere Gründe, die zu einem veränderten Bewusstseinszustand führen können, vorliegen können.

Veränderter Bewusstseinszustand vollständig durch Alkoholgenuss erklärbar	Öffnet die betroffene Person ihre Augen oder bewegt sie sich, wenn sie sie ansprechen oder vorsichtig an der Schulter schütteln? Wissen Sie, warum sie krank ist? Hat die Person Diabetes/Zucker? Hat sie einen Schlag auf den Kopf bekommen? Hat sie Alkohol getrunken?	Ein nicht voll erweckbarer Patient mit einer eindeutigen Vorgeschichte der Alkoholaufnahme, bei dem alle anderen Gründe, die zu einem veränderten Bewusstseinszustand führen können, zweifelsfrei ausgeschlossen sind.
Verändertes Blut	Wie sieht der Stuhlgang aus? Welche Farbe hat er? Wie riecht er?	Dunkler als frisches Blut, oft nach Teerstuhl riechend.
Verlust der Blutzuckerkontrolle	Haben Sie Ihre Essgewohnheiten geändert? Haben Sie Ihre Diätvorschriften eingehalten? Haben Sie Ihre Tabletten/Ihr Insulin wie verordnet zu sich genommen/gespritzt?	Ein Blutzucker, der trotz unveränderter Lebensgewohnheiten (Mahlzeiten) und dem Einhalten der Verordnungen nicht stabil ist, sondern ständig stärker schwankt.
Verringerte Kindsbewegungen 2.SSH	Spüren Sie die Kindsbewegungen noch? In der wievielten Schwangerschaftswoche sind Sie?	Verringerte oder fehlende Kindsbewegungen in der zweiten Schwangerschaftshälfte (über 20. SSW) während der letzten 12 Stunden.

Z

Zungenödem	Ist die Zunge geschwollen?	Eine Schwellung der Zunge jeden Ausmaßes.

Sachwortverzeichnis

A

ABCDE-Schema 35
Abszesse 80, 81
Algorithmen 24
Alkoholgenuss 38
Allergie 82, 83
Analyse, induktive/deduktive 29
Analysieren, logisches 29
Angriff (Zustand nach) 84, 85
Anordnungsverantwortung 68
Arbeitnehmerschutzbestimmungen 66
Arbeitsrecht 66
Arbeitszeitgesetz 66
Asthma 86, 87
Atemproblem Erwachsene 88, 89
Atemproblem Kinder 90, 91
Atemweg, gefährdeter 36, 183
Atmung, unzureichende 37, 183
Audit, kollegiales 58
Auditkriterien 57
Auditmethode 56
- Auswirkung auf die Praxis 58
- Genauigkeit 57
- Vollständigkeit 57
- Zielwerte 58
Audits 25
Augenprobleme 94, 95
Australasian Triage Scale 21

B

Baby, schreiendes 148, 149
Bauchgefühl 30
Beratung 24
Beratung, ausschließliche 46
Berufserfahrung 27
Bewusstlosigkeit 38, 183
Bewusstseinszustand, veränderter 38, 183
Bisse 100, 101
Blutung, gastrointestinale 112, 113
Blutung, unstillbar große 37, 183
Blutung, unstillbar kleine 37, 183
Blutung, vaginale 174, 175
Blutverlust 37, 38

C

Canadian Triage and Acuity Scale 21
Chemikalienkontakt 102, 103

D

Definitionen 20
Denken, bildhaftes 30
Diabetes 104, 105
Dokumentation 43, 67, 68
Dringlichkeit, selbst eingeschätzte 61
Dringlichkeitsstufen 42, 50
Drogeneinfluss 38
Durchfälle 106, 107
Durchführungsverantwortung 68

E

Einblutungen, flächige 37
Eindruck, betrunkener 98, 99
Einschätzung des Patienten 43
Eltern, besorgte 96, 97
Emergency Severity Index 21
Entscheidungsfindungsmethode 30
Entscheidungsfindungsprozess 27
Entscheidungsfindungsstrategien 28
Erbrechen 106, 107
Erbrechen, anhaltendes 42
Ergebnisprüfung 32
Erkrankung, psychiatrische 144, 145
Ersatzbilder 30
Ersteinschätzung 19
- Beratung 24
- Definitionen und Nomenklaturen 20
- Dringlichkeitsstufen 21, 42
- Qualitätsprüfung 25
- Qualitätssicherung 55
- Schulung 25, 56
- Zusammenfassung 25
Ersteinschätzungsmethode 22
Ersteinschätzungsmethoden am Telefon 33

Erwachsener, nicht ansprechbarer 38, 39, 183
Evaluationen 25, 47
Extremitätenprobleme 108, 109

F

Fernbehandlungsverbot 62
Fertigkeitenerwerb 28
Fieber 40
Fremdkörper 110, 111
Fünf-Stufen-Modell 28, 33

G

Gelenkschmerzen 40
Gemeinsamer Bundesausschuss/G-BA 61
Gesichtsprobleme 114, 115
Gesprächsaufzeichnung 70
Gesundheitsreformgesetz 64
Gesundheitsversorgung, bedarfsgerecht gesteuerte 70
Glossar 185

H

Halsschmerz 116, 117
Hämatombildungen 37
Handlungsmöglichkeiten, alternative 31
Handlungsumsetzung 32, 42
Hautausschläge 118, 119
Hauttemperatur 39
Herzklopfen 120, 121
Hodenschmerz 124, 125
Hypothesen 29

I

Indikatoren 35
Indikatorenauswahl/-alternativen 42
Indikatoren, generelle 35, 36, 182, 183
Indikatoren, spezielle 35
Infektionen, lokale 80, 81
Informationenssammlung/-analyse 31, 35
Integrierte Leitstellen/ILS 70
Integrierte Notfallzentren/INZs 70
Intoxikation 38
Intuition 30

K

Kältegefühl 40
Kind, hinkendes 122, 123
Kind, irritables 126, 127
Kind, nicht ansprechbares 38, 39, 183
Kollaps 130, 131
Kopfschmerz 132, 133
Kopfverletzung 134, 135
Körperstammverletzung 128, 129
Körpertemperatur 39, 40, 183
Krampfanfall 136, 137
Krampfanfall, anhaltender 38
Krankenversicherung, gesetzliche 64
Krankheitsdauer 41, 42

L

Lebensgefahr 36, 37

M

Manchester-Telefon-Triage
- Einschätzungsmethoden 33
- Entscheidungsprozess 27
- Entstehung 22

Manchester Triage Group 20
Manchester-Triage-System 15, 17, 19, 61
Medikationsbedarf 138, 139
Menschenverstand, gesunder 27
Methodenveränderung 32
Mitarbeiterqualifikation 67
Monitoring 47
Mustererkennung 29

N

Nachuntersuchung, systematische 58
Nackenschmerz 140, 141
Neugeborene 168, 169
Neugeborene, überwärmte 40, 183
Nomenklatur 20, 22
North West Ambulance Service 15
Notaufnahme 19

O

Ohrenprobleme 142, 143
Organisationspflichten 65
Organisationsverschulden 65

P

Patientenakte 68
Präsentationen 23, 33
Präsentationsdiagramme 23, 50
- Einzeldarstellung 73
- Liste 34, 74

Präsentations-Prioritäts-Matrix 24, 49, 52
- Darstellung 49
- Prozessbeschreibung 50
- Versorgungsorte 51
- Vervollständigung 50

Primary Assessment 19
Prioritätenzuweisung, medizinische 22
Problemidentifikation 31, 33
Problem, jüngeres 183
Problemlösungsdenken 27
Problem, urologisches 172, 173

Q

Qualitätsmängel 65
Qualitätsprüfung 25
Qualitätssicherung 55

R

Ratschläge, überbrückende 46
Recht 61
- Arbeitsrecht 66
- Betrachtung, abschließende 71

- Dokumentation 68
- Einsatzbereiche Telefon-Triage 62
- Risikofaktoren einer Telefon-Triage 63
- Sachverständigenrat-Gutachten 70
- Vorgaben SGB V/GKV 64

Risikomanagement 19
Rückenschmerz 146, 147

S

Sachverständigenrat-Gutachten 70
Sauerstoffversorgung, unzureichende 37
Säuglinge 170, 171
Säugling, überwärmter 40, 183
Schlüsselindikatoren 35
Schmerz, anhaltender 41
Schmerzen 41
Schmerzen, abdominelle 42
- Erwachsene 76, 77
- Kinder 78, 79
- Ratschläge, überbrückende 47

Schmerzqualität/-quantität 41
Schmerz, stärkster 41, 183
Schmerz, unbehebbarer 183
Schulung 25, 56
Schwangerschaftsproblem 150, 151
Selbstverletzung 154, 155
Sexualinfektion 156, 157
SGB *Siehe* Sozialgesetzbuch
SOP 55
Sozialgesetzbuch V 64
Speichelfluss 37, 183
Standard Operating Procedures 55
Stiche 100, 101
Stridor 36, 183
Stürze 158, 159
Symptome 23
Symptome, jüngere 42

T

Temperatur 39, 40, 183
Thoraxschmerz 160, 161
Trauma, schweres 152, 153

U

Überdosierung 162, 163
Übernahmeverschulden 68
Überwärmung 40
Umsetzungsbeobachtung 32
Unfallverhütungsvorschriften 66
Unterkühlung 40
Unwohlsein Erwachsene 164, 165
Unwohlsein Kinder 166, 167
Unwohlsein Neugeborene 168, 169
Unwohlsein Säuglinge 170, 171
Urteilsvermögen, klinisches 27

V

Verbrennungen 176, 177
Verbrühungen 176, 177
Verfahrensanweisung 55
Vergiftung 162, 163
Verhalten, anfälliges 92, 93
Versorgungsorte 51
Verstehen 46
Vitalfunktionenausfall 36
Vorahnung 30

W

Wunden 178, 179

Z

Zahnprobleme 180, 181
Zeitfenster 23